医学抗衰老

主审　廖万清

主编　范巨峰　赵启明

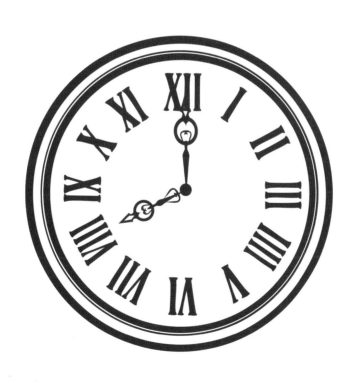

人民卫生出版社

图书在版编目（CIP）数据

医学抗衰老 / 范巨峰，赵启明主编 .—北京：人民卫生出版社，2017
ISBN 978-7-117-25716-9

Ⅰ.①医… Ⅱ.①范…②赵… Ⅲ.①抗衰老 - 研究 Ⅳ.① R339.3

中国版本图书馆 CIP 数据核字（2017）第 306431 号

| 人卫智网 | www.ipmph.com | 医学教育、学术、考试、健康，购书智慧智能综合服务平台 |
| 人卫官网 | www.pmph.com | 人卫官方资讯发布平台 |

医学抗衰老

主　　编：范巨峰　赵启明
出版发行：人民卫生出版社（中继线 010-59780011）
地　　址：北京市朝阳区潘家园南里 19 号
邮　　编：100021
E - mail：pmph @ pmph.com
购书热线：010-59787592　010-59787584　010-65264830
印　　刷：三河市宏达印刷有限公司（胜利）
经　　销：新华书店
开　　本：889×1194　1/16　印张：10
字　　数：317 千字
版　　次：2018 年 1 月第 1 版　2018 年 1 月第 1 版第 1 次印刷
标准书号：ISBN 978-7-117-25716-9/R·25717
定　　价：128.00 元

打击盗版举报电话：010-59787491　E-mail：WQ @ pmph.com
（凡属印装质量问题请与本社市场营销中心联系退换）

编　委

主　编

范巨峰　首都医科大学附属北京朝阳医院整形外科

赵启明　浙江医院整形外科

主　审

廖万清　中国人民解放军第二军医大学上海长征医院皮肤科

副主编

胡志奇　南方医科大学南方医院整形美容科

欧阳天祥　上海交通大学医学院附属新华医院整形外科

李洪生　广东省第二中医院整形外科

王学军　国家干细胞工程产品产业化基地

编　委（排名不分先后）

张岩崑　首都医科大学附属北京朝阳医院整形外科

钱　维　首都医科大学附属北京朝阳医院整形外科

曹　迁　首都医科大学附属北京朝阳医院整形外科

李岩祺　首都医科大学附属北京朝阳医院整形外科

侯　莹　首都医科大学附属北京朝阳医院整形外科

吕　伟　首都医科大学附属北京朝阳医院整形外科

陈永军　首都医科大学附属北京朝阳医院整形外科

李　宁　首都医科大学附属北京朝阳医院整形外科

曲剑华　首都医科大学附属北京中医医院皮肤科

洪志坚　中国人民解放军南京总医院烧伤整形科

于　攀　中国人民解放军南京总医院烧伤整形科

李　华　浙江大学医学院附属邵逸夫医院整形外科

陈　力　浙江大学医学院附属邵逸夫医院整形外科

荣喜永　中国人民解放军第四二一医院整形外科

劳力民　浙江大学医学院附属第二医院皮肤科

冯丽君　浙江大学医学院附属邵逸夫医院营养科

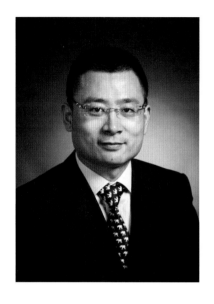

范巨峰，男，中国协和医科大学中国医学科学院整形外科医院博士（硕士期间师从岳纪良教授，博士师从李森恺教授），美国哈佛大学医学院博士后（师从 Micheal J.Yaremchuk），宾夕法尼亚大学附属医院访问学者（师从 Linton A.Whitaker），纽约大学医学院访问学者（师从 Joseph G.McCarthy）。美国哈佛大学医学院附属波士顿儿童医院、附属麻省五官科医院、附属 Brigham & Women's 医院、费城儿童医院访问学者。现任首都医科大学附属北京朝阳医院整形外科主任，教授，主任医师，首都医科大学研究生导师。从事整形外科工作 20 余年，主要擅长埋线美容外科、注射美容外科、乳房美容整形、眼美容整形、鼻美容整形等。

作为课题负责人和课题组主要成员主持和参加了国家自然科学基金项目，卫生部临床重点学科项目，北京市 215 工程高层次人才项目，北京市科技新星计划，北京市优秀人才计划，首都医学发展基金，北京市"十百千"卫生人才"百"级项目。获得北京市科学技术奖三等奖。发表 SCI 论文和国内核心期刊论文 40 余篇。

现任美国整形外科医师协会会员，中华医学会医学美学与美容学分会全国委员，中华医学会医学美学与美容学分会美容技术学组组长，北京医学会医学美容分会副主任委员，《中国美容整形外科杂志》副主编，中国整形美容协会抗衰老分会副会长，中国整形美容协会脂肪医学分会副会长，中国整形美容协会面部年轻化分会副会长，中国整形美容协会海峡两岸分会副会长，中国整形美容协会互联网医美分会副会长，中国整形美容协会民营医疗美容分会副秘书长，中国医师协会整形美容外科分会全国常委，中国医师协会美容与整形医师分会乳房亚专业委员会副主任委员，中国医师协会美容与整形医师分会脂肪亚专业委员会副主任委员，中国中西医结合学会医学美容专业委员会全国常委、注射美容专家委员会主任委员，亚太埋线整形学会理事长。

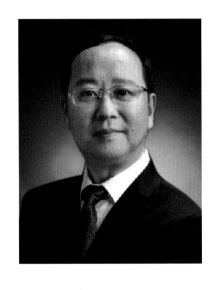

赵启明，主任医师，教授，硕士生导师，浙江医院整形外科主任，杭州市一类重点学科（整形外科学）带头人，兼任中国整形美容协会抗衰老分会会长，浙江省整形美容行业协会会长，南京军区烧伤与整形学专业委员会主任委员，浙江省医师协会整形与美容医师分会会长，浙江省医学会医学美学与美容学分会主任委员。

从事整形外科医疗、教学及科研工作30余年，擅长各种整形手术，尤其对头面部轮廓塑造、抗衰老医学美容均有较深的造诣，引领学科开展化学剥脱技术，皮肤软组织扩张技术，颅颌面整形外科技术，体表器官再造技术，自体脂肪移植技术，肉毒毒素和透明质酸类充填技术，自体组织来源干细胞技术、细胞活性物质技术以及各类慢性疑难复杂创面修复等专科特色。

序 一

我今年 64 岁，还没感觉到衰老来临，可不知不觉已进入老年人群。世上的事情总是这样，就像好日子过得有滋有味，你不会感觉到好日子在一天一天减少，只有哪天祸事临头，你才感觉到它来得这么快，这么突然，不仅始料不及，也常束手无策，悔之晚矣。

生老病死，人之常情，自然规律。人有不生（孩子）的，但从无不死的。从生物学看，人一旦出生马上意味着死，这叫出生入死，一生即死。为何不死，就是不断地增加负熵，比如吸进氧气呼出二氧化碳，吃进食物排出粪便，靠新陈代谢，靠吐故纳新增加负熵，不断地将生命延长到最远处。从生到死，中间这个过程叫变老或老化，英文称为 Aging。由此看来，变老或老化是必然规律，老尽则死。但不同人在不同状态下，变老或老化的时间和程度是不一样的。这就为我们提供了知老、懂老、防老和延老的机会。关于老与延老，自古以来，无论是达贵官人还是平民百姓，无不关注，多少多少年，多少多少代，生命不息，追求不止。研究很多，结果不少；宣传很多，争论不少，然其中的学问公说公有道，婆说婆有理，谁是谁非，天知地知？你知我知？

范巨峰和赵启明两位教授组织全国该领域的学者，编写了这本《医学抗衰老》。全面介绍了该领域目前公认的理论和先进的技术，包括细胞技术、自体来源的活细胞物质、基因技术、药物、激素、微创美容外科、激光、毛发抗衰、功能医学、运动医学、中医中药和食品营养等与医学抗衰老的关系及其应用。对于收集医学抗衰老领域的共识理论和应用技术，对于理清医学抗衰老将来的发展方向，对于培养医学抗衰老领域的杰出人才，对于适应和满足广大民众对抗衰老的需求都有十分重要的意义。当然，医学抗衰老领域博大精深，目前所知有限，还要不断探索和总结提高。这本书只是第一本，但绝不是最后一本。希望本书的全部学者，跟全中国乃至全世界同仁一道，不忘初心，继续前行，不仅把这本书写得更好，而且把医学抗衰老事业做得更强。

是为序。

中国工程院院士副院长
美国国家医学院外籍院士
第四军医大学原校长
2017 年 10 月

序 二

随着科技进步及人们生活条件的改善，人口老龄化日趋严重，预计到 2050 年，全世界 65 岁以上老年人口数将是现在的 2 倍，达到 21 亿，意味着每 3 个人中就有 1 个老年人。因此，衰老和抗衰老相关领域已经成为医学研究的一大热点。

也许在传统的医学科学家眼中，这些人对抗衰老的追求和预测不仅仅是痴迷而且可以称之为疯狂，可信程度并不高。然而，现代医学的进步确实给人类展示出无限美好的前景：基因病被逐渐攻克，让老年人远离大多数疾病的困境；生物抗衰老让人们在生命期间保持足够的活力和智力，不再单纯养老，而是老有所乐；生物医学工程在生物力学、生物材料、组织工程和生物电子等领域出现的飞跃发展极大地降低了抗衰老成本，提升生物医疗的舒适性；干细胞技术出现跳跃式进展，让"返老还童"逐渐可行；至此，人类健康工程取得突破性进展，抗衰老实践将真正成为人类健康工程的核心和不可缺少的重要组成部分。

整形美容医学工作者可以说是在临床领域从事抗衰老的先锋，最早从事人类的年轻化工作，随着面部微创手术、肉毒毒素、透明质酸填充、自体脂肪移植、自体细胞活性因子、埋线提升、激光、射频和超声等技术的普及和广泛应用，更多的人享受到了改善皮肤肤质、色素和弹性，减轻皱纹，面部提升等年轻化功效，虽然这仅仅只是局部的外观或容貌的衰老体征性改善，还远远不是个人整体意义上的抗衰老，但却开启了临床医学抗衰老的初始和有成效的工作。

显然，整形美容医师擅长的面部年轻化技术并不能完全推动抗衰老医学的临床实践。现代抗衰老医学的基础实验和临床研究成果，为抗衰老医学的发展提供了广阔的前景，为了能够使有志向从事抗衰老医学工作的临床医师系统、全面掌握抗衰老医学基础知识和基本技术，也能让更多人了解和认识抗衰老医学这一新兴学科，范巨峰教授、赵启明教授组织全国多位抗衰老医学领域的权威专家，编写了国内第一部抗衰老领域医学专著——《医学抗衰老》。该书全面阐述了目前抗衰老领域的最新技术，包括细胞技术、自体来源细胞活性物质、基因技术、药物、激素、微创美容外科、激光、毛发抗衰、功能医学、运动医学、中医中药和饮食营养等在抗衰老领域的应用。相信有志向投身于抗衰老医学这一新兴学科的临床工作者通过本书可以熟悉抗衰老医学的基本技术，掌握前沿发展动态和进展，为追求年轻、健康的群体做更好的临床实践与医学服务。

中国工程院院士

2017 年 10 月

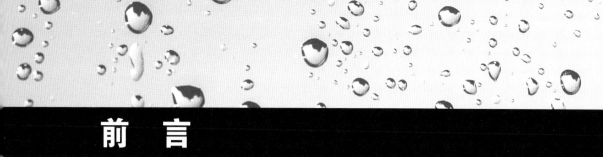

前　言

随着全球老龄化问题的日益严重，衰老和抗衰老相关领域已经成为医学研究的热点。

从古至今，为了保持容颜、延缓衰老，人类开展了一系列的探索和尝试。在我国，自周秦时期就已发明炼丹术，众多道士为帝王炼丹，以期能够获得长生不老。在历史悠久的中医学中，也早已有了通过药物和饮食养生以延缓衰老的理论和实践。而在西方，公元前一世纪古埃及就已经出现通过面部埋置金线以延缓面部衰老的尝试。这些都充分体现了人类对于延缓衰老的强烈愿望。

1992 年，Robert Goldman 和 Ronald Klatz 博士在美国芝加哥创立美国抗衰老医学科学院（America Academy of Anti-Aging Medicine，A4M），标志着抗衰老揭开了崭新的一页。2001 年，该组织发展成为拥有超过 110 个国家和地区、5 万多名医师和科学家会员的非营利、纯学术性国际组织——世界抗衰老医学会（World Anti-Aging Academy of Medicine，WAAAM）。WAAAM 的成立也被认为是抗衰老医学（Anti-Aging Medicine，AAM）诞生的标志。

近年来，与衰老机制相关的多项重大发现和报告发表在 Science、Nature、Cell 等权威和一流科学刊物。衰老的相关机制，包含基因组不稳定、端粒缩短、表观遗传学改变、蛋白稳定性改变、对营养物质的反馈失衡、线粒体功能障碍、细胞衰老、干细胞衰竭、细胞通讯发生变化等 9 个重要因素，在此基础上，抗衰老基础研究不断取得了重大突破和进展。

近年来，整形美容医学工作者在面部年轻化领域取得了卓有成效的成果。肉毒毒素、透明质酸填充、自体脂肪颗粒移植、埋线悬吊、激光、射频、超声等新技术的应用使面部的年轻化呈现"立等可取"的惊人效果，全方位地以微创的方式取得面部年轻化不是梦想。当然，这些只是局部性的或者短期性的作用，并没有阻挡个体内部和机体整体的衰老步伐，但即使是看上去更年轻，通过心理暗示作用，也可以获得更好的自我形象认知，从而以一种更积极和更年轻心态面对生活和社会，起到一种正反馈的作用间接地达到抗衰老的目的。

临床医学抗衰老工作除了整形美容面部年轻化技术以外，还涉及以下多个方面，主要有细胞技术抗衰老、自体来源细胞活性物质抗衰老、基因技术抗衰老、药物抗衰老、激素抗衰老、毛发抗衰老、功能医学抗衰老、运动医学抗衰老、中医中药抗衰老和饮食营养抗衰老等，为了能够使有志向从事抗衰老医学工作的临床医生系统、全面的掌握抗衰老医学基础知识和基本技术，我们组织全国在抗衰老医学领域的权威专家，编写了这部抗衰老领域医学专著——《医学抗衰老》。本书所述及的各种美容医学处置、方法和药物剂量均已经应用于临床或在进行临床试验，并有相应文献记述，是按一般情况提出的，具有一定的参考价值。任何使用必须在国家相关法律的允许下，在行业行政部门的监管下，由合法的医务人员进行操作实施。由于临床情况复杂，存在个体差异，医务人员应根据所处的具体情况，对本书提供的资料酌情参考，作出自己独立判断。不足之处，恳请大家批评指正！

2017 年 10 月

目 录

第一章

医学抗衰老概述

一、抗衰老医学的定义及范畴

衰老是自然界的一切生命体由遗传因素和内外环境相互作用下的生物学过程。在人类个体的生命周期中，从出生开始，生长发育到生理高峰期后，逐渐进入到功能减退，整体功能退行性下降及紊乱的过程，直到身体完全衰弱，出现不可逆转的疾病或者死亡。在这一生命周期的后期变化称之为衰老[1-3]。

抗衰老医学（anti-aging medicine，AAM）属于预防医学范畴内的主动医学，是一个多学科交叉的新兴医学领域[1,4]。它与传统临床医学以"疾病"为诊治对象的体系不同，试图通过早期检测发现与人体衰老相关的潜在因素，从而采取积极的预防和干预措施，减缓、阻止，甚至在一个时期内逆转这一演变过程，而不是被动地生病后才去治疗。

抗衰老医学研究主要着眼于预防和阻止与衰老相关的功能紊乱，功能丧失和疾病发生，利用多种生物技术来延长健康个体的最佳精神和身体状态的期限，寻找去除或至少缓解那些导致人们长期失去生活能力和导致残疾的一些方法，最终目标是使人类少受生理衰老的侵扰，拥有更长时间的富有生机和活力的健康生活[5]。

抗衰老医学属于预防医学范围内的主动医学这一概念的建立，打破了传统临床医学以"疾病"为核心的体系。抗衰老医学与普通医学以及老年病学的不同之处在于它是通过早期探测发现与个体老化之前的潜在疾病，从而采取积极的预防和治疗措施，终止和逆转这一病理过程，而不是被动地生病后才去治疗。抗衰老医学更强调尊重个体差异，以人为本，具有科学性、循证性、系统性、安全性及有效，属于临床医学新兴模式——健康医学模式及体系，这也正是抗衰老医学与传统老年医学（geriatrics）的主要区别。

有人将医学抗衰老工作的目标分解为三个层面：一是初级层面，即通过干预衰老进程而降低患病率，目标是健康，不是延寿增寿。基本目的是在有限的寿限内，让年轻或中年的时间阶段或充满活力的时间在整个寿命中占比更多，保持机体活力，生命更有精神、动力和创造性等。充分延长个人一生中具有的内生的活力和外在的年轻化，意即健康的衰老（healthy aging）。二是中级层面，为延缓衰老及其基本进程，增加平均寿命及最高寿命，即延缓衰老（delayed aging）和增加寿命（increasing lifespan）。三是最高层面，为通过逆转衰老过程而持续恢复活力及功能，阻止衰老发生，甚至达到永生（amortal）和不死（immortal），此层面的追求也可能只是脱离科学的梦想而已。

现代医学的实践主要由临床医学和预防医学两部分构成。临床医学的基本使命和目标是"救死扶伤"，也就是治病和救命。预防医学，更多地侧重于如何预防和避免疾病的发生和传播。抗衰老医学与这两者均有所不同，简单明确地说，与前两者的目标发生了明显的改变。前两者的目标是疾病，预防疾病发生和对疾病的治疗处理。后者的目标是延缓或阻止衰老发生，保持活力和健康。前两者因个人的疾病和苦痛求助于医生而得到干预，如患病后就医服药手术；后者是教育和提醒个体如何运行个人的生物，心理学等活动来减轻和延缓个体的衰老进程，运用各种技术、药物和干预达到延缓衰老。从治疗的角度看，前者是显现和突出的，后者是深层的和不易感知的。显然，抗衰老医学是让现代医学承担起了人类历史上更为宏大和更不可把握的重担。

二、面对的质疑和争论

对抗衰老医学的蓬勃兴起，有一些学者，特别是包括一些在临床医学领域和生物学研究的资深人士，对此颇有微词，甚至认为这是一个充满欺骗的说辞，给人虚妄的希望。分析这种现象的产生，可能有以下这几个方面的原因：①首先，源于对现代衰老学研究进程和成果认知的缺乏，尤其缺乏对近年来众多从事与衰老有关的生物学、心理学和社会学的基础性研究的了解，也有对自身未掌握知识的一种天然排斥。②其次，有人对抗衰老一词给予了片面的理解，认为抗衰老是指延长寿命，甚至是长生不老，而不是目前抗衰老医学主流的观点"健康的老去"。③还有另一个重要原因是出于对社会当中一些个人、公司和机构出于商业利益的目的，夸大和过度宣传某些抗衰老研究工作中取得的成绩，炒作一些题材，片面地推销某些产品的行为的不满。

可以说，现代衰老医学研究的众多成果和发现，给予了人类社会前所未有的希望，人们迫切希望将其研究成果造福于自己，这点无可厚非。现实是，任何一项医学领域的技术进步落实到实际应用时，都需要有一个论证和质疑的过程，要有一个相对严格的规范和程序论证其安全性和有效性。毫无疑问，抗衰老科学也必须遵循这一基本原则。

从另一角度看待这一问题，适当和积极地宣传衰老研究的进步和成果，提高普通人群的兴趣和认知，提高社会整体对抗衰老工作的期望，也会促进各种力量，包括资本的力量进入这一行业，从而更快地推动这一行业的发展和进步。人类基因组的测序工作就有此极佳的先例，对测序工作的商业力量介入从一开始并不被认可，认为纯粹的学术研究不容商业利益的污染，最后发展证明大量资本的投入，一些商业公司的建立，对整个测序工作快速推进和完成起到了至关重要的作用。因此，闭门造车式的抗衰老研究肯定会面临人才不足、资助资金来源单一和匮乏等多种困难，借助商业的力量从客观上有利于研究工作的持续推进和发展。

从抗衰老的主导方向上看，促进抗衰老医学的发展并无过错。努力完善和建立制度保障将会使它的发展更为健康和有序，避免不良事件的发生，真正造福于广大人民群众。过于简单化地理解衰老医学的基础生物学研究的进步，例如某一信号通路存在，或某一药物在实验动物上的作用，就直接解释或误认为在人体上的同样效用是不科学的。过分强调某种自然物质或者天然成分对维持人体健康和预防疾病方面的作用，同样也是不恰当的。

抗衰老医学看上去似乎脱离和超越了原先传统医学"救死扶伤"的治病救人的范围和目标，但它最终追求的仍然是人类的健康和幸福。衰老是随着年龄增长内环境保持能力下降和衰退为特征的，它增加了发生大多数慢性疾病的危险，增加了功能退化的风险，最终导致死亡。医学研究面临的一个最基本的问题是个体为什么和怎么发生的衰老？这一难题促进了大量衰老生物学、心理学和社会学领域研究工作的进行和成果的产生。对这一问题做出回答极为重要，尤其是在一个老龄化社会越来越普遍的现代社会，随着社会成员生命周期（lifespan）的延长，慢性的与衰老相关的疾病成几何比例的快速增加，这一人口趋势带来了快速增长的健康医疗费用和经济上的重大挑战。人们非常迫切地要提高老龄社会人群中的健康周期（health span），健康周期定义为个体功能良好，无慢性疾病和失能状态。因为衰老几乎是所有慢性疾病最重要的危险单一因素，针对衰老本身而不是单个的疾病提出解决方案是符合逻辑，而且是一个在经济上合理的战略，可以达到预防和早期治疗这样一个策略。

三、抗衰老医学的兴起、发展和现状

现代抗衰老医学的历史与人生长激素（human growth hormone，hGH）的发现密切相关。hGH 于 1920 年被发现，1958 年被用于治疗临床儿童侏儒症。1990 年 Rudman 等在《新英格兰医学杂志》上发表了震惊医学界的论文"人生长激素在 60 岁以上老年人中的应用"。

作者选择了 12 位年龄在 61~81 岁的老年男性作为试验对象，注射使用 hGH 6 个月后结果显示，受试者比对照组的其他同龄老人平均肌肉含量增加了 8.8%，脂肪减少了 14.4%，皮肤增厚了 7.11%，骨密度增加了 1.6%，肝脏增加了 19%，脾脏增加了 17%。结论是所有受试者的组织学改变年轻了 10~20 岁。Rudman 等的这一研究对于抗衰老医学的诞生与发展具有里程碑式的意义，开启了现代抗衰老医学的临床实践之路。

至此之后，虽然未经 FDA 允许，许多临床医生已经使用 hGH 作为抗衰老药物。一些新兴的抗衰老医学组织机构渐渐诞生，其中最为著名的当属 1993 年由 Ronald Klatz 和 Robert Goldman 发起成立的美国抗衰老医学协会（American Academy of Anti-aging Medicine），简称 A4M。A4M 目前已成为一个拥有来自全球超过 110 个国家和地区 5 万多名医生和科学家会员的非营利纯医学社团，它主要致力于检测、预防和治疗衰老性疾病，提升延缓和优化人类衰老过程的研究方法以及寻求延缓衰老和优化人口的手段。

1996 年，Kenyon 的实验研究证明，通过改变基因可以使线虫类生物的生存寿命延长了一倍。这一发现极大地鼓励了众多生物学家的研究兴趣，展示了生物抗衰老工作的可预期的美好和广阔前景。此后又有更多的实验证明可以使得果蝇、蠕虫以及啮齿类动物的寿命得以延长。

时至今日，衰老生物学研究中发现和提出的有关衰老机制和理论众多，主要有温热学说（warm theory），体细胞突变学说（somatio matateion theory），交联学说（cross-linkage theory），差错灾难学说（error catastrophe theory），衰老自由基学说（free radical theory），染色体遗传学说（chromosomal theory），遗传程序学说（genetic program theory），脂褐素学说（lipofuscin theory），内分泌功能减退学说（endocrine theory），免疫衰老学说（immune theory），端粒缩短学说（telomerase theory），线粒体损伤学说（mitochondrial theory）和衰老网络学说和重塑学说（the network and the remodeling theories of aging）等。上述学说实际上反映了生物学研究领域涉及不同的层次，分子、基因、细胞和信号通路等等侧重点和关注点的差异，最终的衰老机制必须归结于一个完整的统一体，距离这一目标的达到可能还极为遥远。

相对于衰老的机制研究，有人更为关心是否有一些类药物可以应用于延缓和阻止衰老进程。近年相继报道了一些小分子物质可以延长模型生物寿命，也能改善老年相关性疾病，如藜芦醇（RES）、雷帕霉素（rapamycin）等，一些治疗药物如他汀类，在抗衰老中也发挥着重要作用。一些单味中药在延缓衰老方面也有着其独特的疗效。

由于抗衰老医学的科学论证困难重重，至今尚无充分依据可以应用于人类的有效抗衰老药物。其原因在于抗衰老的机制不清楚，尚无公认的统一理论，因而抗衰老药物的设计缺乏科学依据；抗衰老效果的评价指标有待确立，抗衰老效果能否持续，还是暂缓，随后又会加速衰老等一系列的问题还无法得到解决。

目前，我国抗衰老事业相关工作正在逐步开展[6]。中国整形美容协会抗衰老分会于 2014 年 11 月成立，致力于团结和联合各个相关学科的力量，推动中国抗衰老事业的健康有序、更好、更快地进步。针对国内由于各种原因导致抗衰老行业市场出现的许多乱象，如一些机构受到经济利益的驱使，炒作一些所谓的"新概念"，开展一些违规甚至违法的项目等，分会根据国家卫生和计划生育委员会指示精神，组建了"抗衰老规范起草委员会"，依据《中华人民共和国药品管理法》《医疗机构管理条例》等现有的相关法律、法规和规定，制定了《医学抗衰老行业技术规范化指南》，以协助政府相关卫生监管部门对我国抗衰老行业进行指导和监管，促进我国抗衰老行业的安全和健康发展。

近年来，抗衰老基础研究不断有重大突破和进展被报道，仅仅在 2017 年的 3 月至 4 月，国际上就有多项重大发现和报告发表在权威科学刊物上。

2017 年 3 月 23 日发表在 *Cell* 的一项研究被认为是里程碑式的论文：发现清除体内的"退休"细胞能够消除衰老带来的伤害，这为新的寿命延长治疗方法带来了希望。研究人员使用一种多肽物质对小鼠进行治疗，该物质能够清除 DNA 损伤而进入休眠状态的细胞。衰老细胞一般都已经累积了大量损伤的 DNA，理论上应该启动 p53 蛋白，使其发生细胞凋亡。但出于未知的原因，p53 并未起到应有的作用，让大量衰老细胞在人体中逗留，引发一系列与衰老有关的问题。研究发现，这些细胞内有一种称为 FOXO4 的蛋白质，它能锁住 p53 蛋白让它失去原有的作用。研究人员们设计了一种多肽，能够与 p53 结合，防止它再和 FOXO4 相遇，与此同时，它却不会影响 p53 蛋白的功能。因此，这种多肽有望能让衰老细胞中的 p53 执行正常功能，促使衰老细胞凋亡。在体外实验中，科学家们的假设得到了验证。他们往培养皿中加入了这种多肽，发现 FOXO4 与 p53 的结合果然得到了抑制，而衰老细胞也开始凋亡。更重要的是，它并不影响健康细胞。在体外实验得到成功后，研究者进行了小鼠体内实验。他们选择了一批早衰的突变小鼠，并将这种多肽注射入它们的体内。在一般的情况下，这些突变小鼠会在出生后几个月内就表现出衰老的症状，出现掉毛，肾脏功能下降，运动变得迟缓。然而在注射入这种多肽后，奇迹发生了。仅仅过了 10 天，这些小鼠身上原本稀疏的毛发开始增多。大约 3 周后，小鼠的运动能力开始改善，它们的运动距离几乎是对照组的两倍。此外，通过生物标志物的分析，研究人员确认小鼠肾脏的损伤也得到了逆转。更为关键的是，这种多肽在普通小鼠中也能起到抗衰老的效果。另外，普通小鼠也对外界展现出了更高的探索兴趣，表明它们的精力得到了提高。

对此，加拿大蒙特利尔大学的分子生物学家 Francis Rodier 教授评论道："这是首次有人证明，你能消除衰老细胞，但不引起任何明显的不良反应。"

2017 年 3 月 31 日出版的 *Science* 杂志报道：在老年阶段，有多种疾病与免疫功能下降相关，为什么衰老能够导致免疫功能降低，一直以来缺乏十分明确的细胞学水平证据。最新研究发现，老年小鼠的 T 淋巴细胞基因表达差异巨大，衰老导致 T 淋巴细胞的异质性，首次从单细胞水平解释了免疫功能下降的原因。该研究具有重大的理论和应用价值。就年轻的小鼠而言，当机体需要发动免疫效应时，大部分免疫细胞能步调一致激活、消灭病原或癌细胞；当小鼠衰老后，虽然 T 淋巴细胞也能激活，但细胞不听从机体指挥，导致免疫功能降低，病原微生物或癌细胞增殖而导致疾病。根据小鼠的实验结果，可以推测人类的免疫系统从年轻到老年，也经历相似的变化。

Thevaranjan 等（2017 年 4 月 12 日）发表在 *Cell* 子刊的研究发现，肠道微生物在小鼠体内可引起衰老相关炎症和过早死亡。老年小鼠肠道微生物组成失衡（dysbiosis）可能导致肠道渗漏，进而损伤免疫功能和减少寿命。这项研究可能提示改善老年人肠道健康和免疫功能的新策略。作者希望将来能够使用药物或益生菌，来改善肠道的屏障功能，使得微生物处在其应有的位置，减少与衰老年龄有关炎症以及任何与之相伴的疾病。

2017 年 4 月 27 日，*Nature* 杂志报道，在人脐带血中发现抗衰老蛋白。基于 10 多年前（2004 年）的动物实验关于年轻血液抗衰老的可能，这一领域的最新进展是在人类的脐带血中发现了新的抗衰老分子 TIMP2，给动物注射这种分子能提高动物的学习和记忆能力。这一发现再次让许多人开始兴奋，认为是朝着人类抗衰老迈进了一步。最重要的是，这种研究有非常强的临床转化前景。也有人对这一研究提出谨慎怀疑的态度，因为这种分子很难跨过血脑屏障，其作用可能是通过间接效应实现的，这是一种典型的"黑盒子"实验。

无论如何，"长生不老药从未如此接近人类"，此话似乎并非无稽之谈。这些在短期内密集的重大发现和进步，是否预示抗衰老医学即将迎来灿烂的春天？

四、整形美容医学的独特优势和多学科合作

整形美容医学工作者可以说是在临床领域从事抗衰老的先锋，最早从事临床医学的年轻化工作，如面部除皱手术。虽然这仅仅只是局部的外观或容貌的衰老体征性改善，还远远不是个人整体意义上的抗

衰老和年轻化，但它真正开启了临床医学抗衰老的初始和有成效的工作。随着一些光电设备如激光、射频和超声的普及使用，让更多的人享受到了改善皮肤肤质、色素和弹性，减轻皱纹等功效，面部皮肤年轻化的日常追求也轻易可以获得。近二十年来微创注射如肉毒杆菌毒素、透明质酸填充剂、自体脂肪颗粒移植和自体细胞活性因子的广泛应用，更使面部的年轻化呈现"立等可取"的惊人效果，加上微创提升减轻组织下垂等作用，全方位地以微创的方式取得面部年轻化已不是梦想。当然，这些只是局部性的或者短期性的作用，并没有阻挡个体内部和机体整体的衰老步伐，最多也只是看上去更年轻，或者通过心理暗示作用，起到更好地改善自我镜像，从而以一种更积极和更年轻心态面对生活和社会，起到一种正反馈的作用间接地达到抗衰老的目的。

当然，求美者的追求远远不只是这些，她们更希望得到全身和整体的抗衰老效果，因而也直接地求助于她们结识和认可的整形美容医生，希望给她们全面和彻底地抗衰老改变。这也就是到目前为止，为什么越来越多的整形美容医生开始涉足医学抗衰老领域，成为抗衰老领域中的临床尖兵的原因。

显然，作为整形美容医生擅长的面部年轻化技术的应用，并不能自然地推动他们成为一名合格的抗衰老医学的临床实践者。现代衰老医学的基础研究和实验比照的丰硕成果为临床抗衰老医学的发展提供了广阔的前景，也为立志成为一名合格的抗衰老医学的临床医生的知识储备准备了丰盛的大餐。有兴趣和志向投身于整体抗衰老临床工作的从医者，有必要接受全面的衰老医学知识的教育学习，掌握前沿发展动态和进展，为更好地为追求美丽、追求年轻健康和长寿的群体做好高质量的服务。

临床医学抗衰老工作除了整形美容各项常规技术以外，还涉及以下多个方面，主要有生物技术如细胞技术，包括干细胞抗衰老和免疫细胞抗衰老，自体来源细胞活性物质和自体脂肪颗粒移植技术，另外还与激素药物应用、功能医学、运动医学、中医中药和饮食营养等内容相关。

人类不能作为实验动物模型一样进行操控，且存活时间相当长，因而对任何一种干预方法如药物、生物技术乃至营养和运动等因素在衰老预防方面的作用评价都显得十分困难。

抗衰老医学的真正突破必须依赖于基础医学研究的进步。衰老的科学研究涉及众多领域，大致可以分为生物、心理学和社会学三个大类，这也是美国出版的《衰老手册》（*The Handbooks of Aging*）为什么由三个分册——《生理性衰老手册》（*Handbook of The Biology of Aging*），《心理性衰老手册》（*Handbook of The Psychology of Aging*）和《社会性衰老手册》（*Handbook of Aging and the Social Sciences*）组成的原因，人类个体的衰老和由此组成的社会衰老人群结构都是研究者关注的对象和目标。

人类的生物遗传学研究从建立自然存在的遗传学变异与衰老性疾病相关的表型之间的关系着手，从而阐明分子和细胞学机制，并以此确定与衰老相关病症的表型异常。最终这些广泛的了解对确定和建立一种有效地控制衰老的靶向干预是十分必要的。

衰老生物学也许是其中最为核心和关键的环节，但仅此为例，衰老研究的复杂性也显露无遗。根据目前对衰老遗传学和进化理论的理解，认为不可能在少数几个位点上的几个重要通路上的多形变异对衰老起重要作用，不可能用来解释人类个体不同生命寿限的巨大差异。生命周期的长短最有可能是由衰老基因（aging genes）不良作用和长寿基因（longevity genes）促进作用之间所达到相互平衡所决定的。对于基因是如何控制人类衰老和决定寿限这一问题上，非常重要的一点是，要认识到涉及基因以及它们之间相互作用的复杂程度，因而不太可能在单个基因位置上的变异会影响整个衰老表现，它有可能影响与衰老相关的生命表型（aging phenotype）的某一部分或多部分，最终可能是等位基因的微小变异，与周围环境和生活方式密切结合的相互作用决定了个体的生命表型。

五、抗衰老医学的前景预测

抗衰老医学近三十年已经取得了很大的进步，但距离对衰老机制的充分和完全了解还十分遥远，对真正能够用于指导个体和群体从根本上改变和延缓衰老过程，或达到抗衰老目的的独特技术和全新方法的实施还未见到曙光，距离科学界公认的理论和实践之路也还在摸索之中。

也许我们并不能有足够的依据对未来抗衰老医学的发展做出一个准确的预测，但不妨碍我们将它与医学面临另一重大难题——攻克癌症作一个对比，由此我们认为对抗衰老医学的进步可能不应有过高过快的期望。可以设想，癌症的攻克应该从紧迫性上优于抗衰老，从研究难度上讲，抗衰老研究的难度大大超过抗癌研究。毕竟癌症的发生是在正常的机体内出现了一种异常的病变或者组织细胞，衰老是一个缓慢的、渐进性的过程，衰老是一个整体性的涉及所有细胞、组织和器官的改变。一般而言，对疾病的认识要易于对衰老的认识，某些疾病的发生可能是单因素的，或有限因素引起的，其病因和发病机制有时是可以确定的，因而治疗和处理有可能具有针对性。到目前为止，我们对衰老的性质和机制还了解得非常有限。也许我们哪一天可以让一只高级动物（如灵长类）的寿命延长10%~20%，或者让一只在预期寿命内的灵长类动物可以充满活力和健康地度过生命后期的完整日子，我们才可能有资格说，抗衰老的临床应用真正开始起步了。

　　显然并不是所有人都认可上述观点，有人认为抗衰老的成果在近些年内就可以让人类分享。在这里，引用在2017年初翻译出版的尤瓦尔·赫拉利（Yuval Noah Harari）巨著：《未来简史：从智人到智神》，在谈到人类的新议题——死亡和抗衰老一节中，他格外乐观地写道[7]：

　　虽然是少数，但已有越来越多的科学家和思想家公开表示，现代科学的重要任务就是要战胜死亡，赋予人类永恒的青春。著名的人物包括老年病学家奥布里·德格雷（Aubrey de Grey），以及博学家，发明家雷·库兹韦尔（Ray Kurzweil，曾获得1999年美国国家科技创新奖章）。2012年，库兹韦尔被谷歌任命为工程总监，一年后谷歌成立子公司Calico，明确指定其使命就是要"挑战死亡"。一年后谷歌任命相信人能长生不死的比尔·马里斯（Bill Maris）担任谷歌风投（Google Ventures）首席执行官。2015年1月接受采访时，马里斯说："如果你今天问我，人是否有可能活到500岁，我的答案是肯定的。"马里斯这番豪言壮语的背后，是巨额资金的支持。谷歌风投的总投资金额高达20亿美元，其中36%将投入生命科技创新公司，包括几项颇具雄心的寿命延长计划。马里斯用橄榄球打比方，解释这场与死亡的对决："我们不只是要前进几码，而是要赢下这场比赛。"为什么？马里斯说："因为活着比死好啊。"

　　许多硅谷巨擘都抱有这样的梦想。贝宝公司（PayPal）共同创始人彼得·蒂尔（Peter Thiel）最近就承认，他希望永远活下去。他解释道："我认为，面对（死亡）的方式大概有三种：接受死亡，拒绝死亡，对抗死亡。我觉得社会上大多数人不是拒绝就是接受，而我宁愿和它对抗。"很多人可能对此嗤之以鼻，认为这是一个幼稚的幻想。但蒂尔可不是可以小看的人物，他是硅谷顶尖的成功创业者，其影响力惊人，仅私人财富估计就有22亿美元。我们已经可以感受到山雨欲来：人类不再平等，不死就在眼前。

　　某些领域的进展飞快，例如基因工程、再生医学和纳米科技，让预言越来越趋向乐观。有专家认为，人类到了2200年就能打败死亡，也有人认为是2100年。库兹韦尔和德格雷甚至更为乐观，他们认为到了2050年，只要身体健康，钞票也够多，人类都可以大约每10年骗过死神一次，从而长生不死。按照他们的设想，我们大约10年接受一次全面治疗，除了医治疾病，也让衰老的组织再生，让手、眼、脑都得到升级。而在下次治疗之前，医生已经又发明出各种新药，升级方式和医疗装置了。如果库兹韦尔和德格雷说得没错，很可能已经有一些这样的不死之人就走在你身边的路上——至少你刚好走在华尔街或第五大道的时候会有这种可能。

　　也许在传统的医学科学家眼里，这些人对抗衰老的追求和预测不仅仅是痴迷而且可以称之为疯狂，可信程度并不高。然而，现代医学的进步确实给人类展示了无限美好的前景：基因病被逐渐攻克，让老年人远离大多数疾病的困境；生物抗衰老让人们在生命期间保持足够的活力和智力，不再单纯养老，而是老有所乐；生物医学工程在生物力学、生物材料、组织工程、生物电子等领域出现跳跃式发展，极大地降低抗衰老成本，提升生物医疗的舒适性；干细胞技术出现跳跃式进展，让"返老还童"逐渐可行[8]；至此，人类健康工程取得突破性进展，抗衰老实践将真正成为人类健康工程的核心和不可缺少的重要组成部分。

第二章

细胞技术抗衰老

一、概 述

衰老是一个复杂的现象，有关衰老的学说很多，包括基因学说、细胞突变学说、自由基理论以及神经内分泌学说等。衰老相关性疾病主要包括肿瘤、2型糖尿病、心血管疾病和神经退化性疾病等，造成社会和经济的负担。衰老研究的主要目的是干预机体衰老和衰老相关性疾病的进程，从而延长生命。本章从衰老的免疫学说和干细胞理论的角度，探讨衰老的细胞生物学特点、衰老与疾病的关系以及细胞技术在抗衰老中的应用。

（一）衰老的细胞生物学观点

衰老在机体的细胞和系统水平上表现出明显的变化。细胞水平衰老的特点是分裂细胞的细胞周期阻滞，各种形式的细胞损伤或者压力能够诱发细胞衰老。此外，衰老细胞通常下调增殖相关的基因，高表达炎症因子和其他调节免疫反应的分子。衰老引起的最明显的现象是免疫系统的失调，包括免疫衰退和慢性炎症。免疫系统的衰退削减了针对肿瘤细胞和病原体的免疫保护作用，同时慢性炎症状态增加了自身免疫性疾病的风险。因此，人类衰老表现为衰老相关性疾病的发病率增高，例如肿瘤、代谢综合征、自身免疫性疾病、感染、心脑血管疾病和神经退行性病变。

众所周知，组织的维持和再生依赖于干细胞，越来越多的证据表明，干细胞随着年龄的增长而衰退，出现细胞功能的改变。衰老的干细胞理论认为，组织内的间充质干（祖）细胞维持机体稳态。以干细胞为基础的衰老影响治疗效果，且越来越多的研究指向应用干细胞治疗衰老相关性疾病或状态。

（二）衰老的表现和衰老的生物学标志

1. **心肺系统的表现**　最大摄氧量（VO_2max）是循环呼吸系统的最主要指标，VO_2max每10年下降≥4~5ml/（kg·min），主要因素是最大心输出量降低和动静脉氧分压差增加。

2. **肌肉功能改变**　25~30岁以后出现肌肉容积减少，80岁前，丧失平均40%的肌肉容积，老年人（>60~70岁）肌力减低的主因是肌肉质量下降。据统计，5%~13%年龄60~70岁者和11%~50%年龄≥80岁者的肌肉量减少。其中与年龄相关的因素包括：渐进性的肌肉退化、肌卫星细胞消失、蛋白质合成低下、增加的促炎症因子水平、氧自由基等。

3. **衰老的分子生物学标志**　临床上尚无有效的衰老生物学标志，早期有效地识别衰老有利于采取延长生存期的措施。最近研究显示，Klotho蛋白是衰老抑制蛋白，也是骨和矿物质代谢重要的调节因子。Klotho基因剔除小鼠生存期缩短，呈现衰老状态[9]。临床研究显示，老年患者体内，血清游离Klotho水平明显下降。相反，增加的血清 Klotho 水平促进人体健康[10]。

4. 衰老干细胞的标志 选择适合的标志评价衰老干细胞是非常重要的，主要包括端粒长度缩短，细胞凋亡率增高，扩增能力下降和氧化损伤增加。

二、衰老细胞的生物学改变与疾病的关系

（一）免疫细胞的衰老与疾病

固有性免疫系统是机体的第一道防御机制，获得性免疫系统是针对抗原的特异性免疫反应。和大多数的生物过程一样，衰老同时影响获得性和固有性免疫系统。免疫系统的衰老是一个多因素的级联事件，不同类型的免疫细胞表现出不同的敏感性。

1. 胸腺 胸腺是中央型 T 淋巴器官，产生功能性的初始 T 淋巴细胞和免疫耐受。在大多数的哺乳动物中，衰老伴随着胸腺的退化。胸腺退化的明显表现是从青春期开始，胸腺退化引起初始 T 细胞产生减少，记忆性 T 细胞增加，T 细胞受体多样性消失，伴随着 T 细胞功能活性下降，进而引起免疫衰退。同时，伴有免疫耐受的缺陷，引起自身免疫反应[11]。

2. T 淋巴细胞 老年期有一些生理事件的发生与获得性免疫细胞的数量和功能减少有关，T 细胞生成减少和 TCR 多样性消失是胸腺萎缩的结果，包括胸腺皮质和髓质的减少和脂肪组织的增加。此外，衰老导致 T 细胞基因表达谱的改变，例如共刺激分子 CD28 表达下降，而 CTLA-4 上调。然而，衰老 T 细胞高表达各种细胞因子和化学因子及其受体，如 TNF 和 TGF-β 家族。这些研究结果提示，衰老 T 细胞功能的下降可能是由于共刺激因子的表达不足。综上所述，老年人 T 细胞的某些深刻变化构成了获得性免疫减退的大部分基础，削弱了机体防御能力。其后果可导致肿瘤易感性增加，自身免疫疾病发病率增加，传染病易感性增加，恢复缓慢以及组织移植排斥减少。

3. B 淋巴细胞 近年来的研究表明，衰老时 B 细胞也有变化，B 细胞的百分比和绝对数量下降，抗体类别转化重组缺陷。此外，衰老时不仅产生抗体的质和量与年轻人有所不同，自身抗体明显增多。除了产生抗体外，B 细胞还有调节效应功能。记忆 B 细胞和初始 B 细胞能产生各种细胞因子和趋化因子，尤其是记忆 B 细胞产生高水平的促炎性细胞因子 IL-1α、IL-1β、IL-6 和 TNF-α。由于老年人的记忆 B 细胞增多，可能与老年人的炎性衰老和慢性炎症性疾病增多有关。同时，衰老伴随着在免疫反应中倾向于 Th2 细胞的产生，分泌过多的 Th2 型细胞因子，可能增强 B 细胞介导的自身免疫性疾病。随着年龄的增长，老年人的免疫效果明显下降，在同样抗原强度刺激下所动员的 B 细胞数仅及正常成年动物的 1/50~1/10。例如，接种流感疫苗后 60~74 岁组的血清阳性保护率为 41%~58%，75 岁以上的阳性保护率下降到 29%~46%。年龄相关的 B 细胞系列细胞组成的变化是老年人疫苗接种和感染时抗体反应差的主要原因。

4. 自然杀伤细胞（NK） 固有免疫反应是非特异和没有免疫记忆的，对病原体反应最早。固有免疫主要由单核/巨噬细胞、NK 细胞和自然杀伤 T 细胞（NKT）、树突细胞、中性粒细胞等组成，它们随着年龄增长有明显的变化。以 NK 细胞为例，老年人的 NK 细胞数增加，但是从每个细胞产生细胞因子和趋化因子的水平衡量，其 NK 细胞毒性下降，抗体依赖的细胞毒性不变。衰老的 NK 细胞杀伤毒力降低，成熟障碍，T-bet 和 Eomes 表达明显下降。在 IL-2 刺激下，衰老的 NK 细胞分泌 IFN-γ 和 IFN-α 不足，分泌较多的 IL-1、IL-4、IL-6、IL-8、IL-10 和 TNF-α。有研究表明 NK 细胞毒性变化与老年人锌平衡失调有关，补锌后 NK 细胞的功能可以明显改善。

（二）干细胞衰老的分子机制

成体干细胞存在于大多数哺乳动物的组织和器官中，是维持正常机体内环境和组织修复不可缺少的成分。随着年龄的增长，组织特异性的干细胞和干细胞池的改变引起衰老组织持续性的自稳和再生能力

的下降，理解干细胞功能衰退的分子途径有助于开发衰老性疾病的新疗法。

1. **活性氧类（ROS）** 1972年，Harman教授提出衰老的氧自由基理论，强调衰老导致的细胞损伤和线粒体功能减退引起ROS产生增加，反过来进一步加剧细胞大分子和线粒体的破坏、细胞裂解。有人提出假设，ROS促进干细胞衰老。研究表明，衰老的间充质干细胞（MSCs）内ROS水平升高。此外，小鼠的造血干细胞（HSCs）和神经干细胞（NSCs）中增高的ROS表达导致细胞增殖异常、肿瘤样改变以及干细胞的自我复制能力下降。

2. **DNA损伤** 引起衰老干细胞中损伤DNA累积的原因很多，譬如，长时间的破坏、损伤概率增加和修复能力下降等。DNA损伤可诱发缺陷细胞的产生、干细胞衰退或肿瘤性化生，以及干细胞自我复制和分化能力的改变，呈现年龄相关性的器官功能和机体稳态的丧失。

3. **蛋白质稳态改变** 蛋白质稳态的缺陷导致损伤蛋白质的异常折叠、毒性蛋白质聚积，引起细胞损伤和组织功能失调。蛋白质稳态是维持干细胞的重要决定因素，自噬相关基因7（Atg7）缺乏的HSCs中ROS水平增加和HSC被清除，而Atg8过表达增加果蝇的寿命。另一项研究表明，FoxO3A引发的自噬功能保护HSCs免除衰老相关自由基引起的损伤。mTOR引起自噬蛋白的抑制，应用雷帕霉素（mTOR抑制剂）能够恢复衰老HSCs的自我复制和造血重建功能。蛋白质稳态是维持人胚胎干细胞的基本因素，然而其与干细胞衰老的直接关系尚未明确。

4. **线粒体功能失调** 研究表明，线粒体DNA点突变和缺失的增加，伴随着寿命缩短和早衰。除了线粒体DNA的突变，年龄相关的细胞和代谢改变进一步引起线粒体改变和影响衰老过程。营养和能量平衡与线粒体的功能和寿命有关。在HSCs中，随着年龄的增长，衰老HSCs营养摄取能力下降，提示营养传感途径涉及干细胞的衰老过程。相反，增强的线粒体功能伴随着干细胞功能和组织再生能力的提高，譬如，短期限制热量摄入能够增加线粒体的容积和促进氧化代谢的能力，在年轻和老龄鼠内观察到骨骼肌干细胞的储备和功能增加。

5. **干细胞缺失和衰退** 在骨骼肌、神经和生殖干细胞中均发现年龄相关的干细胞数量减少或细胞周期紊乱，可能与干细胞丧失自我复制和分化能力，或应激引起的干细胞凋亡或衰退相关。研究发现，干细胞衰竭也可能与细胞静态和增殖之间的失衡有关，过度增殖加速干细胞衰竭。此外，细胞内的ROS水平决定HSCs及其他成体干细胞的静止和增殖间平衡，低水平ROS维持干细胞静态，ROS过多引起细胞增殖和分化。譬如，进行性杜氏肌肉营养不良症中持续性的肌肉纤维变性引发骨骼肌干细胞不断再生，消耗干细胞的再生能力。

6. **细胞微环境** 干细胞壁龛提供特殊的微环境，维持干细胞数量并调节其功能，壁龛细胞衰老和壁龛内非细胞成分的改变可引起干细胞功能的改变。譬如，帽细胞和中心细胞是生殖干细胞（睾丸和卵巢）的支持细胞，随着年龄的增长，细胞数量减少，削弱了维持干细胞相关的骨形成蛋白信号。此外，衰老引起循环中各种因子的改变，广泛影响组织干细胞。老龄鼠中，转化生长因子β在骨骼肌中的累积阻碍了肌肉再生和卫星细胞的增殖。研究证实，通过共生的原理，将年老的骨骼肌置于年轻动物的体循环中，能够促进老化肌肉中的骨骼肌卫星细胞激活。应用同样的方法，发现老龄鼠神经再生率增加、髓鞘再生和中枢神经系统功能改善。可见衰老的机体内环境明显影响衰老干细胞和非干细胞的表型。

7. **表观遗传学改变** 研究表明，表观遗传调控在干细胞功能调节中很重要，衰老时表观基因组的改变影响干细胞的衰老进程。譬如，衰老HSCs的基因组中，与细胞分化有关的特异性DNA甲基化位点增加和组蛋白修饰异常，与HSCs自我复制相关基因的表达改变。毛囊干细胞中，DNA甲基转移酶1的缺少导致干细胞衰竭，呈现极端老化的毛囊和皮肤表型。

（三）干细胞的衰老与疾病

1. **造血干细胞（HSCs）** 在骨髓中的HSCs具有长期的自我复制潜能，并分化成定向祖细胞和形成血液细胞。在血液系统中，衰老引起HSCs数量改变，再生能力下降，更倾向于分化为髓系细胞。研究表明，这种不平衡定向分化能力是HSCs池的细胞组成改变引起的，髓系CD150^{high}HSCs增加，淋巴系CD150^{low}HSCs减少。这两类细胞对TGF-β的反应不同，进一步加剧老龄鼠体内的髓系和淋巴系的比例失调，而且两类干细胞显示增殖能力和骨髓归巢下降。

2. 间充质干细胞（MSCs）　12年前首次动物实验证明，衰老MSCs的功能下降。来源于老年患者的MSCs呈现增殖能力降低、多系分化紊乱、端粒缩短和高表达P53基因及其靶点基因P21和BAX[12]。衰老MSCs的主要基因缺陷是染色体断裂或癌基因MYC的高表达。此外，衰老MSCs的血管生成能力明显降低，且VEGF、SDF-1和蛋白激酶B的表达减少。老龄鼠的MSCs影响皮肤伤口修复，缺血心肌组织修复有效性降低。

3. 神经干细胞（NSCs）　NSCs位于侧脑室的室管膜下层和海马齿状回的颗粒下层，在不同种属中均观察到衰老相关的明显的进行性神经细胞生成退化，与NSCs数量减少和短暂扩增祖细胞的增殖能力下降有关。研究显示，老龄鼠体内的NSCs更多在静止状态，活跃的NSCs减少，阻碍神经细胞再生。

4. 骨骼肌干细胞（MuSCs）　分化的骨骼肌纤维作为MuSCs的壁龛细胞维持其静止和未分化状态。随着年龄的增长，由于细胞内在和外在缺陷，MuSCs丧失了再生能力。和成人相比，老化的肌肉中MuSCs的数量下降大约50%。研究表明，成纤维细胞生长因子2（FGF2）能够促进衰老的MuSCs增殖，但是伴随着细胞凋亡增加和干细胞数量下降。移植实验显示，衰老和年轻肌肉的植入能力与受体是否接受移植前照射有关。照射后，受体环境利于干细胞的植入，衰老和年轻肌肉的植入能力相近；无照射，衰老肌肉的植入能力下降。

5. 黑素干细胞　哺乳动物的皮肤中有三种干细胞：表皮干细胞、毛囊干细胞和黑素干细胞。在老龄鼠和老年人中均可见到毛囊中黑素干细胞的缺少和成熟黑色素细胞在干细胞壁龛中的出现，出现衰老最常见改变"白发"。

（四）衰老相关性疾病对干细胞的影响

衰老表现在不同组织和器官的形态和功能改变。随着年龄增长，血管弹性下降、硬度增加，引起动脉高血压的进展。衰老伴随的脂肪容积增大、肌肉容积缩小，导致胰岛素抵抗，是2型糖尿病（T2DM）最重要的病理因素。常见的年龄相关性疾病有冠状动脉疾病（CAD）和T2DM、肥胖、动脉高血压。

1. 慢性疾病中的干细胞特点　近年来大量数据显示，慢性病理状态影响干细胞的特性，包括数量减少和功能下降。此外，自身免疫性疾病也对干细胞功能产生影响，如系统性硬皮病和系统性红斑狼疮。研究显示，CAD患者体内的MSCs数量正常，再生能力下降。T2DM患者的脂肪干细胞（ADSCs）增殖活性低下，对低氧刺激的反应能力减弱。肥胖患者的ADSCs的分化能力受损，促进血管新生的能力下降。

2. CAD对干细胞的影响　分析32例CAD和28例CAD+T2DM患者的ADSCs，和正常人相比，具有相似的干细胞形态、免疫表型和成脂成骨分化能力，但是端粒缩短，反映了干细胞池的耗竭。同时发现，患者ADSCs的促血管新生能力下降，与年龄和性别无关，无明显证据显示T2DM加剧CAD这一缺陷。

3. T2DM对干细胞的影响　在T2DM中，高血糖是影响干细胞的主要因素。在高糖培养基中，ADSCs的增殖活性、存活率和迁移能力正常，分泌促进血管新生的因子明显减少。T2DM影响内皮祖细胞（EPC）从骨髓中的动员，引起循环中EPC数量低下，导致受损组织的血管新生和修复过程失调。

三、细胞技术在衰老相关性疾病中的应用

（一）免疫细胞技术

早期研究显示，随着年龄的增长，衰老的T细胞在脾脏聚积，引起免疫衰退。动物实验证实，和对照组相比，接受老年鼠的脾脏细胞后，年轻鼠出现生存期缩短。另一个实验显示，自身或者异体匹配的年轻的T细胞输入到脾脏切除的老年鼠体内，可以明显延长生存时间。因此，有人设想将一个人青春期的免疫活性细胞低温贮存，至其年老时再予输回，修复衰退的免疫功能和延长生命。

1. NK细胞　NK细胞是机体重要的免疫细胞，功能是清除癌变细胞、衰老细胞以及体内不正常细

胞。NK 细胞来源于造血干细胞，在骨髓内发育成熟。在外周血中占淋巴细胞总数的 10%~15%，脾内有 3%~4%，也可出现在肺脏、肝脏和肠黏膜，但在胸腺、淋巴结和胸导管中罕见。

NK 细胞的作用是通过释放颗粒酶和激活死亡受体杀伤靶细胞。衰老的细胞高表达 NK 细胞受体 NKG2D 的多个配体和 NK 细胞受体 LFA-1 的配体 ICAM-1，启动激活 NK 细胞的杀伤作用。研究表明，穿孔素介导的胞吐作用是 NK 细胞清除衰老细胞的主要机制。NK 细胞与衰老细胞表面的受体结合，释放穿孔素、颗粒酶和细胞因子，诱导细胞凋亡信号的产生，促使衰老/病变细胞走向凋亡，恢复体内微环境的平衡，减轻炎症状态。同时，刺激和恢复机体新生细胞的产生，提高细胞活性，改善细胞质量，防止和延缓细胞的病变，恢复细胞、器官和免疫系统的功能，从而达到疾病预防、康复以及对抗衰老的目的。

例如，肝脏损伤后激活肝星形细胞，但是衰老的肝星形细胞的持续存在是造成肝纤维化的主要原因。部分研究表明，激活的 NK 细胞可起到抗肝纤维化的作用，其机制是：①产生 IFN-γ。NK 细胞是 IFN-γ 的主要制造者，而 IFN-γ 可抑制纤维化并引起肝星形细胞的凋亡及细胞周期停滞；②通过与 NK 细胞上的 NKG2D 受体结合，直接杀伤活化的肝星形细胞；③活化的 NK 细胞可通过增强 NKG2D 及 TRAIL 的表达来产生 IFN-γ，放大其细胞毒作用。

2. 免疫细胞技术在肿瘤治疗中的应用

（1）肿瘤浸润淋巴细胞（TIL）：TIL 是最早的 ACT 回输细胞，将 TIL 从肿瘤细胞中分离出来，在体外用 IL-2 扩增，再系统回输给淋巴细胞清除的进展期黑色素瘤患者。结果显示：TIL 能够通过 MHC-I 和 T 细胞受体（TCR）的相互作用识别细胞内的肿瘤抗原，患者临床反应率为 50%~70%，甚至有 22% 见到了肿瘤完全退缩。

（2）树突状细胞（DCs）：DCs 是获得性免疫反应的主要成分，T 细胞介导的肿瘤免疫主要依赖于特异性的 DCs 提呈肿瘤抗原，从而激活杀伤性 T 细胞[13]。生成高效 DCs 的关键是肿瘤抗原的选择和优化的细胞培养条件，同时采用联合免疫治疗方案以达到治疗肿瘤的目的。DC 细胞疗法并非对所有人都可行，其更偏向于个体精准化治疗，对不同类型病患疗效差异化显著[14]。

（3）细胞毒性 T 细胞（CTL）：与 DC 细胞相关的 T 细胞疗法，在病毒相关的肿瘤中取得进展。从外周血中分离 CTL 细胞，体外扩增/赋予肿瘤特异性后回输给患者。CTL 的 MHC-I 上有肿瘤来源的多肽，能够"锁定"并激活和它结合的 T 细胞受体（TCR），让 T 细胞增殖并产生抗肿瘤的特性。目前已经进入临床实验的探索阶段的有针对巨细胞病毒（CMV）特异性的 CTL 用于治疗胶质母细胞瘤。

（4）自然杀伤细胞（NK）：NK 细胞表面表达多种抑制性受体（例如 Ly49A，Ly49C，Ly49G2 和 KLRG1）和激活性受体（例如 NK1.1，Ly49D，Ly49H，NKG2D，NKp46）。临床上异基因造血干细胞移植后，应用供体 NK 细胞治疗血液肿瘤，增加造血干细胞植入，降低移植物排斥反应，增强抗白血病作用。选择适当的 NK 细胞供者，可提高肿瘤治疗效果。

（5）细胞因子诱导的杀伤细胞（CIK）：CIK 是人体外周血中的 T 淋巴细胞，膜表面标志为 CD3+ 和 CD56+，抗瘤活性非 MHC 限制。CIK 通过释放穿孔素及颗粒酶而直接杀伤肿瘤细胞，或通过分泌多种细胞因子而间接杀伤肿瘤细胞，还能通过激活凋亡基因诱导肿瘤细胞凋亡。CIK 疗法应用于清除残余癌细胞，预防复发和转移，降低放化疗的毒副作用[15]。

（6）T 细胞受体（TCR）技术：TCR 的作用机制是向普通 T 细胞中引入新的基因，使得新的 T 细胞能够表达 TCR 从而有效地识别肿瘤细胞，引导 T 细胞杀死肿瘤细胞。TCR 技术受限于分离肿瘤特异性的抗原肽。反转录病毒表达的识别黑色素瘤 MART1 抗原的 αβ TCR-T 细胞首次在临床上显示效果。此外，TCR 技术也在肝癌、乳腺癌、卵巢癌等治疗中取得了一定的成效。

（7）嵌合抗原受体（CAR）技术：CAR 是 T 细胞表面的嵌合抗原受体，通常包含胞外单链抗体识别区域和胞内的信号肽。CAR 识别肿瘤抗原具有非 MHC 限制的特点，而且不需要进行抗原加工和呈递。然而，只有少数的肿瘤特异性靶点能够被识别，且嵌合抗体具有潜在的免疫原性。CAR-T 首先被用于血液恶性肿瘤，目前最成功的成果就是识别 CD19 的 CAR-T，现在有 27 个临床实验研究 CD19 CAR-T 治疗血液肿瘤。但是在实体肿瘤中，CART 进展有限。大多数的实体 CARs 仅有短暂的抗肿瘤活性。

3. 免疫检查点阻断药物

（1）PD-1 和 PD-L1 单抗：PD-1 作为负性调控点，在体内与特异性配体（PD-L1、PD-L2）结合起作用，下调抗原刺激的淋巴细胞增殖、细胞因子的产生和生存蛋白的表达，最终导致淋巴细胞"耗尽"以及诱导免疫耐受的产生，同时上调免疫抑制细胞因子白细胞介素 10 的分泌，最终导致免疫逃逸，抑制 T 细胞的抗肿瘤作用。肿瘤细胞通过 PD-L1 触发 T 细胞表面的 PD-1，导致 T 细胞的失活。将人单克隆抗体用于封闭 PD-1，或封闭 PD-L1，结果 PD-L1 将无法触发 PD-1，从而强化了 T 细胞的战斗力。据报道，免疫检查点抑制剂的总缓解率为 20% 左右。与 PD-L1 表达阴性的患者相比，PD-L1 表达阳性的患者的缓解率较高（13% vs 36%）。

（2）CTLA-4 单抗：细胞毒 T 淋巴细胞抗原 4（CTLA-4）又名 CD152，是由 CTLA-4 基因编码的一种跨膜蛋白质，表达于活化的 CD4+ 和 CD8+T 细胞。CTLA-4 与其配体 B7 分子结合后产生抑制性信号，抑制 T 细胞激活，使肿瘤细胞免受 T 淋巴细胞攻击。因此，阻断 CTLA-4 的免疫效应可刺激免疫细胞大量增殖，从而诱导或增强抗肿瘤免疫反应。目前两种靶向 CTLA-4 的抗体已进入Ⅲ期临床试验，已广泛用于治疗黑色素瘤、肾癌、前列腺癌、肺癌等。

（二）干细胞技术

尚无有效药物证明能够延缓衰老，干细胞移植作为补充再生细胞的一种方法被广泛地用于治疗衰老相关性疾病，如骨髓衰竭、肌肉萎缩症、糖尿病、神经系统疾病和心血管疾病等。干细胞移植是将健康供者或基因修饰的自体干细胞输入患者体内。普遍认为，干细胞抗衰老潜能与其高分化和增殖能力、旁分泌活性和免疫豁免有关。

1. 间充质干细胞（MSCs） 在以干细胞为基础的治疗中，MSCs 被认为是"耕马"，涉及较少的伦理问题且来源广泛。与药物不同，MSCs 在损伤原位进行调节，针对微环境的变化分泌生物活性因子和信号。在骨和脊柱疾病治疗中，应用骨髓来源的 MSCs，5 例患者中 4 例骨折完全愈合；13 例骨质疏松患者出现明显的疼痛和关节症状减轻；95.1% 的脊柱骨折愈合，以及慢性骨性关节炎的评分下降（VAS）86%。在心肌梗死治疗中，心肌内局部注射自体 MSCs，可出现持续性的运动功能改善。MSCs 在皮肤伤口修复中，促进顽固性溃疡愈合和烧伤创面疼痛减轻，无坏死组织形成，软组织重建。腰椎穿刺注射MSCs 改善多发性硬化和脊髓侧索硬化症的评分，视力和感觉功能提高；帕金森患者面部表情和冻结步态改善；多数脊髓损伤患者的运动功能和日常活动能力提高，MRI 显示明显有效的电生理学改变。研究显示，MSCs 更倾向于 Th1/Th2 的平衡，增加抑制性 T 细胞数量，已经成功地用于治疗自身免疫性疾病，如类风湿关节炎、克罗恩病、系统性红斑狼疮和移植物抗宿主病等。另有研究显示，应用脐带来源的MSCs 恢复受损的卵巢功能和生殖能力[16]。

2. 诱导的多功能干细胞（iPS） 成体细胞通过再编程的方式产生干细胞，作为干细胞的另一种来源，且同时修复基因缺陷，通过这种方法可以产生无限的免疫耐受干细胞用于移植。研究显示，移植人iPS 来源的神经干 / 祖细胞修复老鼠的脊髓损伤，刺激运动功能的恢复。此外，衰老 HSCs 重编程产生的iPS，经过再次诱导分化为 HSCs，能够完全实现造血重建。百岁老人的 iPS 细胞中，端粒长度增加、线粒体功能增强、衰老标志消失，显示衰老干细胞的记忆有可能通过重编程被改变而恢复干细胞功能。目前治疗肌肉萎缩的药物有很大的不良反应，未来 iPS 来源的肌卫星细胞移植可用于自体移植治疗。

3. 自体干细胞的优化 衰老从本质上影响干 / 祖细胞的特性，削弱了自体干细胞治疗的有效性。老年人是干细胞治疗的主要人群，需要使用经过特殊处理或筛选的自体干细胞用于移植，或者应用年轻供者的干细胞[17]。除了疾病状态影响干细胞功能以外，药物也一样。研究发现，干细胞对化疗药物有很强的抵抗能力[18]，免疫抑制剂、糖皮质激素、精神类药物和造影剂可能影响细胞活性和增殖能力。目前尚无明确的方法保证自体干细胞的优化，研究显示，氧分压或氧化还原的方法可以优化衰老的干细胞，如移植低氧处理的骨髓来源 MSCs 能改善细胞在损伤组织的存活和刺激血管新生。此外，改善细胞培养环境、基因修饰、细胞因子预处理等均可以改善干细胞的功能。

4. 干细胞微环境调节 输注后的 MSCs 所处的微环境是非常重要的，涉及细胞间或细胞因子介导的复杂反应过程。在衰老组织内，激活的 NF-κB 信号和衰退细胞累积形成的慢性炎症状态，直接影响 MSCs 的功能。最近研究表明，清除组织中的衰退细胞和其分泌的炎症因子能够恢复干细胞的功能，然而在衰老末期清除衰退细胞，仅仅能够延缓疾病进展，不能改善年龄相关的病理状态。

四、细胞技术抗衰老临床应用指南

（一）细胞制备技术规范化指南

参照中国整形美容协会抗衰老分会之《抗衰老免疫细胞技术规范化指南》和《抗衰老干细胞技术规范化指南》。

（二）细胞临床应用流程（图 2-1）

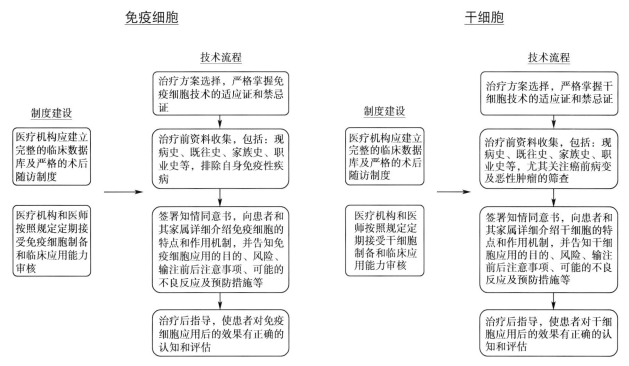

图 2-1 免疫细胞与干细胞临床应用流程

（三）并发症处理及预防

1. **发热** 个别患者出现低热，38.5℃以下，无须处理，可自然消退。对于高热患者，可对症处理。

2. **过敏** 个别患者对于细胞制剂中的添加物过敏，在输液前 30 分钟应用口服或者肌内注射抗过敏药物预防。严重过敏者停用细胞制剂，应用地塞米松治疗。

3. **一过性血压升高** 输注前监测血压，细胞制剂输注前 10 分钟内保持在 20~30 滴 / 分钟；10 分钟后，可加快至正常滴速。

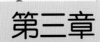

自体来源细胞活性物质与抗衰老

一、自体来源细胞活性物质的概述

自体来源细胞活性物质是指通过一定的分离、浓缩、提取等技术，按照规范化的操作流程，从人体自身血液获取的、经验证具有治疗作用的血液浓缩制品，如富血小板血浆（autologous platelet-rich plasma，PRP）、富血小板纤维蛋白（platelet-rich fibrin，PRF）和浓缩生长因子（concentrate growth factors，CGF）等。根据研究表明，将这些自体来源细胞活性物质注射到人体体表的特定部位或外用，可以发挥促进局部组织修复、再生，增加血管化程度，提高移植组织存活率等作用。目前应用于临床抗衰老治疗的自体来源细胞活性物质主要为自体来源的血液浓缩制品。检索美国国家生物技术信息中心（NCBI）可以发现，与自体来源的血液浓缩制品相关的记录超过万条，其作为常规治疗方法已在美国及欧洲得到临床应用。自体来源的血液浓缩制品是指将自体外周血中的血小板和细胞因子浓缩后获得的一种制剂，其中血小板浓度至少需达到生理全血的 4 倍。将血液浓缩制品激活并转移至目标区域后，可发挥促进局部组织修复、再生以及血管化等作用。自体来源的血液浓缩制品包括 PRP、PRF 和 CGF，在应用方法上既可以单独使用进行局部注射或外用，也可以联合自体脂肪等进行局部注射治疗。

PRP 是将自体外周血经梯度离心后所得的血小板浓缩制剂，通常认为血小板浓度达到静脉血 4 倍及以上才能被称为 PRP。通过将血液抗凝处理后再离心，使离心后血小板和白细胞聚集形成 PRP。PRP 快速产生的大量生长因子，能有效地弥补创面愈合机制启动时内源性生长因子不足，白细胞等成分还具有抑菌及止痛等作用，当钙离子和凝血酶存在时，聚合的纤维蛋白原能为细胞生长提供生物学支架。1977 年，Harke 等首次用全血分离制备出 PRP，并用于心脏外科手术患者；1984 年，Assoion 通过恒速（后改为二次梯度）离心方法，首先提取了血小板浓度为外周血 4 倍以上的 PRP；1990 年，Ellis 首次将 PRP 应用于美容领域；1997 年 Whitman 等率先用 PRP 技术修复骨缺损。鉴于上述应用取得的较好临床效果，PRP 相继于多个领域得到应用拓展。在美容抗衰老领域，微针导入 PRP 促进面部年轻化，PRP 联合自体脂肪移植提高脂肪存活率，PRP 联合点阵激光治疗面部痤疮，PRP 单独或联合其他药物注射治疗脱发及斑秃，修复难愈性创面，淡化瘢痕等治疗方式均在临床取得了较为理想的效果。此外，在其他多个领域运用 PRP 行抗衰老及疾病治疗还包括 PRP 治疗运动系统慢性损伤如网球肘、肩周炎，肌腱腱病等，治疗膝关节退变及损伤如骨性关节炎、韧带及半月板损伤等，治疗骨不连及慢性骨髓炎，单独应用或联合其他方法治疗股骨头缺血性坏死，口腔种植修复等。近期有学者经临床治疗发现，PRP 在促进子宫内膜增殖、改善薄型子宫内膜患者临床妊娠结局方面也有着理想的效果。然而，PRP 中血小板所释放的大量生长因子，在第 1 天即达到释放峰值，维持时间较短，长期的效果往往并不显著。

因此，法国学者 Choukroun 等于 2001 年开发出新一代血液浓缩制品 PRF[19]。相较于之前的血液浓缩制品，PRF中含有的纤维蛋白聚集形成疏松的立体网络结构，可将大量的血小板和白细胞聚集其中，从而渐进地释放细胞因子及抗感染，在第1~2周达到释放峰值，从而显著延长其作用时间。2007年Braccini和Dohan将PRF与颗粒脂肪混合用于面部脂肪移植，取得良好的效果；2010年Sclafani将PRF注射于鼻唇沟的皮下组织，术后2周可出现明显的嫩肤治疗效果，3个月后皮肤弹性及饱满度仍保持良好状态[20]。目前，PRF因其制备方法简便、成本低廉、使用便捷且无须添加其他生物介质，已被广泛地应用于口腔颌面外科、耳鼻喉外科、眼科、妇科、心血管外科、运动医学等许多医学领域[21]。尽管众多基础研究及临床治疗均肯定了PRF具有良好的生物学效应，然而PRF为凝胶状，使用途径较为单一，也成为其临床应用的短板。

Sacco通过对之前的自体血液浓缩制品进一步改良优化，于2006年率先制备出CGF。不同于PRF，CGF需要利用特殊的专用离心设备，采用不间断差速离心的方法制备获得。其依靠不间断物理性加速和减速充分激活血小板中的α颗粒，从而产生更高浓度的生长因子和CD34+细胞，使之表现出更佳的骨组织、软组织及皮肤的再生能力。2011年Rodella等详细分析了CGF组分，证实了CGF中富含高浓度CD34+细胞；2014年，Kim等[22]证实了CGF在修复骨缺损方面的生物学效应。与PRF相比，CGF中纤维蛋白呈致密的三维立体网络结构，性状更黏稠，降解速度更慢，其缓释生长因子发挥生物学效应更持久，白细胞、血小板及生长因子黏附在纤维支架的表面及内部，发挥抗炎、促进组织新生等作用。相关实验表明，与静脉血相比，CGF中VEGF含量增加（21.90±2.44）倍，TGF-β含量增加（7.59±2.03）倍。此外，根据使用用途的不同，还可选用不同的匹配试管制备出液体、凝胶态等多种性状CGF，大大地拓展了其临床应用的范围。目前，CGF已作为第三代血小板浓缩制品应用于口腔种植、促进骨再生、创面修复等领域，美容及抗衰老领域的应用尚缺乏长期疗效报道；然而，据其在生物学成分及结构上所具有的优势，随着基础及临床研究的不断推进，CGF在美容及抗衰老领域的应用将会有更大的潜力可供挖掘。CGF必将是抗衰老治疗新的发展方向之一。

二、自体来源细胞活性物质抗衰老的原理及可能机制

衰老是指机体随着时间的推移，所发生的组织结构、生理功能和心理行为方面的退行性变，可具体体现为皮肤老化、肌肉萎缩、骨钙沉积减少、性功能减退、思维和情绪的改变等一系列表现。而自体来源细胞活性物质促进组织修复再生作用，正是抗衰老治疗所急需的。为此，众多学者对自体来源细胞活性物质进行了深入研究，其在抗衰老治疗中的作用主要包括以下几个方面。

1. **自体来源细胞活性物质中富含多种生长因子** 自体来源细胞活性物质中不仅其血浆成分可为治疗区域提供营养支持，研究证实其血小板可释放多达30余种生长因子，主要包括TGF-β、PDGF、IGF、bFGF、VEGF、EGF、BMP-2及OPG等，这些生长因子通过促进细胞分裂增殖、刺激胶原合成、促进组织血管化、诱导细胞分化以及清除坏死组织，从而加快创面修复和组织再生，且各生长因子相互之间具有协同配合作用。

2. **自体来源细胞活性物质中的纤维蛋白支持结构** 自体来源细胞活性物质中纤维蛋白凝胶孔隙大、弹性好，便于营养物质和氧气弥散至周围细胞，对组织愈合、修复再生和细胞的迁移、增殖、分化等起到积极作用[23]。同时，纤维蛋白立体网络结构，可将大量的血小板和白细胞聚集其中，从而渐进地释放细胞因子，显著延长其作用时间。

3. **自体来源细胞活性物质中富含CD34+细胞** 自体来源细胞活性物质CGF中含有高浓度的CD34+细胞，CD34是造血干细胞（HSC）、髓系及淋巴系祖细胞的表面抗原，这些细胞在血管维护、新生及免疫调节方面具有重要作用。

自体来源细胞活性物质抗衰老机制主要为通过各信号通路调节增强细胞活性，增加局部血供。

Fukaya 等发现，PRP 能抑制细胞的凋亡，其分子途径是降低 DAPK1 水平和 BIM mRNA 的表达，他们认为 PRP 能通过增强细胞的抗凋亡活性从而提高细胞的活性。Cervelli 等[24] 研究 PRP 对脂肪来源干细胞的作用发现，虽然单独应用 PRP 不能促进人脂肪来源干细胞的活性，但当添加胰岛素后，PRP 通过 FGFR-1 和 Erb2 调控的 Akt 途径，明显增强人脂肪来源干细胞的分化潜能。此外，PRP 含有多种生理性的生长因子。细胞分化过程正是受多种激素和生长因子的调控[25]。IGF 能通过上调 PPAR 配体的作用细胞（3T3L1 细胞株）的分化。同时，PRP 中的大多数生长因子都能促进血管生成。Rophael 等发现促血管生成生长因子 VEGF、FGF、PDGF-BB 的混合物，与单一的促血管生成生长因子相比，不仅能促进组织的早期血管生成，而且能促进细胞新生。因此，PRP 的促血管生成作用不仅能提高局部组织细胞的活性，可能还能促进局部细胞再生。bFGF 是对血管的形成和再生直接发挥作用的生长因子，具有促进内皮细胞分裂和增殖的作用，还可以作用于内皮细胞的趋化因子，加快新生血管的长入。同时，bFGF 是有丝分裂原，能有效地促进细胞增殖和分化，从而提高细胞的活性。bFGF 诱导内皮细胞形成血管是通过 VEGF 来实现的。VEGF 是一种高度特异性的促进血管内皮细胞分化增殖的有丝分裂原，介导内皮细胞迁移和浸润。局部组织中 VEGF 的增高可以有效地促进组织的血管生成。Ang-1 通过调节内皮细胞和血管周围间质细胞的相互作用而维持血管管腔的稳定性，对新生血管的重构、成熟和稳定起重要作用。

三、自体来源细胞活性物质的获取技术及在抗衰老医学中的应用

（一）PRP 的制备

PRP 制备的原理是根据全血中各成分的密度差异，经离心来分离得到浓聚血小板的血浆。通常采用二次离心抗凝的全血来获得 PRP。第一次离心后，红细胞沉积在最下方，与血浆分离，中间出现白色的薄层，含有大量血小板。取血浆和中间层进行第二次离心后，血小板沉积，留取约 1/4 的血浆与血小板混合均匀后即得到 PRP。目前，一致认可的是在第二次离心时采用较高的离心力，以增加血小板数量和减少制备时间。但高速离心会导致血小板破裂，引起制备过程中的生长因子释放，最终降低所得 PRP 中血小板、生长因子的含量，影响其生物活性。Dugrillon 等通过研究离心力对生长因子含量的影响发现，随着离心力从 400g 到 1200g 的增加，PRP 中血小板的计数随之增加。但当离心力从 400g 增加到 800g 时，TGF-β 的含量明显增加，而继续增加离心力到 1000g 和 1200g 时，TGF-β 的含量却没有继续增加。因此，第二次离心的最佳离心力可能是 800g。PRP 在使用前需要将其血小板激活。血小板激活是 α 颗粒与血小板膜融合、胞吐释放蛋白，以及分泌型蛋白质通过添加组蛋白和糖类侧链活化的过程。Marx 等最早报道的方法是将 6ml PRP 与 1ml 氯化钙和凝血酶混合物（10 000U 胎牛凝血酶溶于 10ml 10% 氯化钙溶液）混合从而激活 PRP。但使用凝血酶激活 PRP 通常会导致生长因子在激活后的 10 分钟内快速释放，1 小时内释放超过 95%。因此，Marx 等推荐在 PRP 激活后的 10 分钟内在受区使用。这种方法通常用于制备和收集 PRP 中的所有生长因子。另一种方法是单纯添加氯化钙。添加氯化钙后，PRP 中的凝血酶原转化为凝血酶，激活血小板，引起纤维蛋白凝集，PRP 形成凝胶状，血小板释放出的生长因子被包埋在纤维蛋白基质中、释放缓慢，可持续释放 7 天以上。

目前，较为通用的 PRP 制备方法为按需要的 PRP 量的 10 倍采集外周血液（图 3-1），用 CPD-A 保存液保存。用德国贺利氏 6000i 血细胞分离机离心，第一次离心时设定温度 22℃，转速 1200 转/分钟，时间 15 分钟，用血浆分浆器把上层含血小板血浆转移至另一血袋中，去掉红细胞；将含血小板血浆进行第二次离心，设定温度 22℃，转速 2500 转/分钟，时间 8 分钟，再把上层血浆转移至另一血袋中，余下的即为 PRP，约占原血液体积的 1/10。然后在 PRP 中加入 1/10 的 10% 氯化钙，置入血小板保存振荡箱中振荡 1 小时后备用（图 3-2）。

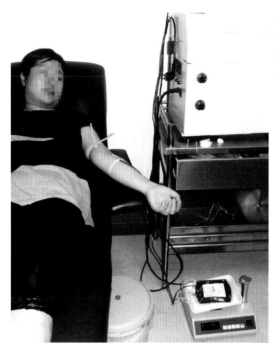

图 3-1 外周血采集（采用负压血浆采集机缓慢采集外周静脉血，采集时取半卧位，手臂近心端用止血带扎紧，以利静脉血流出，每次采集量一般不超过 200ml）

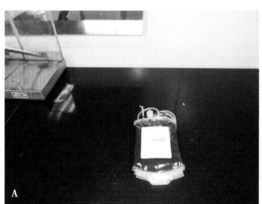

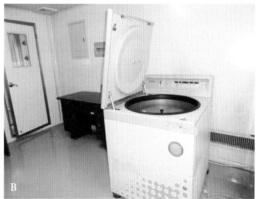

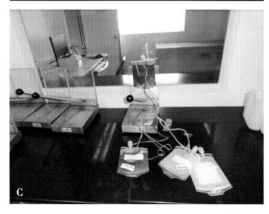

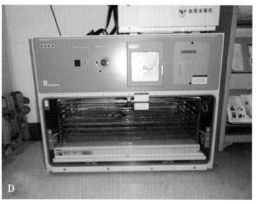

图 3-2 PRP 制备过程

A：采集的外周血；B：德国贺利氏 6000i 血细胞分离机离心；C：静置分离上层 PRP；D：美国富尔玛 PRP 保存箱保存 PRP 1 小时，防止血小板聚集

（二）Choukroun's PRF 的制备

Choukroun's PRF 是目前制备方法最为简便，成本最为低廉的一种血小板浓缩制剂。它仅仅依靠对血液的离心而不需要添加任何抗凝剂或凝血酶等其他试剂。其标准制备方案是：采集外周血置于不添加抗凝剂的 10ml 试管内，立即 3000 转 / 分钟（约 400g）离心 10 分钟。离心后血液分为三层：最上层为 PRP，中间为 PRF 凝块，底层为红细胞（图 3-3）。由于该方案不使用抗凝剂，血液与管壁接触后立即开始凝血，大多数的血小板开始被激活。纤维蛋白原首先聚集在试管中上部，在被凝血酶转化为纤维蛋白后，聚集于试管中部在红细胞层与血浆层之间形成纤维蛋白凝块。PRF 凝块中的纤维蛋白基质构成一个复杂的三维结构，使大量的血小板和白细胞聚集其中。该方法的成功与否依赖于采集血液并对其进行离心所耗费的时间。由于未使用抗凝剂，采集的血液迅速发生凝血，因此必须尽量缩短整个制备时间才能获得具有临床使用价值的 PRF 凝块。如果制备耗时过长，纤维蛋白将会扩散，仅能获得极小的一个凝块且缺乏稳定性，从而导致 PRF 制备的失败。

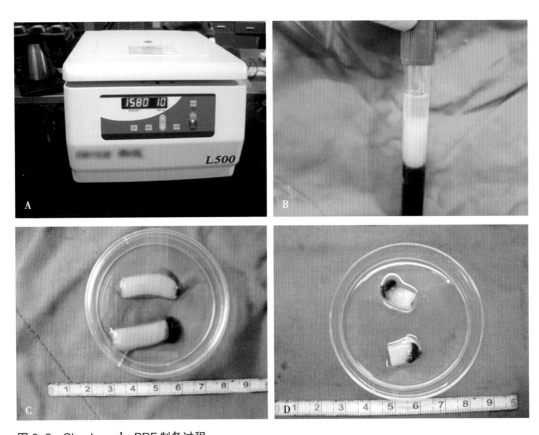

图 3-3　Choukroun's PRF 制备过程
A：L500 台式低速离心机离心；B：静置分 3 层；C：取出中层即 PRF；D：挤出血清可得到纤维蛋白膜

（三）CGF 的制备

目前，CGF 是通过 Medifuge 离心机（SILFRADENT，意大利）离心全血而获得，其具备特定的 CGF 程序即变速离心技术：加速 30 秒，速度达到 2700 转 / 分钟；离心 2 分钟后，降至 2400 转 / 分钟；离心 4 分钟，再加速至 2700 转 / 分钟；离心 4 分钟，再加速至 3300 转 / 分钟；离心 3 分钟，减速至 36 秒停止。该设备除具有特殊的加速、减速离心全自动程序化系统外，还有精确的温控系统，可以保证提取 CGF 时的环境温度。这种不间断差速离心可以充分激活血小板，启动生长因子的分泌，胞吐 α 颗粒释放细胞生长因子，同时还可尽量地避免血液中的生长因子被破坏。而制备出的 CGF 纤维蛋白较定速离心机制备的 PRP 及 PRF 拉伸强度更高，黏结强度更强，其所含的血小板衍生生长因子（PDGF）、转移

生长因子 -13（TGF-B）、类胰岛素生长因子（IGF）、血管内皮生长因子（VEGF）、表皮生长因子（EGF）以及成纤维细胞生长因子（FGF）、骨形成蛋白（BMPs）等生长因子浓度更高。CGF 制备的具体操作（图3-4）：Vacuette 负压真空采集管（Medifuge 离心机特殊匹配试管）抽取患者的自身静脉血 9ml，立即置入 Medifuge 离心机；设定 CGF 制备程序，离心 13 分钟后，可见试管中血液分为三层。血液在离心过程中，由于红细胞沉降速度最快，离心后沉入试管底层；CGF、白细胞和血小板沉降速度相似，但慢于红细胞，故沉积在中层；最上层淡黄色为贫血小板血浆（platelet-poor plasma，PPP）。制备结束后可立即得到液态 CGF，抽取后与自体脂肪混合，用于填充目标区域。此外，通过不同处理还可以将 CGF 制备成凝胶状态、凝固蛋白状态和液态三种形态，以便不同的用途（图 3-5）。

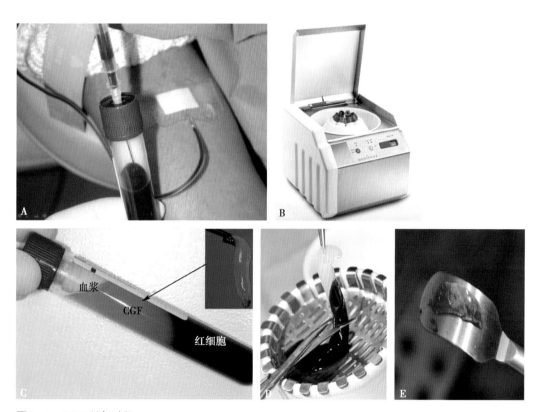

图 3-4　CGF 制备过程
A：抽取静脉血；B：使用 Medifuge 离心机变速离心；C：取出中层即 CGF；D：去除红细胞层；
E：挤出血清可得到纤维蛋白膜

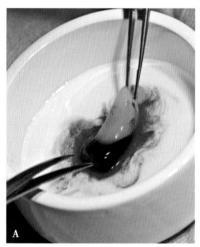
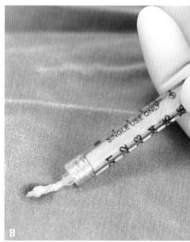
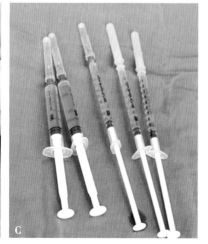

图 3-5　CGF 三种形态
A：凝胶状态；B：疏松蛋白状态；C：液态

（四）在抗衰老治疗中的应用

1. **联合自体来源细胞活性物质脂肪移植在抗衰老中的应用** 制备自体来源细胞活性物质的同时，可以进行颗粒脂肪的获取及纯化，供区主要选择大腿外侧或腰腹部其中以大腿外侧最佳，有学者认为此处的脂肪细胞有较高活性的脂蛋白，移植后其成活率高于别处。采用肿胀麻醉（2% 利多卡因 40ml+1∶1000 盐酸肾上腺素 1ml+ 生理盐水 1000ml），选择合适的吸脂针，应用负压吸引抽取脂肪，并以1680 转 / 分钟的速度离心 3 分钟，以获取纯度较高的脂肪组织（图 3-6）。若供区为腰腹部因含有较多纤维组织对纯化后的颗粒脂肪需仔细清除其中的纤维条索，以便于后期注射量及注射力度的控制和调整。然后将纯化的颗粒脂肪与已制备的自体来源细胞活性物质按照 10∶1 的比例进行充分而均匀的混合。再将混合物根据注射部位的不同重新装入 2.5ml 或 5ml 注射器内（图 3-7）。选择相对隐蔽处作为进针点，并根据注射部位选择合适的注射针，混合 PRP 脂肪注射的层次与自体脂肪充填注射的层次相同，以多隧道、多层次、边退边推的注射方式进行注射，注射时要适当地过度矫正。注射完毕后局部需要做适当的按摩，使混合注射物均匀地分布于受区。

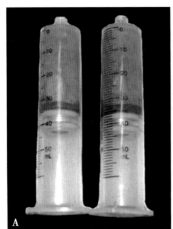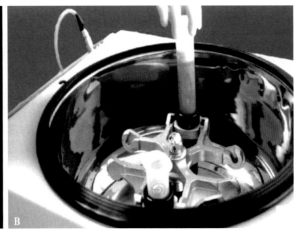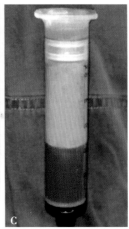

图 3-6 自体颗粒脂肪的获取及纯化
A：获取的脂肪组织；B：将抽取的脂肪放入离心机离心；C：离心后可见液性成分、脂肪颗粒和油滴的明显分层

目前常用的联合自体来源细胞活性物质脂肪移植注射部位包括：

（1）颜面部的凹陷及皱纹：颧、颞、额部的凹陷一般需注射 10~40ml，眼眶区的凹陷需注射2~10ml，上唇过薄、人中过短一般需注射 1~6ml，鼻唇沟过深需注射 2~8ml，颏部后缩短小一般需注射2~4ml（图 3-8、图 3-9）。各部位的注射需在安全平面进行并避开重要的血管神经以免引起脂肪栓塞等严重并发症。

（2）乳房（隆乳）：自体脂肪注射隆乳术的选择有一定的限制，适合于乳房较小、乳房轻度萎缩、对乳房体积增加要求不大的受术者，且自身其他部位必须有多余的脂肪以供采用。由于乳房后的组织容量有限，受区的微血管无法一次供应过多的脂肪细胞代谢营养，因此不能一次注入太多的脂肪组织，否则移植的脂肪组织不能得到充分的血液供应，易发生坏死。一般认为，一次注射量每侧限 100~150ml，注射层次选择乳腺后间隙及皮下层较为合适，不可将颗粒脂肪注射在乳腺腺体内，以免日后无法分辨乳腺肿瘤与钙化的颗粒脂肪，造成乳腺癌筛检时的困扰。注射隆乳一般需要多次注射才会有较明显的效果（图 3-10）。

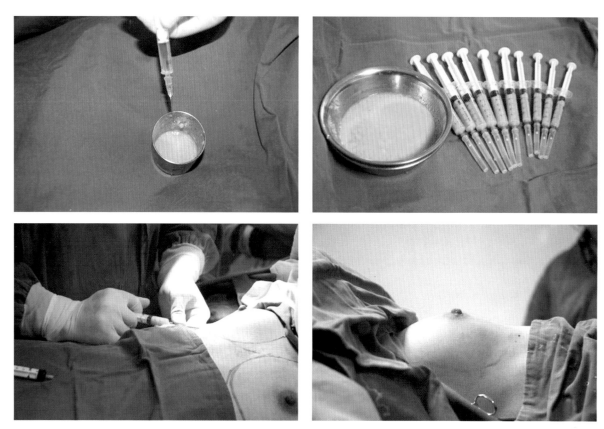

图 3-7 PRP 与自体填脂肪混合后注射填充

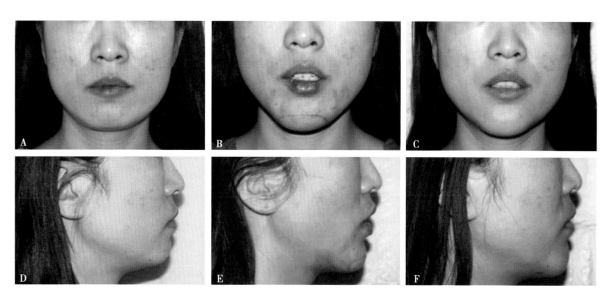

图 3-8 联合 PRP 自体脂肪注射移植隆颏术（女性，30 岁，下颏后缩、短小，应用自体脂肪联合 PRP 注射隆颏，充填量约 2.5ml）

A：术前正位；B：术后即刻正位，下颌外观由于过度矫正而略显突兀；C：术后 3 个月正位，可见颏部整体延长且前突，下颌缘已比较自然；D：术前右侧位；E：术后即刻右侧位；F：术后 3 个月右侧位

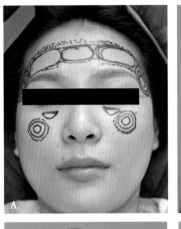
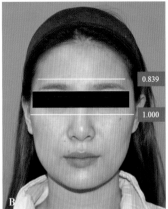
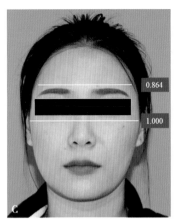

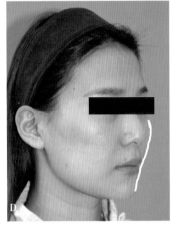
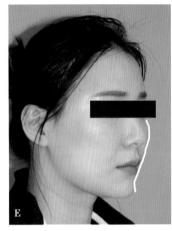

A：术前设计待填充区域；

B：术前正位；

C：术后 6 个月正位，上面宽比例增大；

D：术前右侧斜位；

E：术后 6 个月右侧斜位，反 S 形曲线更加饱满

图 3-9 联合 PRF 自体脂肪移植填充额、颞、颧、泪沟、颊部（女性，25 岁，面部多处轻度凹陷欠饱满）

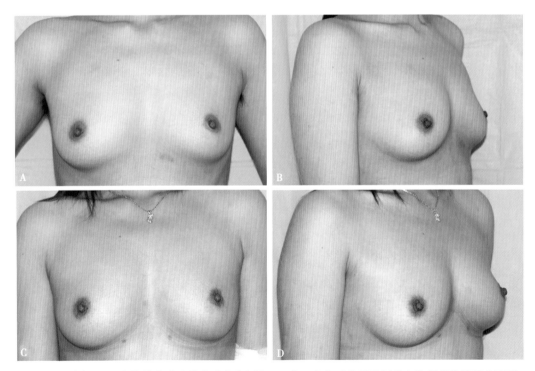

图 3-10 联合 PRP 自体填脂肪移植隆乳术（女性，35 岁，生育哺乳后双侧乳房体积萎缩伴轻度下垂，充填量每侧约 125ml）

A：术前正位；B：术前右侧斜位；C：术后 4 个月正位；D：术后 4 个月右侧斜位

2. **自体来源细胞活性物质在整形美容抗衰老中的临床应用** 目前，自体来源细胞活性物质在临床已被应用于口腔颌面外科、耳鼻喉外科、眼科、妇科、心血管外科、运动医学等许多医学领域。其中，CGF 作为最新一代改良的自体来源细胞活性物质，克服了之前 PRP/PRF 的一些短板。并且 CGF 可以根据使用用途的不同，选用不同的匹配试管制备出液体、凝胶态等多种不同性状，因此其在临床具有更加广泛的应用范围和发展前景。目前在整形美容抗衰老领域中，自体来源细胞活性物质的主要治疗适应证包括以下几个方面。

（1）面部的抗衰老治疗：应用自体来源细胞活性物质进行面部抗衰老治疗，既可以通过注射液态 PRP/CGF 至皮内或皮下达到改善肤质、减少细纹、祛除局部红血丝的效果（图 3-11~ 图 3-13），也可以通过注射凝胶态的 PRF/CGF 至局部凹陷部位，以达到改善面部轮廓，补充面部容量缺失的效果（图 3-14）。凝胶态 PRF/CGF 的注射方法与自体脂肪移植的注射方法类似。

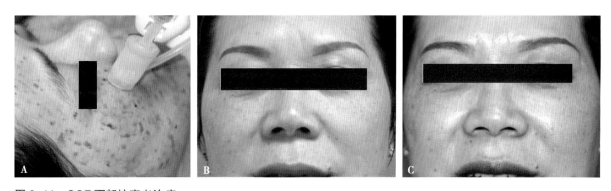

图 3-11 CGF 面部抗衰老治疗

A：CGF 面部水光针注射；B：治疗前；C：治疗 2 次后效果，1 次 / 月，面部肤质明显改善，细纹显著减少

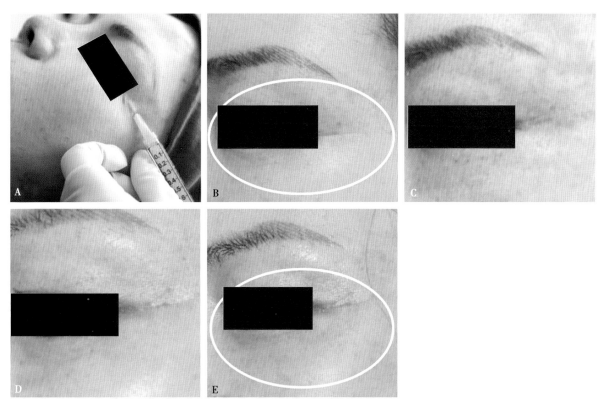

图 3-12 CGF 面部抗衰老治疗

A：CGF 注射眼周皱纹；B：治疗前；C：治疗后即刻；D：治疗后 1 个月；E：治疗后 4 个月

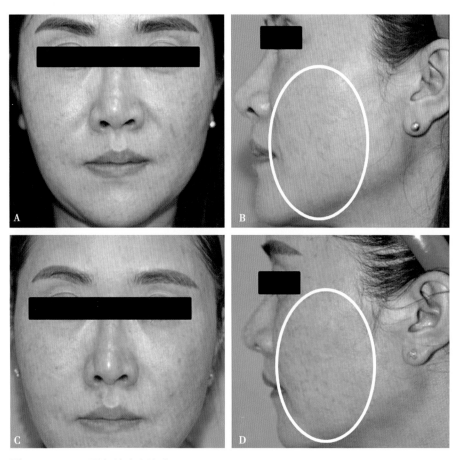

图 3-13 CGF 面部抗衰老治疗

A、B：治疗前；C、D：治疗 3 次后效果，1 次 / 月，面部肤质明显改善，局部红血丝显著减少

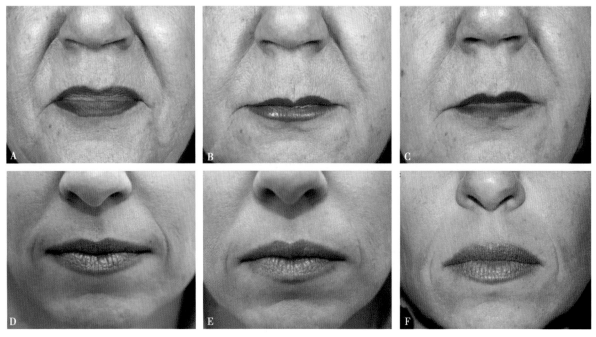

图 3-14 CGF 面部抗衰老治疗

A、D：PRF 填充鼻唇沟治疗前；B、E：治疗后 2 周，嫩肤效果良好；C、F：治疗后 3 个月，填充效果仍然存在

（2）四肢、躯干的抗衰老治疗：对于手背部皮肤松弛可注射液态 PRP/CGF 至皮内或皮下达到减少细纹、增加皮肤紧致的效果（图 3-15）。对于腹部的妊娠纹亦可采用注射液态 PRP/CGF 至皮内或皮下的方法进行治疗。

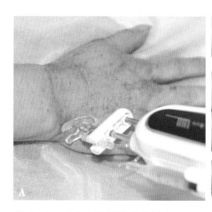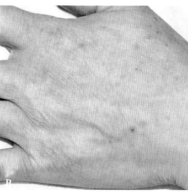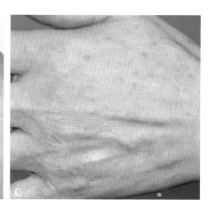

图 3-15　CGF 手部抗衰老治疗
A：CGF 注射手背皮肤；B：治疗前；C：治疗 3 次后，1 次 / 月，手背部皮肤细小皱纹减轻，皮肤紧致度增强

（3）脂溢性脱发的治疗：对于脂溢性脱发患者可将液态 PRP/CGF 注射至头皮毛发稀疏区域，达到促进毛发新生的作用（图 3-16）。

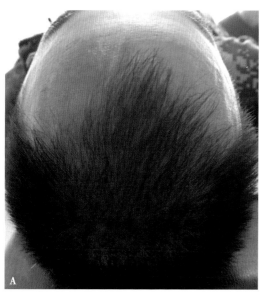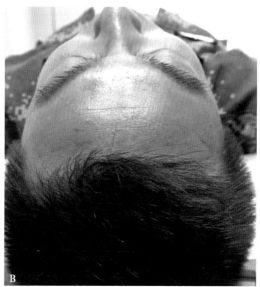

图 3-16　PRP 治疗脂溢性脱发
A：治疗前；B：治疗 3 次后，1 次 / 月，毛发明显增多

（4）慢性创面的治疗：对于慢性创面的患者，在控制基础疾病，改善全身营养的基础上，可联合运用液态 PRP/CGF 局部注射和 PRF/CGF 凝胶膜外敷，每 3~5 天治疗 1 次，达到促进慢性创面愈合的作用（图 3-17）。

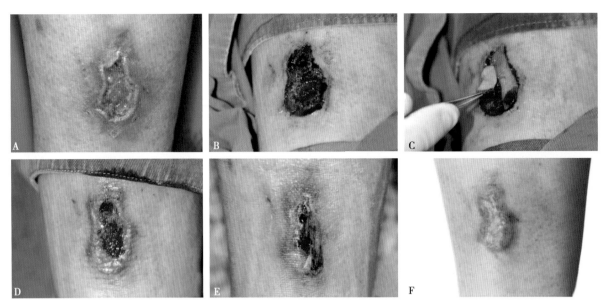

图 3-17　CGF 创面治疗

A：慢性溃疡创面；B：清创后创面；C：CGF 膜覆盖 + 液态 CGF 注射治疗；D：第 2 次治疗后；E：第 4 次治疗后；
F：脱痂后治愈，3~5 天 CGF 治疗一次，共 20 天痊愈

四、自体来源细胞活性物质的抗衰老应用展望

目前多个动物实验已经证实，PRP 能提高细胞的活性和促进血管新生[26]，还能减轻炎性反应程度和减少囊肿形成。然而，当前针对自体来源细胞活性物质临床研究仍相对较少。有研究发现，面部行滚针联合 PRP 治疗 2 个月后，表皮厚度显著增加。将自体脂肪组织与 PRP 混合移植用于乳房重建术后 1年，PRP 混合脂肪移植组的体积维持率为 69%，优于单纯脂肪移植组的 39%。而添加 PRP 辅助脂肪移植与添加 SVF 辅助脂肪移植的体积维持率（69% vs 63%）相似[27]。另有研究发现，PRF 在面部自体脂肪移植后的吸收率、疼痛、水肿和淤青等方面均优于未使用 PRF 组[28]。CGF 作为对于 PRP/PRF 进行改良后的制品，其具备更致密的纤维凝胶及浓度更高的生长因子和 CD34+ 细胞。理论上，其应具备优于PRP/PRF 的临床应用效果，可以成为自体来源细胞活性物质临床应用下一个发展方向，具备光明的前景。未来需要进一步的双盲、随机对照研究来明确自体来源细胞活性物质的抗衰老作用，并提高研究结果的循证医学证据等级。

同时我们应该注意，目前自体来源细胞活性物质在应用过程中，也出现了许多问题，特别是经过炒作后，乱用、滥用的情况时有发生，严重损害了患者的权益。因此，在开展与其相关的医疗抗衰老相关技术时，为保证医疗质量和医疗安全，维护广大患者的权益，需要严格依照我国相关医疗法律法规，遵循科学、规范、公开、符合伦理的原则进行。

第四章

基因与抗衰老

一、基因的概念

20世纪以来，基因研究一直影响整个遗传学领域的发展，在医学、药学、化妆品等很多领域都不断在研究，取得了很大的进展，现在更加频繁地深入到我们每个人的生活中来。在20世纪50年代以前，主要从细胞染色体水平上进行研究，属于基因的染色体遗传学阶段，50年代以后，则主要从大分子水平上进行研究，属于基因的分子遗传学阶段，因而在不同的历史时期，基因的概念被更加细化，更深层次的赋予更深的含义。

（一）基因科普化定义

从生物学角度来说，基因是遗传信息的基本单位，基因（gene，mendelian factor）是指携带有遗传信息的脱氧核糖核酸（DNA）或核糖核酸（RNA）序列（即基因是具有遗传效应的DNA或RNA片段），也称为遗传因子，是控制性状的基本遗传单位，通过指导人体内重要物质（蛋白质等）的合成来表达自己所携带的遗传信息，从而控制人体的正常生理和发育功能。一旦基因发生突变或其他异常，就会引起生物发育过程中出现各种问题甚至死亡，并且这些异常通常可以传给下一代，使后代在一定时间产生同样的异常。那我们到底怎么知道我们的身体是否有异常，而且我们为什么衰老、生病或正常成长发育呢？也许我们可以从基因来入手更深层次地了解我们自己。

那么，基因到底存在于我们身体的哪里呢？科学家们发现，我们的每块组织和器官乃至身体的各个部分，都是由许许多多的细胞组成的。而在细胞里面又有一个小的器官，称为细胞核，细胞核里面有染色体。染色体已经可以通过特定的电子显微镜观察到，它们呈线状或者棒状，或者也可以形象地呈现X状，由核酸和蛋白质组成[29]。染色体这个名字的由来是因为科学家们发现细胞在特定时间可以由一个分裂成很多个，而这些染色体在细胞有丝分裂过程中可以被一些特别的染料染上颜色，因此而得名。

大多数DNA位于染色体上，并在染色体上呈线性排列。DNA并不是在细胞核里到处分布，它们可以通过特定的化学作用形成现状的排列，两条DNA链分子进一步配对像盘旋梯子一样的双螺旋结构，进一步缠绕形成棒状的核小体，像珠子一样串起来密集的形成染色体。而我们想找的基因有一部分就在这些DNA分子上面有序排列。当然，基因不仅仅是指DNA，上面提到基因也在RNA分子上面。而核糖核酸（RNA）分子则不仅仅可以在细胞核里面，也可以在细胞核外面的液态细胞质中存在。RNA是以DNA的一条链为模板，以碱基配对互补原则而形成的一条单链，主要功能是实现遗传信息在蛋白质上的表达，是遗传信息传递过程中的桥梁。与DNA不同，RNA一般为单链长分子，不形成双螺旋结构，但是很多RNA也需要通过碱基配对原则形成一定的二级结构乃至三级结构来行使生物学功能。在细胞中，根据结构功能的不同，RNA 主要分三类，即 tRNA（转运 RNA），rRNA（核糖体 RNA），mRNA（信使 RNA）。mRNA 是合成蛋白质的模板，内容按照细胞核中的 DNA 所转录；tRNA 是 mRNA 上碱基序列（即遗传密码子）的识别者和氨基酸的转运者；rRNA 是组成核糖体的组分，是蛋白质合成的工作场所。

基因不仅可以通过复制把遗传信息传递给下一代，还可以使遗传信息得到表达。DNA、RNA 和蛋白质共同作用，就使得不同人种之间头发、肤色、眼睛、鼻子等不同，即使是同一人种也长的不一样。

基因概念的提出也经历了一个漫长的发展过程，随着技术的进步，不断被完善和精确认识。

1866 年，G.J 孟德尔在他的豌豆杂交试验中提出了遗传因子的概念。1910 年，美国遗传兼胚胎学家 T.H.Morgan 在果蝇中发现白色复眼突变型，说明基因可以发生突变，位于染色体上，像一串珠子一样直线排列，非等位基因间可以发生交换。1928 年，Griffith 发现了肺炎双球菌的转化现象，1944 年，O.T.Avery 等证实肺炎双球菌的转化因子是 DNA，证明基因是由 DNA 构成。1953 年，Watson 和 Crick 提出了 DNA 的双螺旋结构模型。Crick，1957 年提出"中心法则"，1961 年，又提出"三联体密码"，从而阐明了 DNA 的结构、复制和遗传物质如何保持世代连续的问题。

从化学本质上看基因是含有特定遗传信息的 DNA 分子片断，每个基因平均相当于 1000（500~6000）对核苷酸的特定序列。估计大肠埃希菌含有 1000~7500 个基因，人的基因至少有 100 万个（按分子量算）。

基因组（genome）这个名词最早出现在 1922 年的遗传学文件中，指的是单倍体细胞中所含有的整套染色体，所以又被译作染色体组。人类只有一个基因组，有 5 万 ~10 万个基因。人类基因组计划是美国科学家于 1985 年率先提出的，旨在阐明人类基因组 30 亿个碱基对的序列，发现所有人类基因并搞清其在染色体上的位置，破译人类全部遗传信息，使人类第一次在分子水平上全面地认识自我。

随着人类基因组逐渐被破译，一张生命之图将被绘就，人们的生活也将发生巨大变化。

（二）基因的传递（细胞间及个体信息传递方式差异）

俗话说得好，"龙生龙，凤生凤，老鼠的儿子会打洞"。这就是遗传的力量。生命不息，遗传不止，生物的繁殖和自身的成长都依赖于遗传信息的正确传递和使用。即使在同一个生命体内，不同细胞之间也需要时刻传递不同细胞之间的信息，来维持生命的功能。一般孩子会在长相、身高等方面很像父母，那么父母是怎么样将自己的遗传信息传递给子女，我们下面就来看看。

我们都知道，大多数生命都是从一个受精卵开始的，母方提供一个卵细胞，父方提供一个精子，二者结合形成一个受精卵，发育成为一个新个体。亲代的基因是通过生殖过程传递给子代的。在有性生殖过程中，精子和卵细胞可以被当作基因在亲子间传递的"桥梁"。

人体细胞一共有 23 对染色体，同一种生物的染色体的数目和性状一般都一样，而在生物的体细胞中染色体是成对存在的。生殖细胞中染色体是单个存在的，其数目是体细胞的一半。男性体细胞是由 22 对常染色体和 1 对性染色体（XY）组成，女性体细胞是由 22 对常染色体和 1 对性染色体（XX）组成，决定性别差异的主要基因都在性染色体上。我们前面提到，基因是具有特定遗传信息的 DNA 片段，基因控制生物的性状，一个 DNA 分子上含有很多个基因。而孩子的 23 对染色体有一半来自父亲，遗传了决定父亲性状的基因，一半来自母亲，遗传了决定母亲性状的基因。而为什么是一半呢？1891 年德国动物学家亨金在形成精子或卵细胞的细胞分裂（减数分裂）过程中，发现每次分裂染色体数目都会减少一半，并且不是任意数据的一半，是每对染色体各分出一条进入精子或卵细胞。

因此，父母的性状遗传是通过双亲的生殖细胞把基因遗传给了新子代个体。基因的生理功能是通过蛋白质表达出来，DNA 的核苷酸序列通过自主复制得以代代相传，通过转录生成各种 RNA，进而翻译成蛋白质的过程来控制生命现象。

细胞内的遗传信息传递要遵从生物学中的中心法则，即存在核苷酸的遗传信息通过转录、翻译成蛋白质的过程。DNA 复制是指遗传物质的传代，以母链 DNA 分子两条链为模板，合成两个子链 DNA 分子的过程，遵从碱基配对原则。复制的特征包含半保留复制、双向复制、半不连续复制和高保真性等原则。DNA 生物合成时，母链 DNA 双螺旋结构解开为两股单链，各自作为模板按照碱基互补原则与模板互补的子链。这样子代细胞的 DNA 双链，其中一股单链是从亲代完整地接受过来，另一股单链则完全重新合成，两个子细胞的 DNA 都与亲代 DNA 序列一致，这种复制方式称为半保留复制。半保留复制保持了子代与亲代信息的准确传递，保证了物种的延续性和稳定性。

复制时，DNA 从复制起始点（origion）向两个方向解链，形成两个延伸方向相反的复制叉，称为双向复制。DNA 复制的保真性至少依赖三种原则：遵守严格的碱基配对规律，DNA 聚合酶对于碱基对的复制延长具有重要作用，复制发生错误时 DNA 聚合酶可以及时行使校对修复功能。DNA 复制过程包含起始、延伸和终止三个阶段。染色体 DNA 呈线状，复制在末端停止。真核生物染色体线性 DNA 分子末端的结构称为端粒（telomere），由末端单链 DNA 序列和蛋白质构成，末端 DNA 富含 G、T 短序列的多次重复。端粒可以维持染色体的稳定性和 DNA 复制的完整性。另外，还有一些生物可以由反转录、滚环复制等方式复制 DNA。遗传物质的结构改变而引起的遗传信息改变，均可称为突变。从分子水平来看，突变就是 DNA 分子上碱基的改变。在复制过程中发生的 DNA 突变称为 DNA 损伤。

突变是进化、分化的分子基础，突变导致基因型改变，突变是某些疾病的发病基础，突变也可导致死亡。诱发突变的因素包含物理因素如紫外线、辐射等，化学因素如一些化学诱变剂亚硝酸盐等，生物因素如致癌病毒等。突变的分子改变类型包含错配、缺失、插入和重排。DNA 损伤修复是一种针对已发生了的缺陷而施行的补救机制，使其回复为原有的天然状态。修复分为光修复、切除修复和重组修复等。

除了细胞内的信息传递，通过细胞间的信息传递对细胞功能进行调控也必不可少，也可以彼此协调、相互配合，维持机体的稳定状态，以适应各种生命活动。细胞信号转导是指细胞通过胞膜或胞内受体感受信息分子的刺激，经细胞内信号转导系统转换，从而影响细胞生物学功能的过程。水溶性信息分子及前列腺素类（脂溶性）必须首先与细胞膜受体结合，启动细胞内信号转导的级联反应，将细胞外的信号跨膜转导至细胞内；脂溶性信息分子可进入细胞内，与细胞核或核内受体结合，通过改变靶基因的转录活性，诱发细胞特定的应答反应。

高等生物所处的环境无时无刻不在变化，机体功能上的协调统一要求有一个完善的细胞间相互识别、相互反应和相互作用的机制，这一机制可以称为细胞通讯（cell communication）。在这一系统中，细胞或者识别与之相接触的细胞，或识别周围环境中存在的各种信号（来自于周围或远距离的细胞），并将其转变为细胞内各种分子功能上的变化，从而改变细胞内的某些代谢过程，影响细胞的生长速度，甚至诱导细胞的死亡。

（三）基因是形成个体化差异的原因

科研人员表示，在国际人类基因组项目（Human Genome Project）最近一次绘制出的人类基因组图谱中可以看出，人类全部遗传基因组中有将近 99.9% 的基因构成是完全一致的，只有不到 0.1% 的基因排序在个体之间存在较明显差别，但就是这 0.1% 的基因区别，却直接决定了形成人类个体之间差异的真正原因。不仅人与人之间脸形、身材、肤色、体质，患各种病的概率不同，而且每个人的性格、思想、观念、表情、动作、习惯、爱好都不一样。

其中一些基因的区别会对基因的功能有影响，或蛋白质的氨基酸组成有些变化，或基因的"表达"情形有些不同，或两者都有。所以 DNA 序列的这种微小差别还是足以使多数基因都呈现出若干种不同的形式。

那么 DNA 的差异到底是从哪里来的呢？第一种原因就是 DNA 复制时发生的"错误"。细胞分裂时，DNA 也要被复制一份，供给新生成的细胞，偶尔会出一些"错误"。这种"错误"发生的概率很小，影响基因功能的概率就更小，所以不是人之间遗传物质不同的主要原因。

另外，是"同源重组"，也就是对来自父亲和母亲的基因进行"排列"。父母基因的互换并不是完全随机的，即不是在任何 DNA 区段都可以发生的，而是在一些"热点"处发生。不过无论具体的情形如何，这样"重排"的过程都能形成足够多种类型的 DNA 了。

荷兰鹿特丹市医学中心的曼弗雷德·凯瑟尔研究团队利用人的三维头部磁共振成像和二维肖像照片

来绘制面部标志，以此来估计面部特征。随后他们进行了全基因组关联分析，这种分析被用于寻找更频繁地出现于人类特殊联系中的基因变异。结果发现，有 5 个基因可以决定人们的相貌，或者说这 5 个基因对人的脸形有显著影响。其中 3 个基因与颅面部的发育和疾病有关。

遗传物质对生物性状的重要性，最直接的证据就是由 DNA 的缺陷所引起的各种疾病，包括由父母的 DNA 传给下一代的疾病，比如色盲、白化病、先天性耳聋、多指，等等。近年来，随着人的整个基因组（全部 DNA 序列）被测定，还发现了若干与人身体的性状有关联的 DNA 变异。美国最新一项研究表明，欧洲人浅色皮肤源自一万年前一位祖先的基因突变。这种肤色变化源于一位生活在中东和印度次大陆之间的远古祖先，科学家发现一种关键基因突变对于欧洲人浅色皮肤具有决定意义，从而获得该项发现。近日发布于科学期刊 Nature 的研究指出，现代人与尼安德塔人（Neanderthals）基因之间最知名的结构差异处和自闭症竟然有关，这项差异也使得现代人比较容易产生自闭症[30]。

基因药物已经走进人们的生活，利用基因治疗更多的疾病不再是一个奢望。因为随着我们对人类本身的了解迈上新的台阶，很多疾病的病因将被揭开，药物就会设计得更好些，治疗方案就能"对因下药"，生活起居、饮食习惯有可能根据基因情况进行调整，人类的整体康健状况将会提高，21 世纪的医学基础将由此奠定。利用基因，人们可以改良果蔬品种，提高农作物的品质，更多的转基因植物和动物、食品将问世，人类可能在新世纪里培育出超级物种。通过控制人体的生化特性，人类将能够恢复或修复人体细胞和器官的功能，甚至改变人类的进化过程。

在认识和熟练使用遗传生物学单位基因的新近进展后，它已经为科学家去改变患者的遗传物质，以达到治病防病的目的的迈向新的一步。基因治疗的一个主要目标是用一种缺陷基因的健康复制去提供给细胞。这一方法是革命性的：医生试图通过改变患者细胞的遗传物质，来代替给患者治疗或控制遗传疾病的药物，最终达到医治患者疾病的根本目的。

二、基因与抗衰老

（一）基因对衰老的影响（衰老表现、速度）

衰老是每个人都不想体验，但又不得不经历的自然过程。随着时间的推移，我们身体的各个系统、器官功能逐渐衰退，免疫功能和抗病能力减弱，消化能力、运动能力、学习能力下降，各种疾病也陆续出现……总的来说，衰老是一种复杂的自然现象，而这个过程的各个方面都与遗传密切相关。2015 年美国《细胞 – 代谢》月刊上有报道称，为了确定哪些基因与衰老有关系，科学家研究了 4698 个酵母细胞株。从每个细胞株上删除一个基因，然后观察细胞在停止分裂之前会存活多长时间。最终，美国巴克老龄化问题研究所和华盛顿大学的专家耗时 10 年确定了大约 238 种基因，如果让这些基因"静默"，会让酵母细胞的存活期限延长。许多相同的基因也存在于包括人类在内的哺乳动物身上，这意味着将它们关闭可能会大幅延长寿命[31]。

人类机体随着年龄增大会在很多方面发生显著改变，而这些改变发生的时间早晚及进展速度却是受基因调控的。不少人是从五官开始感受老化的开始。很多人在 40 岁左右开始出现"老花眼"，不用眼镜就很难看书、看报。随年龄增长，人们也逐渐发现音乐不再像年轻时那样动人，而听别人说话也越来越听不清楚（老年性耳聋）。但为什么有些老人会年纪很大还"眼不花，耳不聋"呢？2010 年澳大利亚的研究人员发现肝细胞生长因子（HGF）基因的多态性与晶体的屈光率问题有关，具有某种特定基因型的人可能更容易患近视或远视[32]。这是发现的第一个与老花眼相关的基因。关于老年性耳聋与遗传的研究更为深入。早在 1977 年 Lowell 将耳聋患者按年龄分为两组，65 岁以下有家族耳聋史，为平坦型或盆式听力曲线；65 岁以上无家族耳聋史，为下坡型听力曲线，语言识别率低，遗传基因占主导地位。在遗传上，男女性别亦有不同，女性组织耐受性比男性强，而且男性接受恶劣环境和噪音的损伤机会也比女性者多，吸烟饮酒比女性多，故老年性耳聋男比女多两倍。

大多数人随着年老，常常出现体型变化和皮肤的老化。体型的变化主要是由于身体的脂肪比例的增加（可能增加 30% 以上）及脂肪的分布区域的改变，皮下脂肪减少，而腹部的脂肪增加。皮肤老化是由自然因素或非自然因素造成的皮肤衰老现象。人出生后皮肤组织日益发达，功能逐渐活跃，当到达某种年龄就会开始退化，这种退化往往在人们不知不觉中慢慢进行。皮肤组织的成长期一般结束于 25 岁左右，自此后生长与老化同时进行，皮肤弹力纤维渐渐变粗。40~50 岁为初老期，皮肤的老化慢慢明显，但老化程度因人而异。皮肤的老化与多种因素相关，常见的因素如下。

1. **年龄因素** 皮肤老化一般从 30 岁左右开始，此为唯一的不可避免的因素，其余诸因素均可改变。
2. **健康因素** 患肾病、肝病、妇科病等慢性消耗性疾病时，皮肤易老化。
3. **精神因素** 用脑过度、思虑过多、心情烦闷皮肤易老化。
4. **营养因素** 由于咀嚼不良和胃肠功能衰弱、营养失调，或饮食中缺乏蛋白质和各种维生素时，皮肤易老化。
5. **生活习惯** 熬夜、过度疲劳及抽烟均可加速皮肤衰老。
6. **环境因素** 长期阳光暴晒，风吹雨淋，或海水侵蚀者，皮肤易衰老。
7. **内分泌紊乱** 妇女绝经后，雌性激素分泌减少，从而影响皮肤的充实度和弹性。
8. **皮肤保养不当。**
9. **用药不当** 不恰当使用药物或化妆品易使皮肤老化。

基因的差异，造成个体对抗皮肤老化各因素能力的不同。所以我们可以看到有人"鹤发童颜"，有人却长的"比较着急"。

衰老除了外部表现外，还会有内部器官功能的下降。器官功能常在 30 岁之前达到高峰，然后开始逐渐下降。由于大多数器官都有大于机体需要的功能储备，所以正常衰老过程中人们对于器官功能综合性减弱的体会是逐渐感受到的，而不像疾病对某一器官功能影响感受的那样强烈和突然。在机体中有一些器官功能下降，能够极大地影响人的健康和幸福。例如，虽然老年人心脏在休息时泵出的血量并未明显下降，但心脏泵出最大血量却下降。这意味着年纪较大的运动员不能像年轻运动员那样行使功能。肾功能的变化明显影响老年人把某些药物排出体外。已经有研究发现，器官的功能强弱，衰老的速度以及受疾病影响的可能性都受基因调控，与遗传有关。

（二）基因对抗衰老方式选择的影响（运动、药物等）

虽然衰老是自然规律，但大家都想尽量让老化来得更晚一点，更慢一点。因此，出现了各种各样抵抗衰老的理论和方法，主要是从保持身体健康、调节生活方式、加强外部干预等方面着手。那么，怎样在名目繁多的抗衰方法中选择适合自己的方案呢？

保持身体健康对于抵抗衰老的作用是意义重大的，也是最基础的方法。健康的身体必定伴随着强健的免疫系统，不仅可以及时清除体内有害物质的积累，而且可以抵抗疾病与外界病原体的侵袭，有助于最大限度地延缓老化的发生。而健康的反面——疾病，对衰老过程有明显的促进作用。不同的疾病对于器官功能及对机体的整体影响有着明显的差异。例如，口腔溃疡可能仅仅使人短期内感到疼痛并对刺激性食物进食不便，但很少发生长期的持续性的影响；而脑梗死却会严重影响全身的感觉和运动功能，并进而引发其他器官一系列的异常，导致老化进展加速。遗传基因是造成疾病发生的内因。人的呼吸、消化、新陈代谢等各种生理功能都是受基因的内在调控。某些基因特定位点的基因型可以对基因功能强弱造成影响，并进而影响整个器官的功能。带有不同基因型的人之间，就表现为患病风险不同。例如高血压是世界上中老年人最常见的心血管疾病之一，血压控制不佳时，会对心、脑及全身血管造成不良影响，可能导致脑出血、心肌梗死、动脉夹层血管瘤等多种致命性的并发症。AGT 基因是与高血压发病相关的基因之一，它编码的是血管紧张素原，是肾素－血管紧张素系统的重要组成成分之一，是生成具有高生物活性的血管紧张素 II 的基底物质。血管紧张素 II 能够刺激血管收缩引起血压升高，促进醛固酮分泌，引起 Na^+ 潴留。AGT 的变异基因型会导致高血压的发生可能性升高[33]。因此，检测自身基因类型，了解个人患病风险对于有针对性的预防疾病、延缓衰老具有重要意义。

利用调节生活方式来延缓衰老，是很多人都能接受的方式，最常见的建议包括合理饮食，适度运动，保持心理健康和正常的作息规律等。合理的饮食，不只是食物的安全、卫生、营养均衡，还需要注意的是，要根据自己身体的实际情况，健康状况、生理阶段、基因特点进行调整。患病状态与健康状态身体的功能有很大差异，消化能力、消耗比例不同，因而需要的饮食结构组成也需要调整。例如，高血压患者就需要低盐饮食，而不能多吃咸鱼、腌菜，以免造成血压控制不好。而糖尿病患者就不能大吃甜食，而需要控制含糖饮食、少吃多餐。不同的生理阶段需要调整饮食也很常见，发育阶段的儿童需要更多的蛋白质和能量来长身体，而老年人则由于吸收消化能力减弱、运动消耗减少应该适当降低饮食中油脂比例以及总能量供给。为了保持身体健康、延缓衰老，有不少人还会选择在饮食之外额外增加维生素等膳食补充剂。但维生素、微量元素等营养素的整个吸收、代谢、利用都是受基因调控，与基因型密切相关的，盲目的补充有可能会造成事倍功半甚至适得其反的效果。例如，维生素 A 是人类的必需的维生素之一，具有维持正常视觉、维护上皮组织细胞健康、促进免疫球蛋白合成等一系列重要功能。人们常通过鱼肝油或复合维生素等来补充维生素 A，但如果万一补充过量，又会产生毒性。科学家观察到，人们在对维生素 A 利用能力以及毒性剂量上存在差异。原因在于，很多基因都参与了维生素 A 在体内的运输代谢过程，不同人体内这些基因的突变能够影响身体对维生素 A 的利用效率。BCMO1 基因编码 β−胡萝卜素单氧化酶，能够将人体从植物中吸收的 β−胡萝卜素转化成维生素 A，是人体重要的维生素 A 获得途径。BCMO1 基因上面部分位点的突变，能够降低我们体内维生素 A 或者视黄醇的利用效率，带有这类基因的人每日需要适当多摄入维生素 A；同时 BCMO1 基因上面部分位点的突变能够提高维生素 A 或者视黄醇的利用效率，带有这类基因的人，为避免过量摄入维生素 A，每日应当酌情少量摄入。

适量运动，也是延缓衰老的好办法。生命在于运动！三个世纪前说出这话的法国启蒙思想家伏尔泰深有体会——年少体弱，经常锻炼后强壮起来，活了 84 年。人们也发现，经常运动的人，似乎更年轻，富有活力。假如运动能强身健体、延缓衰老，内在奥秘在哪里？2009 年，德国学者乌尔里希·劳夫斯（Ulrich Laufs）就已发现长跑运动员血液白细胞里的端粒，竟然比一般人长，端粒酶活性更高，而这无疑有助于保持端粒长度，延缓衰老。此外，他们的心率也较慢，血压与胆固醇水平较低。对此，劳夫斯说："这直接证明了运动具有抗衰老作用。"而美国一项针对 3300 名老人长达 9 年的研究发现[34]，对男性而言，中等强度以上的运动才能降低卒风的风险。那么选择什么运动、多大运动量，才能抗衰老，又不会发生骨折、扭伤等运动伤害呢？问基因。有一系列基因决定骨骼基础强度和是否易患骨质疏松症，例如 QPCT 基因编码的是脑垂体谷氨酰环化转移酶，可将转换活化形式的促性腺激素释放激素肽的转化为受保护形式，维持血清中的性激素水平，从而防止骨质流失。研究表明，该基因的多态性与骨矿质物质的流失有一定的相关性。通过基因检测，可以决定需要改善的方向，根据自身骨骼强度、肌肉水平、耐力潜力选择适合自己的项目，才能事半功倍、安全有效的延缓衰老。

为了延缓衰老，很多人还会采用外部干预的方法，尤其是爱美的女士，为了维持皮肤的青春美丽，延缓老化，可以不计成本百般尝试。其实皮肤的基础状况是由基因决定的，包括肤色、弹性、老年斑形成、日光伤害、瘢痕形成等多个方面。巨大的个体差异恰恰证明了遗传多样性的存在，盲目尝试反而容易适得其反。例如，容易出现瘢痕的肤质就不宜轻易进行有创的皮肤整形，否则出现瘢痕疙瘩就美容变毁容了。基础肤色较深又容易产生色斑的肤质，就不宜强力美白，免得造成肤色不匀的情况。通过基因检测，可以事先了解自身皮肤特质，选择适合的美容措施，有效地保持年轻态。

（三）基因对抗衰老药物的影响

抗衰老药物，也是人们一直努力的方向。中国传统医学认为黄芪、人参、三七等药材具有抗衰老的作用。美国也有研究团队向美国食品和药品管理局（FDA）提出建议，希望相关监管机构考虑批准将抗衰老药物列为一种新的药物类别。这意味着，将衰老看做一种疾病，而非自然过程，还有可能开启政府资助抗衰老药物试验的大门。已经有研究发现一些药物，如雷帕霉素、二甲双胍等，在实验动物身上获得了令人振奋的结果，有可能用于对抗衰老造成的疾病，以改善老年人生活健康状况、延长寿命。

雷帕霉素（rapamycin）是一种免疫抑制药，当人体移植了新的肾脏或其他器官后，会自然产生排异，而它能抑制这种反应。自 1999 年，FDA 批准雷帕霉素作为器官移植患者的药物，迄今已拯救了数以万计移植患者的生命。此外，它还被应用于多种用途，如药厂用于心脏支架的涂层材料上，用于防止产生瘢痕组织，出现再狭窄。目前它的衍生品已经获得批准用于治疗某些癌症，如肾癌、肺癌和乳腺癌。近 10 多年来，研究证明它不仅可延缓与衰老相关的疾病，如癌症、心脏病和老年痴呆症的病程进展，延长寿命，还能推延正常衰老所带来的多种影响。2009 年，一项由美国国立卫生研究院（N1H）资助的大规模研究（由 3 个著名研究抗衰老单位同时进行）。结果发现雷帕霉素及其衍生品可延长小鼠的寿命，使雄性小鼠寿命延长了 9%，而雌性小鼠延长了 14%。这是科学家首次证明一种药物能够延长哺乳动物的生命周期。2012 年上述 3 个研究单位在后续的小鼠研究中发现，雷帕霉素能减缓肌腱的硬化速度和肝脏功能的退化速度，而这两个表征恰恰是衰老的两大标志。2013 年，有研究报道，雷帕霉素对年老小鼠心脏功能有改善效果。目前已发现，雷帕霉素在实验老鼠身上可减少与衰老有关的骨质疏松，逆转心脏老化，并控制慢性病症反应。有研究显示，它可以逆转老鼠所患的阿尔茨海默病（早型老年痴呆）。虽然在老鼠身上的结果令人振奋，但雷帕霉素作为一种免疫抑制药，健康人服用它仍存在较大风险，再加上老年人本身免疫功能较低在没有得出人体安全剂量之前不宜冒险。另外，有关雷帕霉素的不良反应，也已有报道，剂量不当，可能抑制免疫功能，增加糖尿病风险，以及引起口腔溃疡病，延缓伤口愈合等。

另一个在抗衰领域异军突起的药物是二甲双胍。二甲双胍用于糖尿病的临床治疗，已有 60 年历史。老药新用，近年来，科学家们发现，它有明确的抗衰老作用。当科研人员用秀丽隐杆线虫（一种蛔虫）进行二甲双胍的抗衰老实验时，发现，线虫的衰老速度变慢，健康活动时间延长；老鼠使用二甲双胍后寿命延长了近 40%，骨骼变得更结实。英国研究人员发现，尽管理论上讲，糖尿病患者的寿命应该减少 8 年；然而事实上，服用二甲双胍的糖尿病患者，比非糖尿病患者寿命更长。2015 年 7 月，美国纽约爱因斯坦医学院的科学家 NirBarzilai 教授向 FDA 提交申请，希望开展临床试验研究二甲双胍抗衰老的效果。这项名为"用二甲双胍对抗衰老"的临床试验计划于 2016 年冬天在美国开始。目前，来自多家机构的科学家正在筹集资金并招募 3000 名年龄在 70~80 岁、患有或今后有可能患有癌症、心脏病和痴呆症的老年人。华盛顿大学 MattKaeberlein 认为 Barzilai 的研究计划是合理的。虽然动物试验中发现，其他药物的抗衰老效应更强，但是二甲双胍的临床应用长达 60 年的历史，是重要的应用基础。据 Barzilai 估计，TAME 试验可能需要 5~7 年，花费 5000 万美金。希望这个实验结果能为抗衰带来新的突破。

应用药物抗衰时，除了根据自身健康状况和经济能力来挑选以外，还有一个需要考虑的重要因素是自身的基因状况。为什么呢？大家都有过这样的经验，同样的病症同样的药物治疗，有的人疗效高、恢复快，有的人却效果不佳甚至饱受不良反应的折磨。其根本原因在于人与人之间关键基因位点基因型不同而导致的药物代谢酶活性不同。大家都知道肝脏解毒，其实起到"解毒"作用的是肝脏里的代谢酶。编码代谢酶的正常基因在人与人之间有微小的不同，但这些微小的不同却可以造成代谢酶的活性出现几倍甚至几十倍的差异。在对于需要把药物分解产物代谢解毒的情况，代谢酶活性高的人发生不良反应的可能性就小。而对于需要经过肝脏代谢才能转化为活性物质的药物，代谢酶活性高的患者可能需要减少药物剂量，否则不但药效可能过于强烈，也有可能因为毒性代谢产物积累过快而发生不良反应。为了避免抗衰不成反受其害，了解自身药物代谢酶基因型，有针对性地对药物种类和剂量进行调整，制订个性化抗衰方案才是安全又行之有效的办法。

（四）利用基因对抗衰老的展望

最近在国际权威学术杂志《细胞》上发表了一篇关于衰老标志的论文，从分子生物学角度对衰老的机制进行了解析。文中将衰老归于九大原因，包括基因组失稳（genomic instability）、端粒损耗（telomere attrition）、表观遗传学改变（epigenetic alterations）、蛋白质稳态丧失（loss of proteostasis）、营养素感应失调（deregulated nutrient sensing）、线粒体功能障碍（mitochondrial dysfunction）、细胞衰老（cellular senescence）、干细胞耗竭（stem cell exhaustion）和胞间通讯改变（altered intercellular communication）。而这些因素，都受到遗传基因的密切调控。已经有越来越多的证据表明，基因影响着人类的衰老进程。2016 年科学家们发现了一种被称为 Oct4 的基因，这种基因在细胞的一生中都保持活跃，并且保护血管内的动脉粥样硬化斑块，而这些斑块的破碎就是心脏病和卒中的根本原因。因此，对 OCT4 基因的研究在防止心脏病和卒中的根本原因方面有着重要的作用。弗吉尼亚大学科学院的研究人员们声称，这种基因也为人类打开了一扇新的大门——它们能够阻止或至少延迟老化的效果。弗吉尼亚大学 Robert M.Berne 心血管研究中心的负责人 Gary Owens 称："找到一种方式增强这种基因在成熟细胞内的表现，或许在提升健康和逆转老龄化带来的一些健康问题方面有着深远的影响。"衰老是在多系统多脏器相互配合、相互影响下逐渐进行的。正如大城市复杂的交通状况需要改善时，动一发而牵全身，对于老化过程的阻断或扭转也不可能一蹴而就。人们对于衰老的研究一直在继续，基因的研究，使我们对于衰老的认识逐渐从现象进入本质，从而最终达到"知己知彼，百战百胜"的目标。

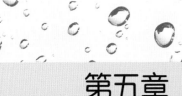

第五章

药物与抗衰老

一、概　　述

为了更好地理解衰老，让治疗方案更有意义，以下将讨论衰老的几个相关学说。衰老包括三个主要的生化过程：氧化、糖化及甲基化。其他临床相关的过程包括慢性炎症和激素异常。抗衰老药物主要针对以上老化的危险因素，在以下方面发挥作用。

1. 防止衰老的某个方面，如氧化、糖化或炎症反应。肌肽、适应原、辅酶 Q10 和抗氧化剂，这些药物只能影响衰老的 1~2 个机制。

2. 通过应用如 DHEA、生长激素和护肤产品等，逆转衰老的临床表现。这能改变老化外观，但无法影响生物学衰老进程。

3. 通过应用 ALT711、端粒酶或克隆技术，逆转生物学衰老。已经证实这些方式在某些特定情况下可以延缓生物学衰老。

以下将分别讨论各种抗衰老药物的特性、功能及优缺点。

二、肌　　肽

（一）肌肽及其衍生物

肌肽由 β - 丙氨酸和 L- 组氨酸两种氨基酸组成。肌肉组织中含有大量的肌肽，肌肽是肌肉中最为丰富的化合物之一。脑组织中也含有大量的肌肽，特别是在负责感受嗅觉的中枢区域中。在肾脏及胃组织中含有少量的肌肽。富含肌肽的食物包括鸡胸肉、兔腿肉、牛腿肉、蛙类、鲟鱼、鸭肉和火鸡肉等。

在动物和人体内肌肽的总体含量随年龄增大而减少。每 10 年肌肽的水平可能降低 10%。这种肌肽的缺乏可能与年龄增长相关的肌肉组织量减少有关。肌肉组织量越少就意味着肌肽的含量越少。

肌肽有一些相似的衍生物，如鹅肌肽（由肌肽甲基化产生）、高肌肽、乙酰肌肽和 β - 丙氨基组胺等。

已经有部分肌肽的衍生物制成胶囊剂出售。然而，除肌肽之外，其他的衍生物通过口服均没有获得明确的效果，乙酰肌肽用于滴眼剂时效果确切。

（二）肌肽酶

肌肽酶是一种可以将肌肽降解为组氨酸和丙氨酸的酶。有些观点认为，肌肽酶是有害的，因为它会破坏肌肽。另一部分学者并不认同这种观点，认为肌肽降解为组氨酸和丙氨酸的过程是获得这两种氨基酸的一种重要的自然途径。在刺激新遗传物质和新胶原形成的过程中需要丙氨酸的参与，而组氨酸可以对抗肌肉疲劳及稳定过敏导致的炎症反应。它还可以减轻一些运动员在剧烈运动后出现的呼吸困难。

（三）丙氨酸

丙氨酸是在肌肉中发现的一种重要的氨基酸。获取途径包括牛肉、猪肉、燕麦、麦芽、奶酪、酸奶以及其他的奶制品。有时，丙氨酸补充剂可以用于降低糖尿病患者的血糖。丙氨酸也可以刺激特定的免疫细胞，因而有益于免疫力低下的人群。在具有润滑精子作用的前列腺液中也存在丙氨酸，因此丙氨酸具有促进前列腺健康的作用。有科学研究已经证实服用丙氨酸补充剂可以控制良性前列腺增生的症状。

（四）组氨酸

如果食用足够的肉类、家禽、鱼类、小麦、水稻和黑麦，就应该能够摄取足够的组氨酸。这种氨基酸在正常的机体生长和修复过程中是非常宝贵的。它可以保护神经周围的髓鞘，将毒性物质从机体排出并且可以平衡胃液。经常发作风湿关节炎的患者组氨酸的储备会减少，因此他们需要补充摄入额外的组氨酸以满足需要。许多服用组氨酸的患者发现他们的性能力得到改善并且有更好的性体验。通过食物摄入大量的组氨酸可以提高组织中肌肽的水平。组氨酸相关的化合物，包括肌肽，通常都是很好的抗氧化剂，可以调节细胞正常的死亡及更替。

正常情况下，细胞以一种有序并受控的方式衰弱和死亡，这一自然过程称为"凋亡"。当细胞的受损程度已经无法修复时，死亡是必须的，这也给新的健康细胞生长并代替老的耗竭细胞提供机会。凋亡是程序化的细胞死亡过程，一种淘汰衰弱细胞的过程。缓慢的恒定速度的凋亡是正常的，而凋亡速度过快就会导致细胞数量大幅减少。因此，凋亡的过程需要被控制，并维持在较为缓慢的速度。组氨酸、肌肽以及相似的化合物正是起到了这种作用，他们可以控制凋亡的过程并抑制细胞的过度丢失。

（五）肌肽的功能

肌肽的主要功能之一是防止自由基损伤，特别是对于细胞膜的脂质部分。肌肽是一种细胞膜稳定剂和保护剂。外膜破损的细胞就像破了的气球一样毫无用处。肌肽不仅保护细胞外膜，而且对线粒体膜也有保护作用。线粒体是在每个细胞中都存在的微小的产生能量的细胞器官。线粒体膜的脂质部分易与自由基发生脂质过氧化作用。脂质过氧化作用的副产物为丙二醛，会导致各种进一步的损伤。

肌肽对抗这种作用的一种保护方式是辅助其他抗氧化剂，例如维生素 E 和超氧化物歧化酶（SOD）的作用。当几种抗氧化维生素混合应用时，可以有明显的益处。肌肽与维生素 E 一起应用时具有更好的效果。两者同时应用时可以相互增强效果，由于肌肽在水性环境中效果更佳，而维生素 E 作用于脂性环境，因而同时应用时水性环境和脂性环境中均能产生效果。

肌肽的另一种作用途径是它可以调整脑组织中的一种化学物质谷氨酸盐或谷氨酸。通常情况下，谷氨酸盐与特定的脑细胞受体 N- 甲基 -D- 天冬氨酸（NMDA）相结合，刺激小剂量一氧化氮的释放，活跃脑细胞并增进记忆力。通过提高谷氨酸盐与肌肽的摄入量可以保持脑部健康。然而，摄入过多的谷氨酸盐会过度刺激 NMDA 受体，导致产生过多的一氧化氮，使脑部过度兴奋。游离锌或铜金属的参与会使整个过程更为恶化。肌肽通过与锌和铜金属结合来调节 NMDA 受体，使这一过程稳定下来。肌肽是一种"调节剂"，调节剂是一种介质，有两种显而易见的作用，增加缺乏的物质和清除过多的物质。

肌肽还可以抑制糖化作用，糖化作用是在蛋白质与糖之间形成有害性连接的过程。结果可能产生交联蛋白以及晚期糖基化终末产物。肌肽与蛋白质的羰基作用可以使蛋白质更不易形成交联。肌肽在对抗各个阶段的糖化作用时具有很强的效果。特别是与蛋白质中和糖/乙醛结合的位点相绑定。当这些位点被阻断时，糖类就无法与蛋白质发生作用，因此蛋白质可以保持无害状态。

（六）支持肌肽的研究

目前关于探索肌肽不同作用的研究数量在不断增多。大量的试验关注于肌肽的抗糖化作用的优势并继续发现它的实际功效。在最近的一项应用糖类（如葡萄糖、果糖、核糖）的研究中，伦敦大学的 Alan Hipkiss 和他的团队发现肌肽可以防止糖类对肌肉组织的损伤。令人惊奇的是，他们还发现其他特定的氨基酸，如赖氨酸和精氨酸，也可以对抗此类损伤，但当反应结束时产生的副产物有可能存在致癌性。然而，肌肽与糖类反应产生的副产物并不致癌。这提示我们有更多的领域需要进一步研究，不只是关于肌肽，还包括任何其他具有抗老化效果的营养成分。

在评估了关于肌肽效果的动物试验中大量科研信息后，开始出现肌肽对于人类抗衰老价值的研究。有研究表明，小剂量肌肽（50~100mg）应用于健康人类受试者具有如下功效：增强记忆力，使思路更为敏捷，改善睡眠，增强幸福感，提高运动能力和改善新功能等。尽管有些受试者没有出现明显的疗效，但他们中的大多数愿意继续服用肌肽作为一种抗衰老的预防性治疗。每日服用肌肽并持续超过 5 年的患者也没有出现不良反应的报道。这些最初的评价极大地鼓舞了作者，使他希望进行更为深入的工作，因此他决定进一步更为详细的研究肌肽对人体作用。

丙二醛（MDA）是一种自由基攻击细胞膜的脂质成分后产生的毒性副产物。MDA 一旦产生即开始发挥其不良的效果，使更多的蛋白质发生交联，最终会从尿液排出。可以通过测试尿液中 MDA 的水平，了解机体受自由基损伤的程度。当然，自由基的代谢也会产生多种其他的毒性副产物，但 MDA 是其中研究最为深入的产物之一。一些动物试验证明，肌肽可以灭活并降低 MDA 水平。

有一种家庭用测试包可以测量尿液中的 MDA，称为 Vespro Free Radical Test。患者可以收集晨起尿液与测试包中的化学物质混合，通过与彩色表格比色可以得出结果。不同的颜色对应尿液中 MDA 的四种不同含量，依次提示体内自由基活动度的四种水平如下：白色对应极少量的 MDA，提示最佳的细胞内自由基水平；淡粉色对应较低的 MDA 水平，提示较低的自由基活动度；粉色对应中等的 MDA 水平，提示中等的自由基活动度；深粉色意味着较高的 MDA 水平和较高的自由基活动度。因为肌肽可以中和 MDA 并保护机体组织，这种自由基测试包是一种理想的监测方式，可以发现服用肌肽是否对尿液中 MDA 的浓度产生影响。服用肌肽应该可以帮助减低体内的 MDA 水平，在尿液中应该有所体现。

（七）肌肽在特殊疾病治疗中的应用

1. **关节炎和骨健康** 约 60 年前，波兰的医生首先开始应用肌肽促进关节健康。在那期间，获得了令人鼓舞的结果，类风湿关节炎的症状获得明显改善。治疗过程中红细胞沉降率等化验指标也有明确的改善。肌肽治疗与物理疗法同时进行时效果更为明显。

近年来，日本学者应用肌肽和锌复合剂试验治疗绝经期女性的风湿性关节炎，发现该治疗可以减轻症状。他们的研究显示，肌肽和锌复合制剂可以减轻疼痛并强化腕部的骨结构，可能的机制是刺激形成骨骼的成骨细胞产生新的健康骨组织。

2. **高血压** 在猫类和狗类的实验中，将肌肽通过注射方式给药超过 15 天，可以明显地降低血压。俄罗斯科学家进行的临床试验也得到了类似的结果。肌肽降低血压的作用机制是可以减轻由糖化作用引起的动脉血管壁损伤。这种损伤会导致血管壁增厚而最终引起高血压。另外，肌肽具有额外的可以调节一氧化氮（NO）的功能。NO 在合适的浓度下可以使动脉扩张，继而降低血压。NO 还可以增加阴茎的血液循环，西地那非（万艾可）促进勃起的效果即通过平衡 NO 来实现的。因为肌肽的 NO 平衡作用，或许也可以对勃起有一定改善作用，但这方面尚未进行详细的研究。

3. **调节凝血** 血小板是血液中的微小成分，在凝血的过程中起到积极的作用。如果因为某些原因血小板过度聚集，会引起过度凝血，从而导致动脉阻塞，导致卒中类疾病。如果血小板聚集的过程缓慢就会导致凝血功能障碍继而发生出血。已经证明，肌肽可以调节血小板的功能并以此调节凝血。在凝血过快的患者中，肌肽减轻血小板的聚集，因此可以防止卒中。对于无法控制过度出血的患者中，肌肽起到相反的作用，刺激血小板凝集以减轻出血。

4. **消化性溃疡** 肌肽可以促进胃溃疡表面新黏膜的形成，并刺激其他器官如肝和胰腺的分泌功能从而影响胃的功能。根据这一发现，日本企业的研究者开发出了一种肌肽和锌的复合制剂，商品名为 Polaprezinc。这种药物在日本被官方批准用于胃及十二指肠溃疡的治疗。当以片剂的形式服用时，药物会在胃部持续相对较长的时间以覆盖溃疡，而后肌肽与锌溶解并开始治愈溃疡，简单而有效。

这些研究者已经证实，肌肽 – 锌复合物可以减轻幽门螺杆菌对消化道的损伤。幽门螺杆菌是一种消化道中的细菌，如果过量增殖超过一定的临界值就会导致溃疡。治疗幽门螺杆菌的常规方法是抗生素与抑酸药物相结合，但如果在进一步的实验中证明肌肽 – 锌复合剂可以减少这种细菌，这种疗法完全可能会变成一种标准的溃疡治疗方案。

5. **创伤愈合** 事实证明，将肌肽直接用于创面可以加速皮肤的愈合，并且不会产生大量胶原，这意味着不会出现过多的瘢痕。巴西和日本的研究者们已经证实肌肽可以加速肉芽组织的形成，肉芽组织是填充创面的愈合组织。在另一项实验中，当在大面积创面患者的营养配方中加入肌肽后，可以提高创面愈合的速度并刺激自身的修复机制。

鉴于其抗糖化作用的特性，肌肽可以保护皮肤中胶原和弹性蛋白分子。这些分子是维持皮肤光滑和紧致外观所必需的。皮肤的其他成分也会受到肌肽的保护，如成纤维细胞和细胞与胶原之间的"细胞外基质"。因此，澳大利亚的学者推荐使用肌肽霜用于皮肤抗衰老护理。

6. **抗癌作用** 俄罗斯医师曾经使用大剂量的肌肽（1000~3000mg/d）治疗无法手术的肿瘤患者，用以保护并对抗放疗或化疗的不良反应。在应用如此大剂量肌肽的临床试验中，证实了肌肽具有短期和长期的效果，可以治疗由化疗或放疗导致的白细胞过低。它还可以稳定放疗损伤后的细胞膜。癌细胞会增加糖的生成，因为需要从糖中获得化学能量以存活。肌肽可以通过抗糖化作用阻断这一过程，通过切断能量供给将癌细胞破坏。

7. **延长寿命** 有研究曾证明，应用高剂量肌肽喂养的鼠类较正常食物喂养的鼠类寿命平均延长约20%。另一项相类似的动物实验研究也证明，应用肌肽后平均寿命有所增加，并且有更多的动物存活到老年。然而，最长的寿命并未受影响。最长寿命是指可以生存的最长年数，而平均寿命是指实际生存时间长度的平均值。

在一项俄罗斯和英国的联合研究中，使用肌肽喂食的鼠类中观察到了如下变化：皮毛的光泽度增加，皮肤的溃疡更易愈合，具有更好的体形。

由 Robin Holliday 带领的澳大利亚研究者们发现，在实验室中肌肽可以延长人类细胞的生存时间。人类成纤维细胞是在皮肤中存在的一种具有代表性的特殊细胞，起到合成新的胶原分子的作用。当将生理剂量的肌肽加入实验室的细胞混合物中时，细胞生存时间延长约20%，正好与上述在鼠类中进行的实验结果相符。

同时这些细胞较正常细胞能够分裂更多次数。通常情况下，成纤维细胞可以分裂大约50次，然后便无法再分裂并死亡。这种现象被称为 Hayflick 极限。在60年代初 Leonard Hayflick 首次描述了这一现象。他的理论认为，这一极限是无法超越的，因此我们可以生存的时间是受到限制的。然而，通过澳大利亚的研究证明这一点是不正确的，因为使用肌肽处理的成纤维细胞可以平均分裂大约60次，并且有时可达到70次，远超过 Hayflick 极限。

其他的研究也证实，除了延长 Hayflick 极限的效果外，肌肽处理过的成纤维细胞可以存活超过400

天，而不是正常的310天。另一项研究证实，细胞可以持续分裂并生存413天，而类似的未经肌肽处理的细胞平均在132天后就会死亡。

随着年龄增大，端粒逐渐缩短。端粒是DNA分子的一部分，在分子末端，通常很长，可以在DNA分裂的过程中保护DNA以免发生缺损。随着老化的过程，端粒进行性缩短并作用减弱，直到DNA不再具有功能，最终使细胞凋亡。自由基及其他毒素会加速端粒的缩短过程。一旦受损，端粒几乎无法修复。如果抗氧化剂可以在自由基对端粒造成损害之前就起到有效的保护作用，将具有生物学的意义。事实上，在所用目前测试过的抗氧化剂中，只有肌肽具有这种保护作用的能力。

（八）肌肽的不良反应

目前没有关于应用肌肽后严重不良反应的记录，曾有轻度肌肉不良反应的报道，例如使用高剂量（每天1000mg）肌肽引起的轻度震颤。肌肽使用者最常遇到的其中一个问题是，肌肽并不是对每个人都立刻有疗效。有必要应用肌肽数年，来维持抗衰老的保护作用，短期内效果可能不会很明显。

三、脱氢表雄酮

上文讨论过了氧化作用和糖化作用是衰老的主要原因，以下将探讨衰老过程中激素变化如何影响机体。衰老过程中主要参与的激素是脱氢表雄酮。

脱氢表雄酮（DHEA）是De-Hydro-Epi-Androsterone的简称，同时也是"don't hasten early ageing"（不要加速早衰）的简称。DHEA由肾上腺分泌产生，是通过包括胆固醇分子在内的化学反应形成的。胆固醇并非总是有害的，有时对机体有益处。脱氢表雄酮是雌激素，孕激素和睾酮合成的必要起点。脱氢表雄酮以硫酸盐的形式在血液中循环，通常处于失活状态，在发挥作用之前需要通过细胞再次激活。脱氢表雄酮的含量会随着年龄增长而下降。这种趋势从20岁开始，持续到中年，在40~50岁时其水平可以降到年轻时的30%。

（一）科学研究

虽然应用脱氢表雄酮的抗衰老治疗已经存在很长时间，但在1995年才得到科学界的认同，当时纽约科学院出版了一本享有声望的书，总结了脱氢表雄酮的益处。有超过2000个科学研究（大部分是动物实验，有些是临床研究）的结果证实，脱氢表雄酮在抗衰老方面有重要作用[35]。

加利福尼亚大学做的一项研究显示，每天服用50mg脱氢表雄酮，持续6个月，将血液中的脱氢表雄酮水平升高到年轻时的水平，84%的女性和67%的男性受试者表示这种治疗使他们在精神和身体上感觉更加良好。当男性的剂量升至每天100mg时其肌肉强度得到了改善。同一剂量下，他们的胰岛素样生长因子1（IGF1）水平也有所改善。胰岛素样生长因子是重要的激素媒介，可以改善肌肉组织、减少脂肪和促进免疫系统——是一个十分有益的激素。

脱氢表雄酮的特别形式称为"7酮脱氢表雄酮"，更加稳定，强度达脱氢表雄酮的2~3倍。7酮类物质不会轻易转换为雌激素或睾酮，所以这对那些想避免雌激素或睾酮不良反应的人来说是十分有益的。在动物实验中，应用高于人体常规剂量140倍的7酮脱氢表雄酮，没有发现明显的不良反应。

在一个开放性试验中，法国专家E.Bauliue及其同事研究了280名年龄在60~79岁的老年健康受试者。其中140名受试者每天给予50mg的脱氢表雄酮，持续1年，另外140名受试者只服用安慰剂[36]。这个临床试验为双盲随机对照试验，脱氢表雄酮治疗组得到如下结果：没有明显的不良反应；脱氢表雄酮的血药浓度回到了年轻人的水平；睾酮/雌激素水平有小幅上升，相当于轻度激素替代治疗量；年龄大于70岁的女性患者中发现新的骨组织形成；女性受试者的性功能得到明显增强；所有的受试者皮肤健康得到改善[37]，皮肤厚度和水合作用增加，老年斑减少。这是一个严肃的科学研究，可以消除关于不良反应或脱氢表雄酮无用论的任何恐惧。然而这一治疗并没有使人返老还童，只是改善了人们内在及外在的表现而已。在另一个更加严谨的双盲、交叉、安慰剂对照临床试验中，年龄在 40~70 岁的人群给予每天 50mg 脱氢表雄酮或安慰剂。80% 以上服用脱氢表雄酮的受试者表示睡眠质量得到改善，精神和身体感觉良好，面对压力的能力得到加强，而服用安慰剂的受试者中只有 10% 表示上述有所改善。

（二）脱氢表雄酮的益处

1. **免疫增强**　研究表明，脱氢表雄酮可以使慢性炎症得到稳定控制。慢性炎症可以引起阿尔茨海默病、关节炎、脑功能障碍、心脏病和肾病等疾病。人们发现脱氢表雄酮可以通过多种途径减轻慢性炎症的影响。例如，可以降低白细胞介素 6（IL-6）水平，其大量存在于风湿关节炎等免疫性疾病中。IL-6 水平随着年龄的增长而升高，检测 IL-6 的水平实际上可以反映机体衰老的速度。在一项双盲交叉研究中发现，每天服用 50mg 的脱氢表雄酮可以降低 IL-6 水平，改善自然杀伤细胞的活性，后者对于清除病毒与细菌十分重要。脱氢表雄酮也会刺激干扰素的产生，干扰素对拮抗多种炎症性疾病十分必要。干扰素在多发性硬化症的某些病例中被广泛使用。有学者认为，高剂量的脱氢表雄酮实际上会降低某些肿瘤的发生概率，如前列腺癌或乳腺癌。

2. **对激素的影响**　脱氢表雄酮可导致 IGF1（一种生长激素的中介物）10% 的升高。通过这个实例可以看到脱氢表雄酮是如何影响另一个毫无关系的激素——生长激素。最终的结果是可以降低骨质疏松症的发病风险，因为 IGF1 可以刺激成骨细胞的活性，后者可以形成新的骨组织。脱氢表雄酮也被用来反映某种肿瘤的疾病进程（除了前列腺癌和乳腺癌），但是治疗措施必须在严格的医疗管控下进行。

当脱氢表雄酮在机体合成或经口服摄取后，可能会转化成多种激素，如雌激素和雄激素。在一项美国华盛顿大学心理学院做的研究中，更年期女性口服 50mg 的脱氢表雄酮 4 周。然后测量这些人体内的激素水平，发现雌激素水平增高，引起精神、记忆力和认知能力的提高。有些研究没有发现脱氢表雄酮的明确益处，其中的原因是性别、年龄和健康状况的不同产生不同的结果，脱氢表雄酮对不同人群有不同的影响。这也是脱氢表雄酮需要在医生的指导下服用的原因。

3. **大脑健康**　有些学者认为，当脱氢表雄酮水平较低时，神经损伤的发生速度较快。向神经细胞加入脱氢表雄酮后可使它们具有更强的保护性，以应对化学物质和毒素的侵袭。在小鼠的动物实验中发现，脱氢表雄酮的治疗可以改善记忆，帮助其记住迷宫中的路线。美国科学家在动物实验中尝试一种脱氢表雄酮的异构体，称为"羟基异雄酮"。他们发现其具有超强的细胞保护作用，提示其在多种神经退行性疾病中具有治疗潜力，例如阿尔茨海默病。阿尔茨海默患者大脑中的脱氢表雄酮水平比同龄的正常人低 50%，所以科学家试图应用脱氢表雄酮改善老年痴呆症状。脱氢表雄酮保护大脑细胞免受兴奋性中毒，避免 β 淀粉体的形成，后者存在于阿尔茨海默病患者的大脑中。脱氢表雄酮在大脑中的作用机制已经被里约大学生化学院的科学家所深入研究。他们发现脱氢表雄酮调控来自大脑的神经递质的释放——尤其是谷氨酸盐的释放，这需要时刻保持平衡。过多的谷氨酸盐会引起兴奋性中毒，然而过少会引起记忆力问题。

脱氢表雄酮能否用于治疗阿尔茨海默病仍存在争议。在一项大型研究中未发现有这样的作用，但是当研究结果被不同的学者再次评估时，得出了不同的结论。许多科学家同意有足够的研究证据表明脱氢表雄酮可以治疗阿尔茨海默病。显然研究仍在继续，但是重要的是脱氢表雄酮具有改善记忆力、降低脑病发生风险的潜力，人们对此仍抱以乐观态度。

4. **剂量**　脱氢表雄酮的建议用量为每天 25~50mg，7 酮脱氢表雄酮的建议用量为每天 12.5~25mg。
女性应该使用高剂量的脱氢表雄酮，因为相较于男性，女性更容易代谢和利用各种形式的脱氢表雄酮。当一位女性服用脱氢表雄酮时，可以更容易地转化为多种中介物，包括男性激素睾酮。但在女性高水平的睾酮可以引起痤疮、面部毛发生长以及声音低沉。出于对这些不良反应的考虑，有些学者建议女性应用小剂量，每天 15~25mg，或者服用 7 酮脱氢表雄酮，这样不会轻易转化为睾酮。

有研究正在验证每天应用 1600~2000mg 的脱氢表雄酮，发现这样大剂量应用可以改善肌肉组织，减少脂肪组织，而没有引起明显的不良反应。这样的高剂量可用于患有特殊疾病的人群，并在医师建议下服用。

5. **不良反应**　平均每天的正常脱氢表雄酮分泌量为 25mg，这也是口服药的指导用量。每天服用超过 50mg 会增加不良反应的风险。一些更年期后的女性可能会出现月经来潮现象，但出血量一般很少。同时，持续服用高剂量的脱氢表雄酮会导致肾上腺功能障碍，停止产生自然的脱氢表雄酮。有些使用者报告在服用 2~3 次脱氢表雄酮后出现了严重的情绪失落。幸运的是，在停止服用之后症状有所改善。这些人从普通的脱氢表雄酮改为 7 酮脱氢表雄酮后没有引起进一步的情绪失落。合并前列腺问题的男性不应该服用脱氢表雄酮，或至少在医师的建议下服用。这是因为脱氢表雄酮可能会增加前列腺特异性抗原（PSA）的水平，而这预示着患前列腺癌的风险增高。

四、生长激素

除了脱氢表雄酮（DHEA）外，生长激素也是抗衰老过程中非常重要的组成部分。虽然这是两种不同的激素，但它们的作用和功效有时是相似或重叠的。试图阐明生长激素的作用比探讨 DHEA 的作用稍复杂一些，因为生长激素与其他一些相关的化学组分有关联，而这些作用尚有待进一步研究。当理解了生长激素发挥作用的基础，它的作用和可能的功效就会变得更为清晰。

人生长激素（human growth hormone，hGH）是由脑垂体分泌的。脑垂体是一个豌豆大小的器官，还可以分泌多种其他的激素，如促甲状腺激素（TSH）和性激素（可刺激雌激素的生成）。

从命名可以看出，GH 是刺激儿童正常生长和发育以及维持成年人健康所必需的成分。每天的生命活动都会需要生长激素的参与，如帮助替换损伤的蛋白质、重塑细胞、替换酶及化学递质等。儿童时期缺乏生长激素会导致生长发育不良，而 GH 的一个重要的用途是治疗儿童身材矮小。

（一）生长激素的产生

产生生长激素的脑垂体并不是独立工作的，而是接受其他调节激素和因子（由大脑其他部位产生）的影响。例如，生长激素（GH）的产生受到生长激素释放激素（GHRH）的调控。GHRH 由下丘脑产生，下丘脑是大脑中调节其他腺体的一个重要的器官，就像中央指挥中心。

GHRH 是一种刺激 GH 释放的激素。另一化学物质，生长抑素会阻断 GH 的释放。因此，GHRH 和生长抑素处于竞争状态，共同使 GH 维持在稳定、正常的水平。

其他激素，如雌激素和睾酮也可能影响 GH 的分泌。事实上，大多数人体内的激素都会依靠其他成分发挥作用，而非独立工作。GH 可与其他激素如 DHEA 相互作用，DHEA 本身就是 GH 的激动剂。GH 水平的增加能帮助改善低甲状腺激素水平。褪黑素可能促进 GH 的释放，通过促进 GH 的释放增加甲状腺激素的水平。因此，激素就像是交响乐团的各个演奏者，共同协作从而完成一个伟大的乐章。

当脑垂体决定释放 GH 时，其释放模式为短脉冲，而非一次全部释放。例如，GH 在睡眠初期释放。在 24 小时内，年轻男性主要会经历 4 个 GH 释放脉冲，而年轻女性可能经历 4 个以上的脉冲。锻炼和营养会影响激素释放的频率，一次锻炼会引发一次 GH 释放。

GH 释放后并非独立发挥作用，而是通过一个活化的、强大的介质发挥作用。这个介质就是由肝脏分泌的 IGF1。测量血液中 IGF1 的水平可能很好地提示体内 GH 的情况。

GH 和其活化物 IGF1 都需要通过结合细胞受体来激活细胞。如果这些受体的数量或质量下降（如衰老状态），GH 或 IGF1 将无法与细胞结合，从而无法发挥作用。GH 与合适的受体结合就像用钥匙开特定的锁。如果锁坏了，即便有再多的钥匙也无法开锁。这也就是为什么一些科学家提到，不仅需要提供额外的 GH，如何激活受体也是使整个系统和谐运转的关键。

（二）生长激素缺乏

GHRH 由下丘脑产生，能够刺激脑垂体生成 GH，GH 可增加肝脏中 IGF1 水平，IGF1 结合细胞受体，活化细胞发挥相应的作用。任何干扰这个过程的因素，都会导致 GH 的缺乏。成人生长激素缺乏常发生在 35~40 岁，且随年龄增长愈发严重。正常情况下，青年人在刚刚入睡时 GH 分泌呈现一个峰值。60 岁的人 GH 的分泌水平可能只有 20 岁时的 1/4。老年人 GH 释放的频率减少，释放的量和释放的时间都比年轻人少。随年龄增长而出现的 GH 缺乏有时被视为"生长暂停"。GH 活性降低最主要导致：肌肉组织减少、力量减弱；脂肪组织增加，尤其是腹腔内脂肪；骨质变薄，这可能引起或促进骨质疏松的发生；影响糖代谢，减弱细胞对胰岛素作用的应答。还有其他年龄相关的变化与 GH 的活性减弱有关：体力、精力减弱；性欲和性功能的退化；头发灰白、易断，皮肤损伤（如皱纹，其原因是胶原减少，而正常情况下 GH 可刺激胶原生成；伤口愈合减慢且不完美；脑功能减弱，记忆力、积极性和注意力减退；免疫系统应答效果降低。

（三）生长激素替代

研究证明，使用 GH 替代疗法可以逆转上述的部分改变。很多医学研究也已在一些权威的、同行评议的杂志上发表，如《新英格兰医学杂志》。

令人惊讶的是，一些权威的科学家认为应用 GH 治疗并不能逆转衰老的影响。而事实上是可以的。老年人肌肉组织减少是因为他们在衰老，而当给予其适当的 GH 治疗后，肌肉组织的减少得到了缓解（即便可能回不到年轻时的状态，也多少有改善）。这是对年龄相关改变的逆转。它可能改变不了衰老的内在速度，因为它也许无法逆转生理衰老时钟的运行，也不一定会减慢其速度，但它可以给予一个"老"人一些年轻的特征，即便只是暂时的。

问题是我们还有很多未解之谜。我们不知道 GH 被摄入多久是安全的？最好的摄入方法是什么？如何判断谁最适合这种治疗？如何减少其花费？以及长期治疗后会有什么令人惊喜的发现？不管这些问题能否被回答，GH 治疗的生理学优势目前已经得到了肯定。

例如，GH 通过增加肌肉细胞对氨基酸的摄取，从而使其更强大和健康。这种合成代谢的功效给肌肉萎缩或患有其他肌病的患者带来希望。

GH 可帮助肠壁恢复到更年轻的状态。随着年龄的增加，肠壁逐渐变薄，从而影响正常的营养吸收。GH 通过增加肠壁的厚度，从而帮助预防该问题的发生。肌肽可能作为介质参与其中发挥作用。肌肽和锌的结合有利于刺激胃肠道 IGF1 的生成。这可增加胃保护性细胞的数量，从而减少溃疡形成过程中造成的伤害。

根据 GH 治疗支持者的说法，GH 替代几乎可以改善或修复所有衰老相关的损伤。GH 治疗的患者表现出更好的视力、更好的锻炼强度、更低的血压、更好的记忆功能以及良好的性功能。他们的皮肤皱纹得到了改善，衰老相关的皮肤变薄得到了逆转。伤口恢复和免疫功能都得到了改善，这也是为什么一些术后虚弱的患者有时要使用 GH。

GH 与抗氧化物如肌肽、辅酶 Q10 共同作用可吸收自由基。它形成特殊的"蛋白酶抑制剂"阻止自由基进一步损伤细胞。即便在自由基损伤细胞以后，GH 能够激活细胞损伤部位的修复。

目前尚未批准 GH 用于儿童身材矮小或成人 GH 缺陷而导致的特定疾病以外的治疗。GH 并没有获得在正常衰老人群中使用的批文，但处方规定里比较模糊。根据处方规定更为精确的解释，所有中老年人 GH 和 IGF1 的水平都低，会导致引发特定的疾病（不管其是否为年龄相关疾病）。因此，从理论上说，GH 疗法应该适用于他们。

（四）生长激素的合成

现在的 GH 是通过基因处理在实验室合成的。以前，高质量的 GH 是从尸体的脑组织中获取的，因而有传播雅各布病（CJD）和人疯牛病的风险。从这个角度考虑，自然型的 GH 比不上合成的 GH。

合成 GH 的问题是它需要通过注射的方式给药，同时也是价格非常高的治疗方式。一些医生认为，注射 GH 后获得的效果会随着时间减弱，其原因是过多的人工合成的 GH 可能干扰细胞受体的正常功能，从而无法进入细胞内部。所以最好的方式是使用低剂量、接近正常生理量的剂量进行治疗。

（五）生长激素注射方法

生长激素应该每日注射（有时可以每日数次），根据血液 IGF1 水平。一周注射 4~8 单位被认为能够明显降低并发症风险。治疗 6~10 个月后能够出现较为明显的效果。随访检查是必要的，需要监测 IGF1 水平，男性还要检查 PSA（前列腺特异抗原）水平以监测可能发生的前列腺不良反应。

（六）不良反应

注射治疗的并发症取决于注射的剂量。使用高剂量 GH 会增加不良反应发生的风险。常见的不良反应（使用剂量过高）有：腕管综合征，由于组织肿胀压迫腕部神经导致腕部疼痛；增加患糖尿病的可能，尤其对于糖尿病患者，应在专业医生指导下才能应用 GH；男性乳房发育；体液潴留；高血压；肢端肥大症；声音低沉。最近的研究还提示，GH 水平增加可能增加结肠癌的发生风险，一些医生还认为，高剂量、长时间使用 GH 可能加速衰老。因此，这事实上是个如何平衡的问题。

（七）促分泌素

鉴于不良反应、花费、药品适应证等考虑，促使人们寻找其他增加体内 GH 水平，而不用给予人工 GH 的方法。研究发现有多种物质（合成的或天然的）能够促进脑垂体分泌 GH。

这类物质成为 GH 促分泌素（促分泌素是指一种物质能够刺激腺体产生另一种物质）。GH 促分泌素是目前抗衰老疗法领域非常热点的话题。几乎每天都会有新的物质被公布，很难确定哪种有效哪种无效。

理论上来说，所有注射 GH 能获得的效果，应用 GH 促分泌素也可以，而有些人认为，促分泌素可能效果更好。应用促分泌素的支持者认为脑垂体能够很好地产生和分泌 GH，但当其接收到大脑的更高层指挥的阻止命令时，它就会停止产生和分泌。例如下丘脑可通过 GHRH 来调控脑垂体的行为。由于一些原因，GHRH 随着年龄的增长逐渐减少，从而无法刺激脑垂体分泌 GH。促分泌素的作用是通过重新刺激参与 GH 产生的其他脑组织从而发挥治疗作用。

普遍认为，持久的锻炼是增加 GH 产生的最好的方式之一。但老年人运动对 GH 产生的影响却尚未被系统的研究过。一项研究显示，老年人进行 6 个月的锻炼项目后，GH 和 IGF1 水平并未升高。因此，出于安全的考虑，很多人选择使用化学药剂的形式来增加其 GH。

直到现在，我们仍不确定这些促分泌素是直接作用于脑垂体，刺激器产生 GH，还是间接作用于下丘脑，使其释放 GHRH，继而刺激 GH 产生。在一项最近的研究中，巴西圣保罗大学的科学家发现，至少有一些促分泌素确实是直接作用于脑垂体受体，从而刺激 GH 的释放。这一发现十分重要，因为它提示脑垂体仍然具有产生 GH 的能力，且可以接受直接或间接（GHRH）的信号调控。在一些动物实验研究中，应用促分泌素联合 GHRH 能够达到最佳的效果。此外，在一些临床研究中，这种组合用药方式也呈现满意的效果。

最新的研究显示，脑内有多个位点可以和促分泌素特异性结合。促分泌素在这些位置与细胞结合并激活细胞。促分泌素的受体并非只存在于脑内，也存在于其他组织中，例如心脏。对一种称为海沙瑞林的促分泌素的研究显示，这种分子可以对心脏产生积极的作用，尤其是长期应用，但并不促进大脑释放 GH。

新命名的促分泌素正在以惊人的速度出现，最新的数据显示已经有超过 150 种不同的产品。以下几种产品是较多被研究的。

1. **生长激素释放肽 6**　生长激素释放肽 6（GHRP-6）是最早的合成的促分泌素（海沙瑞林）。它是最多被研究的促分泌素之一，但研究结论存在争议。在一项英国曼彻斯特大学的研究中，给予患者

16 周的治疗。研究显示海沙瑞林对肌肉、脂肪和骨骼力量并没有显著影响。长期应用海沙瑞林其作用也会减弱，因为脑垂体对于持续的刺激会产生疲劳，最终不再有反应。这种衰减作用在其他促分泌素中是否也有尚不明确，但存在可能。

其他研究显示，GHRP-6 可以刺激 GH 的释放，与自然的 GH 释放循环相似。多项研究显示，应用 GHRP-6 能够获得良好的效果。最近的研究显示，海沙瑞林相关复合物注射如脑组织后能有效地刺激大鼠的阴茎勃起。

2. Symbiotropin（ProHGH） Symbiotropin 含有氨基酸序列、植物源性左旋多巴和其他可调节 IGF1 的植物性制剂。它被认为可通过 GHRH 刺激脑垂体脉冲式分泌 GH，模仿 GH 释放的生理状态。

3. Meditropin Meditropin 是前一个产品的升级版，也是目前唯一医生可以开处方的产品。它包含 Symbiotropin 和 GHRH 辅助因子。

4. Ghrelin Ghrelin 是在胃内形成的 28 个氨基酸的序列，因此它是一种天然的物质。它是很强的 GH 促释放剂，可结合 GH 受体，刺激其有效地释放。

5. Somatomed Somatomed 是由 Vespro 公司生产的产品，对治疗慢性疲劳综合征（chronic fatigue syndrome，CFS）有效。对 200 例 CFS 患者治疗随访评估显示，他们中有大量患者睡眠模式改善，认知能力提高，肌肉疼痛和疲劳明显减少。其不良反应有暂时的肌肉疼痛和手脚的肿胀。

6. GHRH 类似物或刺激物 一种实验性的 GHRH 类似物（化学结构与 GHRH 相似）被发现有效，且长期治疗后仍然有效。该治疗的优点包括可增加 IGF1 水平，增加皮肤厚度，减轻体重以及增加性欲。

（八）合成生长激素与促分泌素

生长激素是很有前景的抗衰老治疗方法，但它如何摄入体内则是另一个需要考虑的问题。人工合成的 GH 注射剂能够使体内 GH 增加 500%~600%，但治疗费用非常高，也可能发生不良反应。有研究显示，合成的 GH 不仅可以通过注射给药，还可以通过鼻腔喷雾或局部应用给药，但这仍需要更多的研究支持。

促分泌素的价格较高，它只能使体内 GH 增加 30%，但发生不良反应的概率也小。选择使用促分泌素的患者需要确保其使用的制剂是经过研究验证的。一些广告会迷惑或欺骗患者，声称某一种产品是真正的（天然或合成的）GH 分子，而实际只是一种低质量的促分泌素。

一些关于促分泌素的宣传事实上是完全无效的。很多产品广告时有一些巧妙的用词，如"革命性的"、"唯一的"、"科学证实的"或"突破性的"。事实是其中只有一部分确实被证实有一定的效果，其余很多都是没有被科学研究过的。

总之，一些产品有满意的效果，而另外一些可能没有。对这些物质的研究还十分缺乏且远远不够的，而已有的少量研究往往也无法得出明确的结论。在目前的情况下，需要获取更多关于产品的信息，我们才能做出决定。最后需要指出，注射的 GH 只能在特定的情况下遵医嘱使用。使用这种方法很费用很高且可能出现不良反应。长期使用应选择低剂量更好。促分泌素在大众中的应用更为广泛，但应考虑到费用、支持某种促分泌素的科学证据以及无法保证效果等各个方面。应该明确的是，GH 并不能改变内在的衰老进程，但是可以改善一些身体衰老的征象。

五、辅酶 Q10

长久以来，自然界提供着结构简单却有惊人益处的化学品。肌肽便是此类化合物中的一种，辅酶 Q10 则是另外一种。这类精巧的物质具有多方面潜能，换句话说，它们在多种生物学过程中发挥着不同作用。

辅酶 Q10，或简称为"Q10"，是人体中最为丰富的营养元素之一，在几乎所有组织中均有分布，它的结构名"泛醌"即可提示其广泛的分布，即它的存在是"广泛的"，从化学角度来说，属于"醌类"。

人体从食物中获取部分所需的 Q10，但西方人饮食中平均所含的 Q10 量不足人体每日需求量的百分之一。所幸人体可以通过自身代谢途径生成 Q10 来补充所需。然而，机体的此项功能随着年龄的增加会逐渐衰退，在此我们便遇到了一个由来已久的争论：究竟应当采取相应的措施来人为地弥补这种不足，还是顺其自然不做干预。作者坚信并支持前一种观点，即随着年龄增加，人们应当增加补充 Q10 的摄入量。

（一）辅酶 Q10 的抗氧化功能

辅酶 Q10 最重要的工作之一是为机体提供抗氧化保护。Q10 出现在代谢的关键环节，线粒体当中。它可以消灭线粒体在耗氧供能过程中产生的自由基。线粒体是不同化学物质转化供能的场所，它们消耗大量的氧，因而过量自由基的产生不可避免。线粒体内的 Q10 便是自然界用来解决线粒体内产生过量自由基所致问题的法宝。

大量自由基的产生会加速凋亡从而导致大量正常细胞的过多死亡。就像作者在之前所解释的，凋亡的合适限度在于以最小的代价清除掉损伤细胞，同时尽量不损害到周围细胞。加速凋亡会破坏过多细胞，导致剩余的细胞无法胜任正常的功能，从而使组织变得脆弱。Q10 通过减少细胞对于自由基的暴露而起到使其免于极端死亡的保护作用，其作用比维生素 E 强 50 倍。

人的线粒体携带自身 DNA，与其他 DNA 一样需要保护。通常，在细胞核中的 DNA 受到相对较好的抗衰老保护，但线粒体中的 DNA 暴露在大量的自由基攻击当中，很容易受到损伤。事实上，很多科学家相信线粒体 DNA 的损伤是衰老过程中最先出现的征象之一。对此，需要强力的方法，例如 Q10 来进行修复。

在对大鼠进行的若干实验表明，Q10 对线粒体 DNA 受到的自由基损伤有保护作用。最新研究报道显示，补充 Q10 可能对人类线粒体 DNA 免受自由基损伤也有保护作用。这是一个好消息，因为损伤的 DNA 会不断累积，最终干扰线粒体的正常工作，导致衰老与提前死亡。

（二）辅酶 Q10 作为能量源

除了抗氧化作用，Q10 还可以增强机体能量与肌肉力量。它对线粒体内氧化产能反应具有易化作用。科学家在大鼠身上进行的针对 Q10 作用研究表明，它可以提高动物的抗压能力并提高肌肉耐力。

当对心脏病患者的心脏组织进行研究时，科学家发现相对于衰老细胞而言，年轻细胞在应对诸如缺氧等压力时恢复更快。然而，使用 Q10 对这些细胞进行预处理后，年轻与衰老细胞之间的差别就消失了，衰老细胞与年轻细胞恢复得同样迅速。这真的很神奇！这表明了在缺血条件下，例如心脏病时，Q10 可能在维持老年人肌肉代谢方面具有作用。

（三）辅酶 Q10 与心脏病

Q10 在心肌的浓度随年龄增长而下降，并且通常在心脏病患者中比同年龄健康人更低。若干针对性科学试验证明了 Q10 具有缓解卒中、心力衰竭、心肌梗死及心绞痛等症状。

它的原理类似如下。所谓的"坏"脂肪，即低密度脂蛋白（LDL），在全身血流中运载胆固醇。自由基对 LDL 的损伤是粥样硬化的重要原因，后者即动脉壁增厚并可能导致心脏病与卒中。维生素 E 与 Q10 作为抗氧化剂，在减少血管中自由基与低密度脂蛋白结合方面有重要作用，从而降低了粥样硬化的风险。在动物和人身上进行的研究均证明了 Q10 在预防心疾病的长期作用。

另有实验表明，每天摄取 150mg Q10 可以减少近 50% 的心绞痛发作频率。同时，给进行心脏手术的患者使用 Q10，可以显著地减少术中及术后的心肌损伤。

1. **与维生素 E 的共同作用** 由于特殊的原因，单独使用维生素 E，有时会加重自由基对 LDL 的损伤。这个过程称为"生育酚介导的过氧化"——需要记住，维生素 E 也被称为生育酚。在这种情况下，维生素 E 不是表现为抗氧化剂，而是促氧化剂。而 Q10 的存在可以缓解这种令人忧虑的现象，将维生素 E 再次转化为抗氧化剂。

因此，为了最大限度地对抗脂质过氧化，维生素 E 和 Q10 必须同时使用，最好是在同一剂型中。实验已经确认了 Q10 联合维生素 E 使用，效果好于单独使用二者之一。

2. 对一氧化氮的作用　在炎症过程中，一氧化氮（NO）如果处于不平衡状态，将对粥样硬化的产生起到显著作用。由 NO 产生的毒性产物被称为过（氧化）亚硝酸盐，可以被补充 Q10 所抑制。让患者每天补充 Q10 150mg，使用 5 天后可检测到血液中过（氧化）亚硝酸盐含量下降，意味着发生粥样硬化的风险减少，最终降低了心脏疾病的发生率。

这被另一项实验使用动物脑组织进行的试验证明：NO 与 MDA 在毒性损伤后水平较低，但如果脑组织经极大剂量 Q10 处理后则不然。在动物实验中显示出的益处也被人体试验所证明。若干使用相对高剂量 Q10（150~600mg）的研究证明心脏病患者或许可改善心绞痛症状，表现为可以步行更远及减少药量需求。

在部分试验中，尽管只应用了 Q10 一种成分，但血液中其他抗氧化剂（如维生素 E 及维生素 C）也奇迹般得到了提升。这表明 Q10 也许具有辅助机体产生其他抗氧化剂的作用。

（四）辅酶 Q10 与癌症

未经证实的实验表明，Q10 或许可以减缓癌症进展，如前列腺癌及乳腺癌。前列腺癌及乳腺癌患者的血液 Q10 浓度较低，给这些患者高剂量 Q10 可以减轻这些癌症的表现。例如，它可以降低前列腺癌患者的前列腺特异性抗原（PSA）水平，高 PSA 水平通常意味着患前列腺癌的可能性增加。但是这些试验规模较小，仍需大样本试验来证明。如果 Q10 这种潜在的抗癌作用被证实，那么它将成为理想的可与 DHEA 合用的药物，后者在有些时候会加重前列腺癌及乳腺癌之风险。

尽管 Q10 被发现在特定癌症化疗过程中可用来保护心肌，特别是与维生素 E 联用。后者在化疗中的广泛地应用并不做常规推荐，以防加重自由基损伤。同样的，这也需要更多研究来证实。

（五）辅酶 Q10 与脑健康

Q10 治疗可帮助提高脑功能，这是通过以下多种方式实现的。

1. 防备自由基对脑细胞的损伤，如果不加控制，可以导致 β 淀粉样蛋白的产生，后者常见于阿尔茨海默症患者。

2. 可以抑制胰高血糖素过量产生，后者可导致兴奋毒性，由于过度刺激造成脑损伤。

3. Q10 提高脑细胞基础代谢。

4. 有些帕金森患者脑内 Q10 水平较低。有些科学家据此推测，补充 Q10 也许可以帮助缓解此病症状。

（六）如何使用辅酶 Q10

Q10 需要以脂肪的形式使用，因为它在食物中更容易以脂肪的形式被吸收。目前有包含 Q10 与油混合物的胶囊，被认为比单纯片剂更合适。选择高质量的 Q10 很重要，这意味着较好的药用级质量，并且每一粒胶囊含有标准化的等量 Q10。

Q10 最好能和维生素 E 共同使用，并且许多成品确实在胶囊里包含了维生素。这种成品有不同的剂量规格，一般为 10mg、30mg 及 100mg。多数人使用 30mg 剂量便足够，但也有其他人使用更高剂量，且并未出现不良反应。

（七）艾地苯醌

艾地苯醌是一个 Q10 的变体，具有比 Q10 更广泛的益处。它的作用比 Q10 更强，并可以提供更好地针对自由基的防护。总体而言，艾地苯醌是比 Q10 更有效的化学制剂。

它的抗氧化作用可用于治疗痴呆等脑部疾病。在一项德国的临床试验中，连续 6 个月每天使用 90mg 艾地苯醌，可以显著地改善阿尔茨海默病的症状。它可以提高记忆力、专注力和定向力，并可以减缓阿尔茨海默病的自然进展，尽管效果是暂时的。这是因为它可以保护神经细胞膜，加速信息传导，并增强脑代谢。它可以促进神经生长因子的产生。

有些人推荐同时使用 Q10 及艾地苯醌以达到最大获益。其不良反应有轻度恶心、焦虑及睡眠障碍。需记住 Q10 及艾地苯醌同为能量增强剂并可提高基础代谢。正常剂量是 45mg，每天一次或每天两次，但对于特殊疾病可剂量翻倍。艾地苯醌可以与多种抗衰老药物共同使用以达到最好的效果。

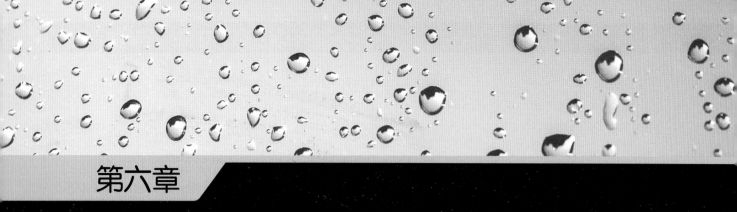

第六章

激素与抗衰老

衰老是由多种机制共同参与发生，在直接造成机体神经、内分泌及免疫等各系统的功能损伤与退化的同时也使神经、内分泌、免疫系统的调节功能逐渐衰退。

目前广泛获得公认的衰老学说包括遗传基因控制学说、神经内分泌学说、自由基损伤学说、代谢产物交联学说、体细胞突变学说、差错积累学说、免疫紊乱学说、端粒缩短学说等，其中受到关注的是遗传基因控制学说和神经内分泌学说。神经内分泌学说认为衰老不仅由于激素的缺乏所致，还有可能是各种激素平衡紊乱所致，甚至是激素靶细胞上的受体缺陷所致。本章节主要探讨激素与衰老之间的联系。

一、激素与男性衰老

（一）概述

1939 年，Werner 首先提出男性更年期综合征（the male climacteric）这一概念，提出在 50 岁以上的男性中，出现神经质、记忆力减退、注意力不集中、抑郁、易疲劳、失眠、潮热、阵汗和性功能减退等症状是更年期综合征的表现。1994 年，奥地利泌尿学会将男性更年期综合征重新命名为中老年男性部分性雄激素缺乏综合征（partial androgen deficiency of the aging male，PADAM），是对男性雄激素水平随年龄老化而降低的恰当表述。概括起来讲，男性衰老主要表现为肌肉萎缩、脂肪组织增多、骨量减少、性冲动减少、情绪障碍、认知功能障碍等方面。

1987—2004 年，在美国马萨诸塞州开展了一项针对正常衰老男性的健康研究。在该研究期限中，65 岁以上男性的比例从 1∶25 增加到 1∶8，这种上升趋势在许多发达国家中同样存在。预期寿命有所增加的同时，患病、残疾和失去自理能力的比例同样在上升。该研究发现，马萨诸塞州老年男性的游离睾酮水平以每年 1%~2% 的幅度下降，脱氢表雄酮下降，促卵泡激素，黄体生成素和性激素结合球蛋白水平逐年增高。同时该研究还发现，即使血清睾酮水平正常或偏高，其有效成分游离睾酮在 40~70 岁的健康或非健康男性中皆下降。其他激素如脱氢表雄酮和其硫酸酯减少速率为每年 2%~3%。二氢睾酮（DHT）的水平随年龄的增加而增加；假设来源于外周组织中睾酮分解血清 DHT 水平不下降，DHT 代谢物二氢雄甾酮葡糖苷酸（3AAG）的下降只有每年 0.6%，而这被认为是与前列腺癌的发生相关。伴随着这些激素的变化，还包括高血压及其导致的血管损伤，糖尿病和动脉粥样硬化，老年痴呆症或记忆困难，关节炎和肌肉无力，疼痛等[38]。

（二）影响男性衰老的激素

1. 生长激素与胰岛素样生长因子 -1　生长激素（growth hormone，GH）是脑垂体细胞分泌的蛋白质，属于肽类激素，具有促进神经组织以外的所有其他组织生长，促进机体合成代谢和蛋白质合成，促进脂肪分解，拮抗胰岛素作用，抑制葡萄糖利用而使血糖升高等生理作用。生长激素通过与相关受体结合发挥作用的同时还可通过刺激多种组织（主要为肝脏）合成胰岛素样生长因子 –1 来发挥作用。生长激素的分泌受下丘脑产生的生长激素释放（hGH）和生长激素抑制激素（GHIH，也称为生长抑素 SS）的调控，还受性别、年龄和昼夜节律的影响，其分泌呈脉冲式分泌，每 24 小时 10~20 次，生长激素在入睡后 1~2 小时分泌开始增加，在慢波睡眠相分泌旺盛，在清晨苏醒后 30~90 分钟迅速下降，到中午时分达最低点，因此人体血生长激素水平波动较大。人体生长激素及胰岛素样生长因子 –1 的分泌量与年龄相关，生长激素在青春期上升，青春期后期达高峰，以后逐渐下降，平均每 10 年下降约 14%，60 岁以上老年人的 GH 分泌量不到青春期峰值的 1/6，而胰岛素样生长因子 –1 在出生后处较高水平，对青春期前的体格发育起重要作用，到青春期继续升高并达到年龄变化曲线的高峰，30 岁以后逐渐下降，稳定在较低水平一段时间后随年龄增长缓慢下降。同时，随着衰老的进程，生长激素受体对生长激素的敏感性也逐渐下降。正常成人 40 岁后，肌肉组织、肝、肾、脾、皮肤和骨组织的蛋白质合成减少，重量减轻，导致多种生理功能下降。生长激素和胰岛素样生长因子 –1 分泌的减少及生长激素受体敏感性的下降是导致蛋白质合成减少，肌肉重量以及骨骼矿物质丢失的重要原因之一，最终导致老年人肌量减少、骨量丢失和腹型肥胖。因此。通过提高血中生长激素水平，逆转中老年期蛋白质合成的减少，改善生理功能，可能会有效地改善中老年人的生存质量。

2. **褪黑素**　褪黑素（melatonin）是松果体分泌的一种重要胺类激素，通过控制并指挥分泌各种激素对体内很多系统的功能产生影响来调节器官系统功能，维持内环境的稳定，被誉为人体化学生物钟。褪黑素的生物合成受光周期的制约，分泌呈昼夜节律，夜间褪黑素分泌量比白天多 5~10 倍，清晨 2：00 到 3：00 达到峰值。体内褪黑素生物合成水平与年龄有关，褪黑素在儿童和青少年体内含量较高，3~5 岁幼儿的夜间褪黑素分泌量达最高峰，青春期分泌量略有下降，以后随着年龄增大而逐渐下降，到青春期末反而低于幼儿期，特别是 35 岁以后，体内自身分泌的褪黑素水平明显下降，平均每 10 年降低 10%~15%，60 岁后仅为年轻时的 50%。到老年时昼夜节律渐趋平缓甚至消失。而褪黑素水平降低、睡眠减少是人类脑衰老的重要标志之一。研究证明，褪黑素能提高人体免疫功能、改善应激水平、调节血脂、降低患心脏病的危险性、延缓部分癌症（如激素依赖性乳腺癌）的发展进程。更重要的是，褪黑素是体内强自由基清除剂和抗氧化剂。它既有水溶性又有脂溶性的生理特性，使其极易透过体内各种生理屏障，渗透进入机体的任何组织和细胞的任何部位，发挥其强大的清除自由基及抗氧化的作用，保护细胞 DNA、蛋白质、脂质免受自由基的攻击，抑制细胞凋亡。褪黑素不但能清除自由基本身，还能清除自由基前体物质。所以中老年人适当补充，不仅可以提高睡眠质量，还可清除自由基，抗氧化，防衰老，对提高生命活力是有益的。

3. **脱氢表雄酮**　在肾上腺皮质，雄激素合成的主要部位位于网状带，产物主要为脱氢表雄酮（DHEA）及脱氢表雄酮硫酸酯（DHEAS），其中又以 DHEAS 为主，是人体内含量最高的类固醇激素，成人肾上腺皮质每天可分泌 3~4mg 的 DHEA、7~15mg 的 DHEAS，分别占血浆 DHEA、DHEAS 的 50% 和 90%，周围组织内 DHEA、DHEAS 的互相转化是另外 50%DHEA 的来源[39]。尽管 DHEA（S）的生理功能尚未被完全描述，作为循环肾上腺雄激素，DHEA（S）还可直接作为神经类固醇激素发挥保护心肌，抗糖尿病和肥胖，增加机体免疫功能。但 DHEA 作为一种"青春性激素"发挥抗衰老潜能一直受到争议。与其他皮质醇激素生物合成不同，年龄相关的肾上腺皮质变化会导致 DHEA（S）合成的锐减。6~8 岁肾上腺功能初现时血清 DHEA（S）水平显著升高，大约在 20 岁时达到最高，至 25 岁后即迅速下降，随着衰老的进程，DHEA（S）分泌逐步下降，50~59 岁正常男子的 DHEA（S）水平比 30 岁时降低约 1/3，80 岁的人群中，DHEA（S）水平是年轻时的 10%~20%。肾上腺组织形态学分析表明，衰老导致的肾上腺皮质内网状带组织的减少是 DHEA（S）合成分泌减少的根本原因。DHEA（S）的下降作为自然衰老的生理结果，其具体机制尚不明确。横向研究认为，DHEA（S）的下降和心血管疾病、乳腺癌、低骨密度、抑郁情绪、2 型糖尿病和阿尔茨海默病的发生有关。因此，许多人推测补充脱氢表雄酮可能会逆转衰老。

4. **睾酮** 睾酮（testosterone）是主要的循环雄激素，与男性的性别分化、生长以及生殖道功能、第二性征和性欲有关。血液循环中约 44% 的睾酮与性激素结合球蛋白（SHBG）紧密结合，这部分被结合的睾酮不易被水解，因而不能被组织利用；约 54% 的睾酮与白蛋白松散结合（Alb-T），这部分被结合的睾酮在靶组织毛细血管床中容易被蛋白酶水解，释放出睾酮，故可被组织利用。仅 1%~2% 的循环睾酮以游离睾酮（FT）形式存在，具有生物活性，可直接作用于靶组织；其中 FT 和 Alb-T 合称为生物可利用睾酮（bioavailable testosterone，Bio-T）。游离睾酮的生理效应包括增加肌肉组织，增加肝脏合成凝血因子能力，改变肝脏酶谱，降低高密度脂蛋白，增加骨密度，增加红细胞生成素合成。这些效应睾酮补充的潜在利弊相关。随着男性年龄的增长，睾丸功能同其他器官生理功能一样逐渐下降，30 岁以后睾酮每年以 1%~1.5% 下降。45 岁以上男性中有 38.7% 血清睾酮下降（总睾酮 <3μg/L），相当比例的男性在 60 岁以后，血清睾酮水平低于年轻成年男性的正常下限。然而，目前还不清楚睾酮下降是由于衰老本身导致的，还是与其伴随的生活方式，或心理、躯体或社会关系等变化相关[40]。多项研究表明，与年龄相关的睾酮分泌水平的减少可能与睾丸莱迪希细胞功能减退、莱迪希细胞上 hCG 受体数目、亲和力和（或）受体反应性受损有关。同时，随着年龄的增长，血浆性激素结合球蛋白逐渐增高，最终导致生物可利用睾酮水平下降。睾酮水平的下降可导致肌肉蛋白合成减少，肌力下降；内脏脂肪堆积、腹型肥胖；骨密度下降；情绪和认知功能障碍；性功能减退等一系列的生理功能改变。多项研究阐述了衰老相关睾酮水平下降与衰老相关性功能障碍之间的关系。欧洲男性衰老研究项目（European Male Ageing Study，EMAS）研究认为，睾酮水平与性功能障碍的多种症状相关。夜间勃起频率是与睾酮缺乏密切相关的性行为症状，相关阈值为总睾酮 11nmol/L，游离睾酮 280pmol/L，如低于该水平，夜间勃起频率将明显降低。总睾酮水平与早泄并无明显相关性，但在中年以上人群中，总睾酮低下可能与射精延迟相关。睾酮低下与勃起功能障碍的关系不言而喻，当总睾酮低于 8.5nmol/L，游离睾酮低于 280pmol/L，勃起功能障碍发生概率增加。性欲下降，性幻想减少亦是低睾酮水平的表现，尤其是在总睾酮低于 8nmol/L，游离睾酮低于 160pmol/L 更加明显。Corona 等发现，40% 睾酮水平 12nmol/L 以下的男性即有性欲减退的症状。在老年人群中，睾酮水平与严重勃起功能障碍的发生率成负相关，与性交频率成正相关；同样，多普勒超声检测提示高水平睾酮老年男性阴茎血流量更丰富。因此，老年男性适当补充外源性睾酮可增加肌肉蛋白合成，提高肌力，增加骨量，改善情绪及认知功能及改善性功能，增加自信，提高生活质量[41]。

（三）男性性功能障碍与衰老

男性性健康是一个各种复杂因素相互作用的结果，包括内分泌环境、一般健康、性欲望、性活动频率、勃起功能、高潮和射精、晨勃和整体性生活满意度。所有这些因素不仅受主体健康的影响，还受性伙伴的健康状况和夫妻关系的影响。困扰男性性健康主要和消极情绪状态有关，如感觉困惑、蒙羞、失落和害怕。因此，男性性功能障碍是一个多变、复杂的生理状况，不仅反映内分泌情况，还包括亲属关系、内心世界、社会关系等等。

由于部分患者或医生的尴尬，老年男性性功能障碍往往很难评估。医务人员往往不会直接询问关于老年患者性功能方面的问题，而患者也很少主动与医生进行性功能方面信息的沟通。此外，许多医疗专业人员缺乏可用的相关知识与治疗方案。尽管人们经常想当然地认为老年患者不参与或很少参与性活动，特别是在他们没有合作性伙伴时，性活动并不是非常重要。然而对部分老年患者来说，性活动仍然是提高生活质量的一个主要因素。插入式性交能力的损失会影响性伴侣之间的亲密。也许是由于性被认为是自我认可的关键，因此男人比女人受性功能障碍的影响更大，尽管这种说法可能不会被大多数人接受。性合作伙伴关系可能会因男性性功能障碍而丢失，而且这种关系在老年人群中的重建难度可能比年轻人更大。

男性性功能障碍主要包括以下方面：①性欲方面，对性活动的兴趣下降，缺乏自发性性想法；②勃起能力减退，缺乏自发勃起或夜间勃起，勃起功能障碍；③射精，射精快感降低，射精量降低或不射精，早泄，逆行射精（精液进入膀胱而不是沿通常路线进入尿道）。衰老男性中最常见的性功能障碍往往表现为缺乏欲望和勃起问题。这可能是由于伴随衰老发生的正常激素水平变化导致，或是由于迟发性性功能减退，神经和血管疾病等基础条件引起的。在过去的几十年中，男性性生活的不满足和射精障碍逐渐增加。满意的性生活可能在勃起功能障碍和精神健康之间扮演调节的作用。如果患有勃起功能障碍的男性学会从性生活得到满足，这将有利于其保持良好的心理健康。

1. 性功能障碍

（1）勃起功能障碍与衰老：勃起功能障碍（ED）定义为未能达到和维持足以与性伙伴互相满意性交的勃起状态，导致压力和人际关系问题和影响男性自信。几项研究表明，随着年龄增长正常，尽管性功能下降，正常的勃起并不是维持性活跃的绝对先决条件。Krimpen 的研究中，入选了 1688 名男性（年龄在 50~78 岁），发现在性活跃的男性中有 17%~28% 没有正常的勃起。同样，Perelman 等报道，超过 40% 的男性称通过其他方法来获得性满足，并不需要足够的勃起。类似的数据已归档于欧洲男性衰老研究（EMAS），该横向多中心调查研究涵盖了随机从八个欧洲中心〔包括弗洛伦斯（意大利）、鲁汶（比利时），马尔默（瑞典）、曼彻斯特（英国）、圣地亚哥坎普斯特拉（西班牙）；罗兹（波兰）、塞格德（匈牙利）、塔尔图（爱沙尼亚）〕选择 3369 名 40~79 岁男性，平均（60±11）岁。在意大利，尽管 ED 的患病率随着年龄增加（源于 2010 名 18 岁以上人群的多中心研究数据），在 2000 年和 2012 年期间寻求勃起功能障碍治疗的患者峰值是在中年。勃起功能障碍是一个多领域问题，源于困扰勃起反应的所有因素的渐进效应或总体效应，包括躯体（有机领域），夫妻（家庭关系领域）和精神（心灵领域）。ED 可能伴随某个因素的任何改变而发生，但它迟早会对其他因素如生活质量、人际关系和情绪产生负面影响。

（2）性欲与衰老：性欲是所有性行为的原发动机，是对性性活动的欲望和幻想。根据 *Diagnostic and Statistical Manual of Mental Disorders* 第三版，性欲减退被定义为持续或复发性的性幻想或对性行为的渴望不足或缺失，造成重大的个人或人际关系困扰。因此，症状的存在（性欲低下）及伴随的感知问题是定义性欲低下的必要前提。事实上，性欲低下并不总被认为是有问题的。在某些情况下，比如禁欲在一些宗教或哲学信仰中被视为美德的地区，性欲低下可能是种优势。此外，如果性自身独立，与繁殖无关，具有娱乐和情感价值，那么缺乏性欲将被认为是一种障碍，更不是一种美德。性欲低下与机体、心理和内分泌因素有关，在所有年龄段均可能发生。伴随生命的进展，性欲会发生生理性的下降，然而年龄对欲望的负面影响可能更归咎于整体健康情况。有研究试图报告性欲低下的流行病学和及其相关因素。5990 名 40 岁以上的澳大利亚男性，37% 的男性性欲望有所下降，70 岁以上男性人群中，性欲下降达到 60%。类似源于美国男性的数据证实性幻想非常普遍，大于 70% 受调查男性每周至经历一次性幻想，欧洲人群亦是如此。性思维的频率不受整体健康、生活质量或机体疾病影响，但心理障碍，如抑郁症会明显影响性思维频率。因此，性欲低下是一个在世界范围内、与年龄相关、常见的性功能障碍问题。有趣的是，人类的性兴趣似乎大约在十八九岁至 60 岁保持相当稳定的水平，此后则显著减少。尽管有这些散在的数据，但研究性欲低下的报道还是少之又少。在一项涉及 374 名男性（平均年龄 48.8 岁）的多中心医药研究中，30% 被初步诊断为性欲低下。2004 年在美国进行的一项对涉及 1455 名 57~85 岁的男性调查发现，28% 的男性性欲低下，而其中 65% 男性因此感到困扰。

（3）早泄与衰老：早泄是最常见的射精功能障碍，发病率占成年男子的 1/3 以上。早泄的定义尚有争议，通常以男性的射精潜伏期或女性在性交中达到性高潮的频度来评价，如以男性在性交时失去控制射精的能力，则阴茎插入阴道之前或刚插入即射精为标准；因为男性的射精潜伏期受年龄、禁欲时间长短、身体状况、情绪心理等因素影响。另外，射精潜伏期时间的长短也有个体差异，一般认为，健康男性在阴茎插入阴道 2~6 分钟发生射精，即为正常。在其他的性症状比较，早泄一般不被视为第一线的健康问题，并被认为是个非医学问题。出于这些原因，早泄的患病率更不容易统计。尽管如此，早泄被认为最常见的男性性功能障碍，估计其发病率在 30%~40%。一份调查源于英国 18~77 岁的男性人群中，早泄的发病率在 4% 左右。早泄的发生率与衰老之间的关系并无一致的定论。有证据表明，早泄的患病率随着衰老过程逐渐降低，而其他研究报告称两者并无关系，或者发病率随衰老增加。对 12 558 名意大利男性人群的调查报告称，早泄的患病率与年龄成负相关。

（4）射精延迟与衰老：轻度射精延迟指男性能从事性交并在有限状况下获得阴道内性高潮和射精。中度射精延迟指男性在性伙伴参与下可以发生射精，但发生在插入式性交以外。重度射精延迟限于男性单独时才能获得性高潮和射精。最严重的形式指在任何条件下完全缺乏射精。与早泄相似，由于缺乏射精正常的数据来与射精延迟相区分，射精延迟的发病率亦很难统计。现有的报道中关于射精延迟的发病率大约为3%，大部分数据显示延迟射精发生率随衰老而增加。全球性态度和行为研究（Global Study of Sexual Attitudes and Behaviors）集中调查了源于全球29个国家超过13 000名40~80岁男性射精延迟相关问题，研究报道射精延迟发生率与衰老成正相关。同样，在美国国家社会生活健康与衰老项目（National Social Life，Health and Aging Project）主持的对1500名57~85岁男性性行为研究得到的数据与上述结论基本一致。欧洲男性衰老研究项目（EMAS）数据显示，伴随年龄增加，男性很少或根本无法获得性高潮及射精延迟的概率逐渐上升。

2. **衰老男性性行为与性心理**　目前国际上已有对老年男性性行为的研究。哥德堡研究着眼于1971—2001年选取的560名70岁的老年男性，研究性生活对其生活的态度的影响。从研究起始至结束，性活跃的人群比例从开始的47%上升至66%，性活动超过每周一次的人群比例从10%增加到31%，高水平的性生活满意度比例从58%上升到71%，并且更多的人对老年人性生活有了积极的看法（82%，1971年；97%，2001年）。在所选取的560名人群样本中，勃起功能障碍的患病率从18%下降到了8%，这可能归功于勃起功能障碍有效药物治疗的进展。然而射精问题的发生率在这30年中从5%增加到12%。30年当中导致性交中断的原因基本相似，主要涉及男方的因素。而所有引起上述改变的因素源于在这30年中发生的变化，包括高水平教育，社会经济地位，良好的身体健康情况，人类寿命的延长，社会意识形态变化，包括性别教育、避孕和同性恋等。

瑞典的一项关于老年男性性行为的研究入选了50~59岁、60~69岁、70~80岁共319名男性。其中约83%男性拥有性伴侣，而71%男性仍拥有性生活。但伴随年龄的增加，拥有频繁性欲望、勃起、成功性交及获得高潮男性比例逐渐减少。报告发现68%的研究对象仍拥有足够插入阴道性交的勃起能力，虽然其中有72%的患者不能维持持久的性交活动。去除部分由于医源性原因导致的勃起功能障碍患者，有77%的患者仍具有进行性交的勃起能力。伴随年龄增长，保持性欲、性高潮、勃起能力及射精量对于老年男性非常重要。该研究表明，大量老年人仍然具有从事性活动与进行性交的生理能力，性功能下降明显对生活质量的负面影响生活。

在美国针对1455名57~85岁男性性行为的调查发现，老年男性较女性更在意保持活跃的性活动状态，但往往不愿意与医生讨论关于自身性功能的问题，取而代之的是忽略相关问题，自行停止他们认为导致性功能障碍的药物或者自行购买治疗性功能障碍的药物。该研究中57~64岁，65~74岁及75~85岁的老年男性仍然具有相对活跃性生活的比例分别为83.7%、67%及38.5%。在已经没有性生活的部分老年男性中，55%归因于健康问题，包括关节炎、心血管疾病及糖尿病等。最常见的困扰老年男性的性问题包括：缺乏兴趣，28%；勃起功能障碍，37%；对性表现焦虑，27%；无法高潮，27%。所有这些患病率随着年龄的增加而增加。38%的50岁以上的男性患者会与医生讨论自身性问题，只有14%的患者使用非处方补充剂或药物来治疗自身性问题。这项研究同样表明，大量的老年男性仍然从事性活动，然而有许多的问题困扰他们时，大部分患者仍然没有向医生寻求帮助。

老年患者的性问题并非完全起源于躯体健康状况，对生活多方面的压力反应亦可能导致性功能障碍等问题的发生。连接性功能障碍和社会生活压力的机制可能是不健康的心理状态和各种关系的不和谐。男科医生在治疗老年性功能障碍时，往往需要面对其躯体及心理健康，同时也要考虑患者的社会关系等问题。

3. **导致男性性功能障碍的相关风险因素**　多种疾病状况对性能力产生明显的影响，并可能直接与性功能障碍相关。正常的性反应很可能因为某些常见疾病引起的中枢或外周生理状况的改变而发生改变。目前大约有高达1/3的男性性功能障碍患者存在严重的基础疾病，因此发现、诊断和治疗基础疾病显得尤为重要。由于男性性问题在许多基础疾病下均存在，已知患有慢性疾病的患者也应定期被询问是否有任何性方面的问题。

（1）心血管疾病：在心血管疾病患者中，内皮细胞功能障碍导致阴茎组织结构的变化血运受损。44%~65%的心血管病老年患者并发勃起功能障碍，而在心力衰竭患者中，勃起功能障碍发生率高达80%。在高血压患者人群中，由于内皮细胞功能障碍引起血管结构改变，导致阴茎海绵体血流量减少，勃起功能障碍的患病率明显高于非高血压老年男性。部分人群表现为勃起功能障碍往往潜在严重的心血管疾病，其在1年之内发生心肌梗死的风险增加2倍。勃起功能障碍是老年男性人群心血管疾病的一个重要标志。一项入选132位具有冠脉造影指征男性患者的临床研究发现，45%患者存在勃起功能障碍，而58%勃起功能障碍患者同时诊断为早期冠心病。治疗心血管疾病的药物也会导致性功能障碍，包括β受体拮抗剂和噻嗪类利尿剂。在心血管状况未稳定之前，不应过早给予勃起功能障碍积极的药物治疗。虽然很少有证据证实，性活动中心肌梗死的风险增加，但在心肌梗死之后，由于对再次心肌梗死的恐惧或缺乏对勃起功能障碍有效治疗手段的相关知识，10%~54%的男性会减少性活动，甚至彻底停止性活动。

（2）糖尿病：据报道，49%的66岁以上2型糖尿病男性患者存在勃起功能障碍。在糖尿病患病时间长、血糖控制不佳、高体重指数、吸烟和存在糖尿病并发症的患者人群中，勃起功能障碍的发生率更高。同时，该人群亦存在较高的性腺功能减退、逆行射精和性欲望低下发生率。在糖尿病男性患者的勃起功能障碍机制包括神经病变，内皮细胞功能障碍和平滑肌功能变化。NO促使阴茎海绵体平滑肌松弛低，具有促进勃起期间海绵体持续充血的作用。NO水平在老年糖尿病患者中往往降低明显。5型磷酸二酯酶（PDE5）抑制剂对于56%老年糖尿病男性勃起功能障碍治疗有效，海绵体内注射PDE5抑制剂的有效率高达83%。PDE5抑制剂治疗的并发症发生率，在糖尿病患者与非糖尿病患者之间无明显差异[42]。

（3）泌尿系疾病：存在下尿路症状（lower urinary tract symptoms，LUTS）的患者具有海绵体血管平滑肌张力更高，NO减低，阴茎组织纤维化，这将导致勃起功能障碍和射精问题，如约20% LUTS患者经历射精疼痛。LUTS的治疗可能会增加射精问题的发生。在肾衰竭患者中，性欲望减退是常见的特征。它可以是由于许多因素，包括睾丸间质细胞功能障碍，低GnRH、低锌、高LH和FSH水平，贫血和抑郁等。勃起功能障碍是由于尿毒症引起的内皮细胞损伤、结构变化和低NO浓度。有关如何增加肾衰竭患者性功能的方法和研究极其有限。此外，许多在骨盆中施行的手术往往会损伤神经，导致逆行射精、勃起功能障碍。随着手术过程中神经保留技术的进步，在根治性前列腺切除术和膀胱前列腺切除术术后早期恢复性功能的比例分别可达62%和96%。

（4）卒中：在老年男性卒中后，性欲明显下降，这可能与血管本身病变，抑郁，身体残疾，或药物治疗的不良反应相关。根据卒中涉及的大脑分区以及卒中的严重程度，不同患者表现为不同的性生活问题。其中可能会涉及生长激素和促性腺激素的不足，导致性欲减退和其他性功能障碍。虽然绝大部分患者卒中后性欲减退，勃起功能障碍，然而大约10%的患者在卒中后会发生性欲增加，性行为不受节制等现象。经过治疗后性欲减退及勃起功能障碍会有一定的好转，然而即使一部分患者经过治疗躯体状况恢复良好，许多老年男性因对卒中或药物治疗可能伴发的不良反应而主动减少了自身性行为。Buzzelli对发生卒中的72例老年人（平均年龄63.7岁）开展了一项有关性生活研究调查。调查发现，83.3%的患者性活动频率下降，下降幅度达35%。下降幅度与患者性别、年龄、教育水平、是否残疾或抑郁无明显相关。该报道获得的数据与目前达成的共识即心理因素比躯体问题对卒中患者性功能负面影响权重更大相一致。Jung等研究发现，右侧大脑半球病变导致的射精功能障碍均相似，而在左侧大脑半球病变时，更易发生性欲减退。性欲减退主要激发于卒中后的抑郁，而并非脑组织病变的直接后果。

（5）帕金森病：关于男性性行为变化与帕金森疾病相关性的研究很少。目前为数不多的调查证实，患有帕金森病的老年男性勃起功能障碍发生率远远高于正常人群。多巴胺对性欲、勃起、刺激和性行为都有作用。帕金森病患者性行为可能是由于多巴胺变化而改变。多巴胺替代治疗可以改善帕金森患者的性欲、勃起功能障碍等问题，甚至在部分病例中，多巴胺导致性欲亢奋。Yu等对21例帕金森病患者和他们的性伙伴进行了关于性功能自我报告（DISF-SR）的调查。17名男性患者表现为性欲望、性兴奋、性高潮方面严重的损伤。超过53%的患者性幻想量表得分高于50%，而该量表得分与帕金森病患病时间成正相关。这项研究表明，即使帕金森病患者病情不断进展，但患者对性活动仍存在兴趣。因此，临床医师必须对帕金森病患者的性功能障碍积极关注。

（四）激素替代治疗

1. **生长激素与胰岛素样生长因子-1** 生长激素具有促进神经组织以外的所有其他组织生长，促进机体合成代谢和蛋白质合成，促进脂肪分解，拮抗胰岛素作用，抑制葡萄糖利用而使血糖升高等生理作用。近年来，多项研究表明，在老年男性中应用生长激素可使受试者血胰岛素样生长因子-1显著上升，受试者肌肉增加，握力增加，骨密度增加，血LDL-Tc降低，脂肪减少，腹围减少，男性更年期症状评分显著下降；接受生长激素补充治疗后的前12个月内能显著地改善生活质量，并随着治疗时间逐渐地稳步提高，在长达10年的临床研究随访结果提示，补充GH可使GH缺乏的成人产生有益的身体变化，包括肌肉增加，脂肪减少；骨密度增加；心血管耐受性增加；情绪改善；血脂降低；体力增强，精力提高和睡眠改善等。因此，给予老年男性小剂量GH替代治疗可改善其生活质量和心理状态，提高记忆力，重建对生活的信心，增加幸福指数。

生长激素脉冲式分泌的这一特点导致人体血浆生长激素水平波动较大，而胰岛素样生长因子-1的水平相对较稳定，正常人24小时生长激素的平均水平和血浆胰岛素样生长因子-1水平之间有良好的线性正相关关系。因而血浆胰岛素样生长因子-1水平的测定有助于判断是否存在生长激素缺乏。流行病学研究表明，血浆胰岛素样生长因子-1水平随年龄增长而下降，然而有些60岁老年男性胰岛素样生长因子-1的水平可保持在20岁男性水平，且身体健康状况良好，因此，并非所有老年男性都需要补充生长激素。由于生长激素分泌量的个体差异很大，且中老年生长激素缺乏患者与健康中老年人及年轻人血生长激素/胰岛素样生长因子-1水平均有重叠，因此目前对于中老年生长激素缺乏的诊断标准尚有很大的争议。目前对中老年生长激素缺乏的诊断仍有些臆断。可以将血胰岛素样生长因子-1测定与生长激素缺乏的症状和体征结合起来判断。这些症状和体征包括：①精力不足，运动能力下降，工作能力降低；②性欲降低，性生活减少；③对生活缺乏兴趣，幸福快乐感减弱；情绪不稳定，焦虑，压抑，睡眠差；④骨密度降低，脂肪增加（特别是腰腹部），肌肉组织减少；血清高密度脂蛋白胆固醇降低，低密度脂蛋白胆固醇升高等[43, 44]。

2. **褪黑素** 褪黑素是一种内源性物质，通过内分泌系统的调节而起作用，具有性腺功能和生物节律调节、止痛、提高人体免疫功能、睡眠调节、改善应激水平、抗氧化、调节血脂、降低患心脏病的危险性、延缓部分癌症（如激素依赖性乳腺癌）的发展进程等多方面的生理作用。血液中的褪黑素有70%~75%在肝脏代谢成6-羟基褪黑素硫酸盐形式后，经尿（80%）和粪（20%）排出体外；另5%~7%转化成6-羟基褪黑素葡醛苷酸形式，不会造成代谢产物在体内蓄积；且其生物半衰期短，在口服7~8小时即降至正常人的生理水平，所以其毒性极小。在哺乳动物试验中，补充外源性褪黑素可缩短雌性哺乳动物的繁殖期，提高繁殖率及哺乳率。目前多项研究表明，补充外源性褪黑素后其人体内褪黑素水平可显著升高，且呈剂量依赖性，补充相同剂量外源性褪黑素后老年受试者体内褪黑素水平的上升幅度要远高于年青受试者。在补充不同剂量外源性褪黑素（0.1~50mg/kg），受试者体内褪黑素水平达到高峰时间无差异，但高剂量补充组其体内高峰持续时间要远远地长于低剂量补充组。由于褪黑素分泌水平和节律在老年人和青年人之间存在较大差异，且随着年龄增长而下降趋势，这种变化水平为确定老年人补充外源性褪黑素的剂量带来了困难。研究表明补充外源性褪黑素之后，大于48岁的人群中体内最大褪黑素浓度要更高，而且其升高的幅度以及浓度的变化更大。多项研究表明，使用大于0.3mg的外源性褪黑素即可诱导产生超越生理功能的褪黑素水平，这种浓度的褪黑素水平失去了其对睡眠的调节功效，并对中枢体温产生不良的调控作用。因此，老年人最佳的褪黑素补充剂量仍未知，唯一可以确定的是内源性褪黑素浓度必须维持在其生理水平方可防止其不良反应的产生。这就意味着，外源性褪黑素补充剂量越低越好，因此在老年人中，褪黑素的补充剂量可介于0.3mg（最小的起效剂量）为1~2mg，且在睡前一个小时补充可以最大限度地模拟人体内源性褪黑素的生理节律，并可避免体内高于生理水平的褪黑素水平的产生，以及避免过长的持续时间。因此，给予小剂量褪黑素补充可改善睡眠，改善氧化应激参数，改善夜尿增多，延缓衰老，提高生活质量。

3. **脱氢表雄酮** DHEA（S）作为循环肾上腺雄激素，在男性中DHEA（S）还可直接作为神经类固醇激素发挥保护心肌，抗糖尿病和肥胖，增加机体免疫功能。因此，许多人推测补充脱氢表雄酮可能会逆转衰老。但 DHEA 作为一种"青春性激素"发生抗衰老潜能一直受到争议。随着年龄的增长，血液中 DHEA（S）水平呈下降趋势，因此出现了大量随机试验研究以评估口服 DHEA 对老年人健康的影响。在随机安慰剂对照交叉试验，40~70 岁 13 名男性和 17 岁女性口服 DHEA 50mg 6 个月，幸福感得以增加，胰岛素敏感性或身体结构并无变化。可利用的胰岛素样生长因子略有增加，而高密度脂蛋白胆固醇在女性中减少。在另一个大型双盲随机平行研究中，入选了 60~79 岁的 140 名男性和 140 名女性，每天给予 50mg DHEA 或安慰剂，结果显示在幸福感或认知并无改善，在年龄 >70 岁的女性中，DHEA 增加了她们的性欲，女性骨密度显著提升，而在男性中未观察到该现象。其他试验亦未能证明 DHEA 在改善健康、情绪、认知或日常活动的优势。上述研究表明，DHEA 浓度下降不一定必然导致幸福感、认知能力或性能力受损。Nair 等的研究同样证实，DHEA 替代治疗对老年人的身体结构、体能、胰岛素敏感性及生活质量均无改善。临床上也没有明确的疾病与年龄相关的 DHEA 血清浓度下降相关，因此在老年人群中 DHEA 的替代补充治疗尚存在较大的争议。

4. 睾酮　游离睾酮的生理效应包括增加肌肉组织，增加肝脏合成凝血因子能力，改变肝脏酶谱，降低高密度脂蛋白，增加骨密度，增加红细胞生成素合成。在老年男性中睾酮替代治疗可提高性欲，改善勃起功能，纠正心理或情绪障碍，增加肌肉容量、恢复体能，保存和改善骨量，预防骨折，减少体脂，降低心血管事件的危险。在过去的数 10 年里，40 岁以上男性人群中补充睾酮已形成了一个巨大的市场。由于睾酮对肌肉力量和认知功能均有改善作用，补充睾酮不但改善性腺功能减退老年男性的性功能，还大大地提高了他们的整体生活质量。2007 年梅奥中心发表关于 17 个 862 人参加的研究荟萃分析得出的结论是性腺功能减退男性对睾酮治疗表现出性欲显著改善，但勃起功能，对性生活满意度并没有显著提高。在正常血清睾酮水平的男性，勃起功能轻度改善，但性欲或整体性功能并没有显著提高。然而，由于睾酮相关的不良反应，先期筛查睾酮补充潜在风险至关重要。血细胞比容计超过 52%、红细胞增多症、良性前列腺增生伴排尿障碍患者、前列腺癌和男性乳房癌是睾酮替代的禁忌证。重要的是，长期睾酮替代治疗的安全性和有效性尚未建立，医生应该在治疗前反复、准确地权衡睾酮替代的利弊。相关的随机对照试验报告，睾酮替代对中老年男性有显著的好处，包括性欲，躯体结构和代谢等方面的改善。然而，也有证据表明睾酮替代在年轻患者人群中对勃起功能有很好的作用，而对大于 50 岁的男性勃起功能作用轻微或很小。一项关于 209 名虚弱老年患者［总睾酮水平低于 12nmol/L（3.5ng/ml）］的睾酮替代试验研究提示，高剂量睾酮替代治疗（100mg/d）项目在执行 6 个月后，不得不因为心血管不良事件显著增加而停止。但另外三份荟萃分析报告发现，睾酮替代与安慰剂组之间在心血管事件发生的概率并无统计学意义。总之，尽管年龄并不是睾酮替代治疗的限制，但在衰老、体弱的性腺功能减退老年患者中睾酮替代还应谨慎使用。

二、激素与女性衰老

女性激素的变化对女性的一生都有着重要的影响，女性衰老是女性体内激素水平的变化而产生的，从 35 岁开始女性逐渐进入衰老期，主要表现在：更年期综合征、子宫萎缩、外阴及阴道萎缩、盆腔脏器下垂、乳房萎缩、皮肤变化等方面。女性抗衰老的主要激素有：雌激素、孕激素、脱氢表雄酮、褪黑素、人生长激素等，其中以雌激素为代表的一系列抗衰老激素成为当今女性激素抗衰老的研究热点。本文将通过女性衰老相关的主要激素及其致衰机制和科学学说三大方面来阐述女性激素与抗衰老的关系。

女性激素中，雌孕激素和褪黑素在女性衰老中的调控作用占据主导地位，因此，深入地研究雌孕激素、褪黑素对女性衰老的作用机制及其相关的科学的学说变得至关重要。

（一）抗衰老激素

1. 雌激素　雌激素又称为雌性激素、女性激素，是一类主要的女性荷尔蒙。它会促进女性附性器官成熟及第二性征出现，并维持正常性欲及生殖功能的激素。雌激素分为两大类，均为类固醇激素，即雌性激素（又称动情激素）和孕激素。雌激素主要由卵巢的卵泡细胞等分泌（睾丸、胎盘和肾上腺，也可分泌雌激素），主要为雌二醇。在肝脏中灭活，转化为雌三醇和雌酮，并与葡萄糖醛酸结合后由尿排出。而妊娠期间，胎盘可分泌大量雌三醇。雌激素不仅可以自己合成和分泌，也可以从外界获得，称为外源植物性雌激素，主要成分是异黄酮（野葛根提取物），其分子结构与雌激素类似，具有弱雌激素的作用，能与雌激素的受体互相结合[45]。

2. **孕激素** 孕激素促进女性附性器官成熟及第二性征出现，并维持正常性欲及生殖功能的激素。孕激素是由卵巢的黄体细胞分泌，以孕酮（黄体酮）为主。在肝脏中灭活成雌二醇后与葡萄糖醛酸结合经尿排出体外。孕激素往往在雌激素作用基础上产生效用，主要生理功能为：抑制排卵，促使子宫内膜分泌，以利受精卵植入，并降低子宫肌肉兴奋度，保证妊娠的安全进行；促进乳腺腺泡的生长，为泌乳作准备；提高体温并使血管和消化道平滑肌松弛等。近年来的研究表明，孕激素与雌激素的协同作用具有女性抗衰老作用。

3. **脱氢表雄酮** 脱氢表雄酮（DE）是体内 C-19 类固醇物质的总称，对维持生殖功能和机体的发育有重要作用。DE 是成年人体内水平最高的雄性类固醇激素，分泌受 LH 和 LHRH 参与的下丘脑 – 垂体 – 性腺轴的调节，为负反馈调节。此外，肾上腺亦分泌部分激素，如脱氢表雄酮硫酸酯（DS），生物活性很弱，其主要合成过程是孕烯醇酮—17α–OH–脱氢表雄酮（DHEA）——DS 及雄烯二酮。对于女性作为睾酮的前体是很重要的，在女性血中的睾酮有 15% 来源于肾上腺，25% 来自卵巢，睾酮可在芳香酶的作用下转变成雌二醇（E_2）。老年期其表达逐渐降低。尽管其确切功能尚未十分清楚，但作为抗衰老激素，对老年性认知功能障碍、骨质疏松、免疫功能低下和肿瘤等有效[46]。值得注意的是，关于该激素疗效的报道大多来自啮齿类动物，用于人体效果究竟如何，还需慎重对待。

4. **褪黑素** 褪黑激素即 N– 己酰 –5– 甲氧色胺，由色氨酸转化而成，主要是由松果体腺分泌的一种激素，持续到青春发育期后开始逐渐下降，因为 MT 水平的逐渐降低与松果体腺细胞数目及其分泌功能随年龄增长而降低有关。研究表明，MT 不仅仅对机体的生殖系统、神经内分泌系统具有调节作用，通过维持 MT 的正常节律性和分泌水平将有可能延长寿命。其抗衰老的可能机制是：清除自由基，抗氧化，保护细胞膜、细胞质、细胞核的完整性。

5. **生长激素** 生长激素（GH）是体内蛋白质合成的主要促进物质，是整个生命期蛋白质合成的关键因素。人体内的儿茶酚胺、多巴胺、γ– 氨基丁酸、乙酰胆碱、血清素和组胺等神经递质可使 GH 分泌增加，神经递质在下丘脑中可能通过生长激素释放激素（GHRH）和生长激素释放抑制激素（GHRIH）与 GH 分泌细胞膜受体结合，分别兴奋和抑制腺苷酸环化酶，调控 GH 的分泌。此外，神经递质也可能直接进入下丘脑中央隆起的毛细血管丛而直接影响 GH 的分泌；脑啡肽、P 物质、神经调压素、舒血管肠肽和血管加压素等神经肽对 GH 分泌起兴奋作用。另外，研究表明，女性的 GH 基础分泌水平、青春期后的 GH 分泌水平及其在刺激后的分泌水平均高于男性，提示内源性雌激素可加强 GH 的脉冲式分泌。研究证实，通过提高血液中 GH 的水平，可逆转老年期蛋白质合成减少，改善生理功能，延缓女性衰老。

（二）抗衰老激素的作用机制

目前，女性激素抗衰老的作用机制尚不完全清楚，研究热点主要集中在雌激素和褪黑素方面。

1. **雌激素抗衰老机制**

（1）经典途径：雌激素抗衰老是通过其受体实现的。雌激素作用的经典途径是雌激素与雌激素受体结合并直接或间接地与相应蛋白质结合，进而调节目的基因的 mRNA 水平。例如，雌激素具有抗血管内皮细胞衰老的作用，原因在于线粒体内存在雌激素受体 α 及 β，雌激素可能通过其在线粒体内的受体保护线粒体，从而发挥其抗细胞衰老的作用[47]。

（2）旁路途径：雌激素通过能量限制（calorie restriction，CR）介导 SIRT1 的表达；雌激素通过多条旁路途径上调 SIRT1 的表达；雌激素上调 SIRT1 表达影响端粒酶逆转录酶（hTERT）活性。

2. **褪黑素抗衰老机制** 褪黑素抗衰老的机制主要体现在基因水平和抗自由基作用。

（1）对核 DNA 的保护：褪黑素是高脂溶性分子，存在于细胞核中，可直接或间接地与核受体结合，从而调节基因的复制与转录，MT 可与 DNA 分子结合而防止核苷酸的氧化，消灭 H_2O_2 诱导的微核产生，保护细胞避免自发性微核产生。因此，我们认为，褪黑素对保护细胞、避免自由基等有害因素导致的遗传性伤害有重要作用，可作为预防老化和老化相关疾病的可能性治疗因子[48]。

（2）阻止细胞凋亡：细胞凋亡是多细胞有机体为保持自身组织稳定，调控自身细胞增殖和死亡之间的平衡，通过基因控制的细胞主动性死亡过程。细胞凋亡的速度越快，凋亡的数目越多，造成重要器官进行性衰老的程度越严重，衰老的速度也越快。褪黑素通过激活环磷酸腺苷依赖性基因而促进 c-fos 基因表达，诱导产生 Fos 蛋白，促进细胞增殖和生长，即上调调控细胞生长的基因会有助于延缓衰老。

（3）激活或抑制某些基因表达：褪黑素对 GnRH 基因有激活作用，刺激它的表达，使 GnRH 和垂体促性腺素浓度均增加，从而调节性腺功能，起到延缓衰老的作用。褪黑素可刺激免疫器官中前阿黑皮质素原（POMC）基因的表达，强化神经内分泌 - 免疫调节网络，增强机体调节和适应能力，进而利于延缓衰老。

（4）抗自由基作用：正常机体处于自由基产生和清除的动态平衡中，当自由基产生过多或清除能力降低，过多的自由基堆积引起脂质、蛋白质、核酸等生物大分子的损伤，从而导致细胞结构破坏而功能丧失，最终导致机体的衰老。MT 可降低细胞 Ca^{2+} 超负荷，减少体内自由基聚集；褪黑素也具有抑制自由基的能力，因为其高脂溶性可通过细胞膜，其部分亲水性可穿过细胞质进入细胞核，激活过氧化酶类，催化 H_2O_2 分解的活性增加，降低细胞内的 H_2O_2 水平，抑制自由基产生，发挥抗氧化作用；褪黑素可抑制产生自由基相关酶类基因和脂质过氧化酶基因，增强促进自由基代谢的酶类基因，起到延缓衰老的作用。

（5）与维生素 E 有协同抗氧化作用：MT 在磷脂双层中与脂质过氧化自由基的相互作用中发现，褪黑素可以在水相中拮抗脂质过氧化自由基而减少维生素 E 被氧化的可能。而维生素 E 则是公认的抗氧化剂，维生素 E 可通过使自由基断链的抗氧化作用和修饰花生四烯酸通路上的环氧化酶作用来减少自由基的生成。因此，褪黑素与维生素 E 有协同抗氧化作用。

（三）抗衰老激素的重点学说

1. 线粒体衰老学说

（1）在衰老过程中线粒体生物学发生变化，产生大量的氧自由基，通过氧化损伤对细胞造成直接损伤，启动一系列的衰老信号转导途径促进细胞衰老。

（2）线粒体呼吸链复合物的活性随年龄增长而下降，尤其是复合物Ⅳ，它是细胞能量代谢的限速步骤，其活性下降将会导致 ATP 生成减少，细胞能量代谢功能下降，从而导致衰老。

（3）mt DNA 由于缺乏组蛋白的保护而易受氧自由基的损伤而发生突变，这种突变与年龄成正相关。研究证明，组蛋白 4977 缺失与细胞衰老密切相关。因此，随年龄增加的 mtDNA 突变，将会导致线粒体呼吸链复合物表达下降，从而导致能量合成下降及 ROS 增加而致衰老。

（4）雌激素能对抗 H_2O_2 引起的内皮细胞线粒体损伤，与 H_2O_2 组相比，雌激素能降低细胞内 ROS 水平，增加细胞色素 C 氧化酶的活性，使线粒体合成 ATP 增加，保护线粒体形态结构，并因此起到抗内皮细胞衰老的作用，同时雌激素的以上保护作用可被其全受体阻断剂 ICI 182780 所阻断，说明雌激素的上述作用是通过其受体实现的。

因此，我们认为，线粒体在细胞衰老中的作用是不容忽视的。线粒体的衰老损害了细胞核，细胞核的损伤也损害线粒体，两者恶性循环造成细胞衰老。

2. 端粒衰老学说
端粒是真核细胞染色体末端的一种特殊结构，它能维持染色体结构的稳定与完整，避免其发生融合、降解、重组等变化。随着细胞的连续分裂，端粒逐渐缩短，细胞老化并丧失繁殖能力而死亡。端粒的长度、结构、功能与机体衰老及癌症的表型等密切相关，在某些情况下，端粒可影响细胞核内基因的表达。端粒酶位于细胞核内，由蛋白质和 RNA 组成，是一种反转录酶，能以自身的 RNA 为模板合成端粒 DNA 来稳定端粒的长度。人类正常组织的实体细胞一般不存在端粒酶的活性，而在生殖细胞和胚胎组织某些干细胞中则具有稳定的端粒酶活性，从而确保遗传信息完整地传给后代及保持一定的造血功能。已经发现永生细胞及恶性肿瘤细胞隐匿着端粒酶的活性，从而具有很强的细胞增殖能力。细胞衰老决定机体的衰老，通过有活性的端粒酶或激活细胞内的端粒酶活性，同时控制好其活性而使细胞得到永生，其相关研究热点可为干细胞治疗提供新的方向。当然，端粒学说只限于阐述可分裂细胞，与终末不分裂细胞的衰老机制无关。

3. 自由基和氧化损伤衰老学说 Harman 于 1955 年最早提出了自由基与衰老有关，其中以 O_2^- 和 OH 等活性氧簇自由基（ROS）最为重要，自由基攻击的主要目标是质膜、细胞内膜系统、细胞核内的 DNA 以及细胞内的蛋白质，且最易与细胞膜中的不饱和脂肪酸作用，形成脂质自由基对生物膜类脂结构破坏性极大，还可直接或间接氧化蛋白质，这种氧化是有选择性而非随机性的，氧化损伤可引起机体特定生物功能的丧失。另外，自由基还可以氧化修饰蛋白质合成中的 EF-2（延长因子 -2）或使其碎裂而阻碍蛋白质的合成，尤其是自由基可与 DNA、RNA 反应，引起主链断裂、碱基降解、氢键破坏，发生基因突变、细胞老化，导致机体衰老疾病的发生[49]。

4. 超氧化物歧化酶的衰老学说 超氧化物歧化酶（SOD）是机体清除自由基的最主要的抗氧化酶，它在人体的抗衰老方面发挥重要的作用。随着机体年龄的增长，SOD 的合成与活性逐渐下降。SOD 的合成是诱导性的，少量的自由基可以诱导 SOD 的合成，而大量的自由基则可以消耗掉机体的 SOD，并对机体产生损害。人体的 SOD 按照所含的金属种类不同分为三类，其中位于线粒体的锰超氧化物歧化酶（Mn-SOD）是清除 O_2^- 作用的线粒体基质酶，并且 Mn-SOD 的半衰期远远地长于其他 SOD，因此它在抗氧化酶中具有特殊地位。随着年龄增长 Mn-SOD 活性逐渐下降，原因在于转录翻译后的 Mn-SOD 中的酪氨酸的硝基化修饰使其失去了活性。

5. 褪黑素与衰老的松果体学说 松果体是一个多功能的器官，称为神经内分泌的传感器，它能分泌多种激素，参与性腺、肾上腺功能、昼夜节律的调节，还具有免疫调节、抗氧化及镇痛、镇静的作用。随着年龄增长，松果体内激素的合成和分泌能力逐渐下降，其中褪黑素从儿童期到青春期分泌水平下降约 80%，以后一直维持在较低水平，褪黑素分泌量的减少造成生物钟同步作用弱化，机体内部调节功能也随之降低，呈现渐进性、退行性变化而出现衰老。褪黑素可改善下丘脑视交叉上核的功能，是有效的羟自由基清除剂，同时还可增强免疫系统的功能，在分子与基因水平上对抗衰老。

6. 羟基毒化衰老学说 在 20 世纪 90 年代，Yin 和 Buink 根据对氧化反应和糖基化反应的本质理解，提出了羟基毒化（carbonyl stress）衰老学说，谷氨酸盐（glutamic）和氨基脂肪酸半醛（aminoadipic semialdehydes）是主要的羰基化合物，而抗坏血酸盐、不饱和脂肪酸、过氧化脂质等是产生羰基化合物的主要来源，蛋白水解酶的羰基化使其清除氧化蛋白的能力下降，导致氧化蛋白在体内积聚，加速了细胞的衰老，人体存在清除不饱和碳基化合物的体系，如抗氧自由基和抗氧化体系，还有羰基降解酶类（如醛氧化酶、谷胱甘肽转移酶），肌肽等。该学说认为与衰老有关的缓慢生化反应的本质是羰 – 氨反应。羰基化反应可造成结构蛋白交联、功能蛋白损伤，最典型的为胶原蛋白老化造成的血管硬化、组织交联老化，这是老化现象。羰基化反应研究的新角度为抗衰老研究提供了新的认识，羰基毒化衰老学说也已成为世纪衰老理论与应用研究的一个重要突破点。

7. 基因衰老学说 经过多年探索，现已确定的与衰老有关的基因已达十多种。例如，age-1、clk-1、daf-2、FoxM1B、gro-1、klotho、P16、spe-26、fibulin-5 等，它们分别与抗化酶类的表达、抗紧张、抗辐射损伤、特定受体的表达等机制相关。当然，许多基因的作用机制尚未完全明了。

综上所述，各种学说之间并不是孤立的，而是具有内在的联系，一般认为，衰老是由多种因素引起的功能减退的综合过程，有多种机制参与了这一过程。目前对女性衰老机制的研究已初见成效，延缓女性衰老是生命科学研究的重点和难点之一，详尽全面地阐明女性衰老的机制需要在多种学说的综合与交叉中找出其中内在的必然联系。

第七章

微创整形美容外科与抗衰老

一、概　述

面部衰老是一个多因素参与的复杂过程，面部被覆的软组织由五层基本结构构成，分别是皮肤、皮下组织、肌腱膜层、网状组织和深筋膜，通过面部支持韧带系统紧密连接在一起。皮肤的老化改变包括皱褶、皱纹、色斑、干燥和皮肤变薄。表情肌肉的长期慢性收缩使皮肤和皮下组织产生了皱褶：眉间的皱眉纹、额部的水平皱纹和眼周的鱼尾纹。相邻解剖组织间形成深在皱褶：泪沟、鼻唇沟、木偶纹和颈部皱纹和条索。面部上 2/3 区域组织量的减少会导致颞部、侧面颊部和中面颊部的凹陷。这会使颞部、眶周和颧部骨骼轮廓更加明显。重力的作用、韧带的松弛和脂肪垫的移位导致软组织下垂，特别是在面颊下部、下颌部和颈部出现明显的组织下垂[50]。通过对面部解剖的深入研究以及对这些解剖结构随时间发生改变规律的深入研究，使我们对于面部老化机制有了更深入的认识。虽然通过外科方式无法从本质上对抗衰老，但通过微创美容外科技术可以改善或部分改善上述面部老化特征，恢复年轻的容貌。

二、微创美容外科手术

（一）眼袋矫治术

随着年龄增长，下睑皮肤、眼轮匝肌、眶隔筋膜及眶隔脂肪均出现退行性改变，皮肤松弛，皱纹增多，眶隔退行松弛，眶隔脂肪移位，眼轮匝肌萎缩变薄，这些因素可能单独引起眼袋形成，但更多的情况是上述多种因素共同作用，造成下眼睑形成眼袋。目前主要通过经皮肤切口入路法（外路法）和经结膜切口入路法（内路法）眼袋切除术矫治眼袋，使下眼睑与面颊部间恢复自然流畅的外观。经皮肤切口入路眼袋切除术术中不仅可以去除多余的脂肪，还可去除多余的皮肤，改善皮肤松弛和皱纹，也可以改善眶隔脂肪分布位置，矫正泪沟，适用于各种类型的眼袋，但操作相对复杂术后可能在下眼睑睫毛下缘皮肤遗留切口痕迹。经结膜切口入路眼袋切除术操作相对简单，创伤小，术后恢复快且术后不遗留切口瘢痕，但无法改善皮肤皱纹。

1. **适应证与禁忌证**　经皮肤切口入路眼袋切除术主要适用于伴有皮肤松弛、眶隔脂肪脱垂的患者，单纯皮肤松弛或单纯眼轮匝肌肥厚者，如本人迫切要求，也可考虑手术。经结膜切口入路眼袋切除术主要适用于单纯眶隔脂肪移位膨出而不伴皮肤松弛的患者，皮肤轻度松弛但弹性良好，本人要求不遗留切口瘢痕的患者也可应用。

禁忌证包括心理障碍或要求不切实际者；高血压、糖尿病等全身慢性疾病尚未控制者；眼周组织有急慢性感染者；面神经麻痹伴有睑裂闭合不全者。

2. 手术步骤

（1）经皮肤切口入路眼袋切除术：经皮肤切口入路眼袋切除术分为肌皮瓣法和皮瓣法，剥离层次不完全相同，以下以皮瓣法为例。皮肤切口距下睑缘最下排睫毛1~1.5mm，由下泪小点下方外侧开始，平行最下一排睫毛自内向外，至外眦，然后顺鱼尾纹向外下延伸5~8mm，画出切口线。局部浸润麻醉，沿皮肤切口切开皮肤全层达眼轮匝肌表面，或先在外眦将皮肤切一小口，再用眼科剪刀伸入切口，在眼轮匝肌表面进行剥离，然后沿标记剪开皮肤。沿眼轮匝肌表面向下剥离（肌皮瓣法于眼轮匝肌深面进行剥离），直达眶下缘处。眼科拉钩拉开皮瓣，充分暴露下睑创面和眼轮匝肌表面，于眶下缘稍上方处，顺眼轮匝肌纤维方向，水平剥离眼轮匝肌。暴露下睑眶隔，轻压眼球，此时可见眶隔脂肪挤压眶隔向前膨突。剪开眶隔，即可见眶隔脂肪自行疝出，继而剪开、剥离眶隔脂肪包膜，去除疝出的眶隔脂肪。6-0/7-0丝线缝合眶隔。眼轮匝肌若有松弛可部分切除缩短或做眼轮匝肌悬吊紧缩，可将外眦眼轮匝肌缝合固定于颞部骨膜上。复位翻转的皮瓣，去除多余的皮肤，并修剪外眦多余不平整的皮瓣，以张口睁眼时，下睑不外翻为度。7-0/8-0尼龙线间断或连续缝合皮肤切口。双侧切口涂抗生素眼膏，轻微加压包扎。术后72小时内可局部冰敷，72小时后可酌情热敷。术后5~7切口拆线。经皮肤入路眼袋切除术治疗效果如图7-1。

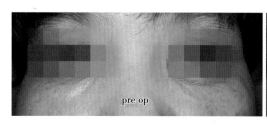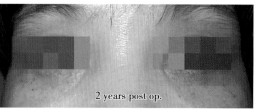

pre op　　　　　2 years post op.

图7-1　经皮肤入路眼袋切除术治疗效果

（2）经结膜切口入路眼袋切除术：局部浸润麻醉，以眼睑拉钩或牵引缝线翻转下睑，暴露下睑穹隆部结膜，令患者注视头顶。于下睑结膜穹隆上方5mm处横行切开结膜，切口长5~10mm。应用眼科剪向眶下缘方向剥离，暴露眶隔，可见其深面的中央部眶隔脂肪团。打开眶隔，暴露眶隔脂肪，去除疝出的眶隔脂肪，电凝或结扎止血。同法处理内侧与外侧眶隔脂肪。眶隔与结膜切口可缝合，也可不缝合。如果缝合结膜切口可用6-0或7-0尼龙线或丝线连续缝合，两端留长线头，不予打结，分别在内、外眦处留置线头于皮外。双眼涂抗生素眼膏，轻微加压包扎，术后72小时内可冰敷，术后72小时后可酌情热敷，术后4~6天拆除结膜缝线。

3. 并发症

（1）下睑外翻：如果皮肤、眼轮匝肌等切除量过多或切口感染瘢痕形成，牵拉下睑，将导致下睑外翻。老年人眼轮匝肌松弛，睑板弹性减弱，术后也有发生轻度下睑外翻的可能。男性患者，皮肤致密，有可能发生暂时性下睑外翻，约1个月后消失。下睑外翻的预防措施包括：术中操作精确、精巧，掌握好皮肤、肌肉切除量，原则是宁少勿多，力求适中。下睑外翻和睑球分离是眼袋切除术术后较难处理的并发症。发生下睑外翻及睑球分离，不要急于再次手术，轻者可予局部热敷、理疗、按摩等处理，待肿胀消退，一般多能自行缓解恢复。对于不可逆性下睑外翻和睑球分离，待保守治疗3~6个月后，再酌情采取适当手术矫正。

（2）出血或血肿：皮下淤血、结膜下出血多因术中注射麻药过深、刺破了血管、手术操作粗暴或术中止血不彻底等，出血渗入皮下及结膜下引起。眼袋切除术较严重的并发症是球后或眶内出血，在处理眶隔脂肪时应特别注意。预防措施包括术前1周暂停抗凝药物；术中轻柔操作，彻底止血；术后1周内避免剧烈运动。皮下淤血、小血肿和结膜下出血，一般不必特殊处理，术后72小时内可行冰敷，72小时以后若不再出血可以热敷，促其自然吸收。较大的血肿或继续出血者应及时打开切口，清除血肿。球后出血较多可导致失明，所以一旦发生，应及时拆除缝线，打开眶隔，清除积血，找到出血点结扎止血。

（3）溢泪：术后发生下睑外翻，睑球分离，下泪小点失去正常附着，可导致溢泪症状。皮肤切口内侧过于接近下泪小点，术后局部瘢痕牵引，泪小点偏离正常附着位置也可导致溢泪。手术误伤下泪小点或下泪小管也是原因之一。针对发生溢泪的原因，重点应预防相关并发症发生，手术操作严谨认真、精确、精细，避免误伤。一旦发生泪小点移位，偏离正常附着位置，应根据不同原因进行处理，如需手术修复应在术后3~6个月进行。手术误伤泪小点或泪小管造成溢泪应请眼科医师协助处理。

（4）下睑凹陷：主要是由于眶隔脂肪去除过多引起，术后皮肤、肌肉、眶隔与深部组织粘连也可引起。

预防措施为术中处理眶隔脂肪时要掌握好眶隔脂肪切除量，若发现眼睑有明显凹陷，可将切下的脂肪重新植回。特别强调切忌盲目向外牵拉眶隔脂肪或向深处随意切剪。一旦发生，轻者不必矫治，重者待术后3~6个月后采用游离脂肪或真皮脂肪移植充填。

（5）切口瘢痕显露或增生：可能导致术后切口明显的风险因素包括：睑缘下切口设计过低或切口超出外眦过长；缝合技术不佳，进针切口两侧对位不齐；进针时切口两侧深浅不均匀；缝线过粗；皮肤去除量过多，缝合时切口张力大；术后切口感染。预防措施应强调切口设计时位置要适当，以距下睑最下一排睫毛根部1.0~1.5mm为宜。切口缝合时应进针深浅均匀，表面平整，垂直切口方向无错位。术中掌握好皮肤切除量，防止切口张力过大。拆线后切口处可酌情应用防瘢痕增生类药物。若瘢痕明显，术后6个月后，下睑皮肤松弛条件允许情况下可手术修复。

（6）双侧不对称：术前双侧设计不对称，术中切除组织量不对称，术前双侧眼袋皮肤松弛度、眶隔脂肪膨出程度不同等情况都可能导致术后双侧不对称发生。预防措施为术前认真仔细观察眼袋情况，术中酌情处理皮肤、肌肉、眶隔脂肪等组织。切口不对称，术后切口瘢痕不明显者，不必处理。若双侧明显不对称，待术后3~6个月后进行手术矫正。

（7）感染：风险因素包括不严格掌握手术适应证，在眼部存在感染情况下进行手术；不严格遵守无菌操作规程，皮肤、器械、缝线消毒不严；手术操作粗暴、组织创伤及术后血肿，降低了组织的抵抗力；埋线外露，拆线不彻底，线头感染等。预防措施包括严格遵守无菌操作，眼部有感染时不进行手术，手术操作要轻柔，尽量减少组织损伤，防止术后血肿。眼睑血运丰富，抗感染力强，一般很少发生感染，若发生感染，应及时处理，否则影响术后效果。

（8）角膜损伤：多在经结膜切口入路手术发生，术中操作不慎或角膜保护不善误伤角膜。术中眼睑牵开，角膜暴露时间过长，干燥，也易引起角膜损伤。术中应特别注意保护角膜，防止误伤角膜或角膜干燥。术后一旦患者出现畏光、流泪、疼痛等刺激症状，疑有角膜损伤，应及时请眼科医师协助诊疗。

（二）上睑皮肤松弛矫正术

随着年龄的增长，皮肤胶原的含量、弹力纤维分布等的变化导致了皮肤弹性下降，回缩力差，肌肉和筋膜组织退行性变，皮下脂肪组织变薄减少，支撑结构支持减弱，加之重力作用，使上眼睑皮肤松弛下垂，上眼睑失去自然流畅的形态，严重者松弛的皮肤可能遮挡视线，形成假性上睑下垂。对于老化和多余松弛的皮肤可以通过微创手术去除多余的组织量，以改善老化面容达到年轻化的目的。上睑皮肤松弛矫正术示意如图7-2。

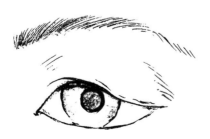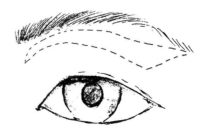

图 7-2 上睑皮肤松弛矫正术示意

1. 适应证与禁忌证 适应证为上睑皮肤松弛，而眉的位置基本正常，无明显下垂，存在眉下垂者可选择眉上切口上睑皮肤松弛矫正术。

禁忌证包括心理障碍或要求不切实际者；高血压、糖尿病等全身慢性疾病尚未控制者；眼周组织有急慢性感染者。

2. 手术步骤 根据上睑松弛的程度，设计切除眉下缘皮肤，根据情况，切口可包括1~2排眉毛。如果存在眉下垂，切口和去除皮肤可设计在眉上。局部浸润麻醉后，按设计线切除眉下皮肤，切口下方皮下潜行剥离。为保持持久的效果，可将皮下与额骨骨膜固定缝合。5-0可吸收线减张缝合皮下，7-0/8-0尼龙线间断或连续缝合皮肤。术后加压包扎，术后7天拆线。

3. 并发症

（1）瘢痕增生：术后瘢痕增生风险因素包括缝合技术不佳，进针切口两侧对位不齐，进针时切口两侧深浅不均匀；缝合张力过大，未进行皮下减张缝合；缝线过粗；术后感染。预防措施包括术中应严格无菌操作，术后预防感染；应用5-0或6-0可吸收线皮下减张缝合，7-0或8-0尼龙线对位缝合皮肤；进针时深浅均匀，表面平整，垂直切口方向无错位。形成瘢痕增生者待术后6个月后修复。

（2）出血或血肿：血肿形成不利于切口愈合，增加感染和瘢痕形成风险。出血的风险因素包括术中操作粗暴，损伤过重，止血不彻底；损伤眶上血管；术中局部麻醉药加入肾上腺素过多，肾上腺素作用消失后反弹出血；术后包扎不确实。预防措施包括术前1周暂停抗凝药物；术中轻柔地操作，彻底止血；术后1周内避免剧烈运动；术后适当加压包扎。小血肿无须特殊处理，可完全吸收。明显血肿或继续出血者，应打开切口，清除血肿，彻底止血，加压包扎。

（3）术后感染：术后感染风险因素包括不严格掌握手术适应证，在局部存在感染情况下进行手术；不严格遵守无菌操作规程，皮肤、器械、缝线消毒不严；手术操作粗暴、组织创伤及术后血肿，降低了组织的抵抗力；埋线外露，拆线不彻底，线头感染等。预防措施包括严格遵守无菌操作；局部有感染时不进行手术；手术操作要轻柔，尽量减少组织损伤，防止术后血肿。

（4）双侧不对称：术前双侧眉形或上睑形态不对称，在设计时未予调整或设计切口不完全对称可导致术后双侧不对称。术前设计时应保证双侧对称。如果术前眉形或上睑形态存在不对称，切口应进行相应调整。

（三）面部除皱术

随着年龄衰老，长期的重力作用、韧带的松弛和脂肪垫的移位导致软组织下垂，特别是在面颊下部、下颌部和颈部出现明显的组织下垂。面部除皱术最初是一种通过切除面部皮瓣边缘的皮肤，在具有一定张力下缝合切口，从而将老化松弛的面部提升的手术方法。这种早期的做法在100多年前就已经开展了，现在的手术方法已经进展为包含综合措施的技术，包括提升、填充和重新排列面部组织，以达到面部年轻化的目的。尽管注射美容外科等微创技术已有许多发展，但是没有哪一种技术像面部除皱术一样，能够实现对老化面部的全面改善，将面部主要解剖结构恢复到更加年轻的状态。

1. 适应证与禁忌证 额部除皱术可消除或改善前额、眉间、鼻根皱纹、鱼尾纹，矫治眉与上睑皮肤松垂。颞部除皱术可消除或改善颞部皮肤松弛、鱼尾纹、外侧眼睑或眉下垂等。颊部除皱术可治疗颧颊部、下颌组织部松垂与皱纹。

禁忌证包括心理障碍或要求不切实际者；高血压、糖尿病等全身慢性疾病尚未控制者；周围组织有急慢性感染者。

2. 手术步骤

（1）额部除皱术：额部发际缘切口适于前额较高（6~7cm以上）者，切口设计沿额部发际或发际内1~2mm，剥离范围相对减少，缺点是切口容易显露。额部发际内切口适于前额较低（6cm以下）者，为额部发际内5~6cm的冠状切口，能使前额增高，切口隐蔽，但剥离范围相对增大。

沿切口线平行毛发方向切开头皮至帽状腱膜下疏松组织。剥离范围：向下达眶缘、鼻骨表面。剥离层次：骨膜浅面，以钝性剥离为主。将头皮瓣向下翻转，充分显露眉间鼻根部。在中线切开骨膜和腱膜，显露皱眉肌和眉间降肌，小心地将它们切断。切断外侧的皱眉肌时注意保护眶上神经血管束，后者邻近皱眉肌止点。在眶上缘水平以上的额肌明显处切断帽状腱膜和额肌，注意避开眶上神经血管束。

留置半管引流或负压引流，向后拉紧头皮瓣，调整眉的高度并注意双侧的对称性。首先定位，然后上提皮瓣，使皮瓣松紧适宜，切口无张力为度，切除多余的头皮，缝合切口。

术后局部加压包扎。半管引流，术后次日拔除；负压引流，术后 48~72 小时内拔除。术后 7 天拆线。

（2）颞部除皱术：颞部发际缘切口适用于眉梢与鬓角间距较大者，切口沿颞部发际或发际内 1~2mm 弯向下后，术后眉梢与鬓角的间距明显变小，切口容易显露。颞部发际内切口适于各种类型受术者，而鬓角与眉梢间距较小者只能选此切口，为沿颞部发际内 4~7cm 凸向后的弧形切口，该切口隐蔽，但术后鬓角缩窄或消失。

沿切口线平行毛根毛囊方向切开皮肤。剥离范围是下述各点连线的后方：耳屏前 1.7cm，外眦水平外 5.1cm，眉梢水平外 3.5cm，以及眉梢垂线上 2.1cm，线后为面神经的安全区。剥离层次为颞浅筋膜浅面。对于鱼尾纹较重者，在眼轮匝肌浅面再作精细剥离，断开肌纤维与真皮下的连接。可在眼轮匝肌外缘作 3~5 针放射状向外牵拉缝合，以舒展眼轮匝肌，提升上睑和外眦。

术区留置半管引流或负压引流。首先定位缝合，在外眦水平对应处固定一针，确定外眦的高度。然后上提皮瓣，使皮瓣松紧适宜、切口无张力为度，切除多余的头皮，缝合切口。术后局部加压包扎。半管引流，术后次日拔除；负压引流，术后 48~72 小时内拔除。术后 7 天拆线。

（3）颊部除皱术：耳屏前或耳屏后切口均可采用，但均需注意保护耳屏软骨免受损伤。耳后切口可设计在颅耳沟的下 2/3，或颅耳沟稍上方的耳郭侧。

皮肤剥离范围向前至鼻唇沟，向下方至下颌缘，SMAS 筋膜瓣的剥离范围向前可至颧大肌外缘，向下至下颌下缘。沿耳前皮肤切口前 0.5cm 和颧弓下缘下 0.5cm，切开 SMAS 层形成三角瓣。在腮腺筋膜表面即安全区内锐性剥离，尽量不剪破腮腺筋膜，以免术后并发腮腺瘘。将 SMAS 瓣的后上角固定在颧弓根表面的骨膜上，将耳垂下方掀起的 SMAS–颈阔肌瓣拉向后上，固定在耳垂下后方的三角形致密区，或固定在乳突区的筋膜、骨膜上。剪除 SMAS 颈阔肌瓣的多余部分。

术区留置半管引流或负压引流。首先定位缝合，将皮瓣向后上方提紧，使皮瓣松紧适宜、切口无张力为度，先行固定，切除多余皮肤，缝合切口。术后局部加压包扎。半管引流，术后次日拔除；负压引流，术后 48~72 小时内拔除。术后 7 天拆线。

3. 并发症

（1）出血或血肿：血肿是除皱术后最常见的并发症，表现为疼痛加重，患侧面部饱满，眼睑、口唇肿胀，颊黏膜瘀斑等，多因术中止血不彻底或术后包扎不确实引起。预防措施包括术中应直视下彻底止血；根据术中出血情况留置半管引流或负压引流；术后适当加压包扎。一旦确诊出现血肿，立即拆开缝线引流，或者穿刺抽吸，加压包扎。

（2）神经损伤：除皱手术可能损伤的运动神经为面神经，可能损伤的感觉神经为耳大神经、眶上神经、眶下神经。面神经损伤的常见风险因素为：由局部麻药对某一神经支的异常阻滞作用造成暂时性麻痹，可于数小时后完全恢复；表情肌附近的小分支离断；某神经支（干）离断造成的永久性面神经麻痹；术后血肿压迫或包扎过紧也会造成可逆或不可逆的神经损伤。感觉神经损伤后表现为相应区域的感觉异常，大多能代偿或恢复。

因此，应熟悉面神经的解剖特点，严格遵循解剖层次剥离。麻药引起的暂时性麻痹可自行恢复；血肿压迫引起的应及时清除血肿；明确的面神经主要分支损伤，应即刻术中吻合。

（3）皮肤坏死：如果血肿未得到及时处理，导致感染，可能导致皮肤坏死。皮瓣剥离过薄，影响血供，也可能导致皮肤坏死。缝合张力过大可造成切口边缘坏死，并形成明显的瘢痕。

因此，应积极预防和及时处理血肿。剥离皮瓣选择正确的层次，厚度均匀，宜带适量皮下脂肪。缝合张力适度。

（4）秃发：头皮瓣剥离过薄损伤了毛囊，或应用电刀时损伤了毛囊可导致秃发。头皮缝合张力过大，切口瘢痕形成可导致毛囊变性。

应注意切口方向，减少毛囊损伤。剥离掌握正确的平面，保留一定量的皮下脂肪量。

（5）切口瘢痕增生：切口瘢痕增生，多由于切口张力过大或切口感染所致。因此，皮肤切除量应适度，防止切口张力过大。切口应分层减张缝合。

（6）腮腺或腮腺导管损伤：颊部剥离时损伤腮腺筋膜可造成腮腺瘘。在腮腺筋膜表面剥离尽量不剪破腮腺筋膜；在颊部皮下及 SMAS 下剥离时注意防止损伤腮腺导管。

（7）双侧不对称：以下因素可导致术后双侧不对称：切口设计双侧不对称；皮瓣剥离层次及范围双侧不对称；去除皮肤组织量双侧不同；缝合时双侧皮瓣上提程度不一致。因此，应在上述各个环节注意避免。

三、自体脂肪移植

（一）简介

随着脂肪抽吸技术的迅猛发展，脂肪再利用也成为一个流行趋势。结构脂肪移植技术即"Coleman 技术"概念的普及使自体脂肪移植技术逐渐成熟，通过微创取脂，适度离心以及多点、多平面、多层次、微量移植的方法，使脂肪移植获得更高的成活率，在面部、乳房等部位获得了良好的效果。不仅起到容积填充的作用，而且由于脂肪源性间充质干细胞的存在，还具有改善皮肤质地、促进组织愈合、改善皱纹等抗衰老作用。自体脂肪移植已成为安全、效果持久、用途更广泛的抗衰老微创外科方式。面部脂肪是由多组脂肪团组成，年轻人面部轮廓与脂肪的分布是相互协调的，衰老过程中各组脂肪团均有不同程度的萎缩和位置改变。虽然我们仍不清楚面部老化的原因，但通过将自体脂肪移植至萎缩区域可以恢复面部的结构平衡，从而恢复年轻外观。

（二）脂肪获取

常见的获取脂肪部位为大腿或腹部，根据不同个体情况可选择其他部位。患者取平卧位，常规消毒，铺无菌手术单。手动或者使用注射泵在标志区域内注射肿胀麻醉液。用 20ml 注射器、吸脂针手动负压吸脂。拉出部分管芯并固定从而产生负压，反复抽吸脂肪。针管抽满脂肪后，管孔盖上专用帽。将注射器放在离心机上，以 3000rpm 离心 30~60 秒。弃除血液层和肿胀液层，仅保留脂肪层。将制备好的脂肪颗粒转移到 1ml 注射器内备用。吸脂结束后，供区用无菌敷料加压包扎 3 天。

（三）注射方法与技巧

面部脂肪填充一般用 1ml 注射器连接 18~20G 钝头注射用长针头。采用多点、多平面、多层次、微量注射方法，注意要避免在任何一个区域注射太多的脂肪。

（四）额颞部填充

年轻人的额部向前微凸，颞部饱满，超过眉外侧。随着年龄老化，额部及颞部组织逐渐萎缩，导致皮肤及眉下垂。额部填充是通过增加组织量，使额部恢复原有弧度，从而带动皮肤上移，达到眉上提的效果。额部填充平面位于皮下层或骨膜浅面。由于额部皮下平面较致密，所以脂肪填充比较困难，而且容易导致不规则外观和长期水肿。推荐采用垂直于眉的小切口，平行于额肌方向，多点、多隧道注射。进行过 A 型肉毒毒素额肌内注射的患者，额肌活动度减少，也会减少脂肪移植后的活动，增加移植脂肪成活率。额部的脂肪注射量可为 10ml。

随着年龄增长，颞部脂肪作为颊脂垫的延伸也会逐渐萎缩。年龄增长和某些疾病也会导致颞区凹陷。颞部脂肪填充可以提升眉外侧 1/3，使面部上 2/3 变宽，呈现一种健康、有活力的外观。颞部填充采用颞区上方的小切口。弯曲的注射针有利于将脂肪注射入颞肌肌肉内。每侧颞部可以很容易的注入 3~5ml

脂肪。颞部填充要非常小心，曾有颞部脂肪填充致脂肪栓塞从而导致失明、偏瘫甚至致死的报道。

（五）眉部填充

年轻时眉部是丰满的。随着面部老化，眶上缘显得逐渐凸出，上睑皮肤出现不同程度的松垂。由于脂肪萎缩导致的上睑内侧和中部凹陷比较常见。眉部填充的目的是恢复眉的弧度和高度，提升上睑皮肤，改善重睑形态。眉部填充可通过发际或眉尾上方的一个进针点来完成，将细小颗粒脂肪进行点状注射，每点注射 0.1ml。注射层次为眼轮匝肌浅面。

（六）眶下区填充

眶区的老化有两种表现方式，凹陷型和膨隆型。凹陷型的表现是从睑板至眶下缘整体组织量的减少，由于眶区皮下脂肪萎缩和真皮变薄，眼轮匝肌在皮下更为明显，从而使皮肤颜色加深，眼球和眼轮匝肌的投影形成了黑眼圈；膨隆型的表现是下睑脂肪球凸出，而且经常会与眶隔一起疝出皮下。上述两种情况，都会中断睑 - 颊的连续性，形成睑颊沟。

眶下区脂肪注射层次为眼轮匝肌深面，进针点为颊部的中央偏下方或鼻唇沟，自内向外沿眶缘少量注射脂肪。进针点也可选在中外侧，这样更容易注射至眶下的外侧及颧骨区域。避免注射至皮下层，以防止硬结及皮肤凹凸不平。治疗眶下脂肪萎缩的患者时，填充区域应为自睑板至眶缘。针对这些患者的具体情况重点填充萎缩区域。肥厚型眶下老化则与其不同，因为泪沟区饱满，尽量避免注射。眶下注射应该保守一些，每侧注射不超过 2ml。尽量通过微量注射使交界区域过渡自然[51]。

（七）颊部填充

颊部填充包括三个区域：前面颊三角区（即苹果肌区），颧弓区和颊沟。大多数情况下，需要填充所有三个区域并且保证区域间过渡自然。然而，在某些情况下，仅需填充 1~2 个区域。颊沟通常是填充最多的区域。自体脂肪填充可增加颊部组织量，改善外观，优于其他填充材料。苹果肌区填充是通过增加中面部皮肤的突度，从而提升下面部。第一个切口位于鼻唇沟，将脂肪填充于颧肌周围。苹果肌区可线状注射 5~7ml 脂肪。通常，第二个切口位于颧弓外侧，此切口同样适合于填充颊沟。颊沟可以使人显憔悴、呈现病态面容。脂肪移植可以使人看起来更为年轻和健康。由于颊部皮下纤维组织较为致密，填充时操作较为困难。采用多点、多层次、多隧道注射法，少量的填充于标记好的区域内。另外，外侧应该跨过腮腺外缘，以免微笑时局部隆起，缺乏过渡。一般，颊部填充量为 3~5ml。

（八）下颌与颏部填充

年轻人面部脂肪包裹了下颌角和下颌骨体下缘，下颌与颈部的过渡比较自然。随着面部逐渐老化，下颌和颈部的界限越来越不明显。这不仅导致下颌骨静态时突度减小，还加剧了下颌部体位性松弛[52, 53]。

下颌角和下颌骨体下缘的填充不仅包括前部，也包括下部。在前部，进针是通过垂直于下颌骨下缘的小切口来实施的。在下部，进针通过位于下颌角上方约 1cm 的切口注入脂肪，呈扇形向外侧和下方注射，这样脂肪能够注射到颈部上方，下颌角及下颌骨体下缘下方 1cm 以上，这样做的目的不仅使下颌轮廓更清晰，而且还可以从颈部"借皮"，起到提升颈部皮肤的作用。另外，上颈部皮肤被置于下颌骨的阴影中，在视觉上造成后退的效果。填充向内可至中线部，在这里脂肪被置入下颌前沟以及颏下区以起到悬吊作用。这有利于减轻老化的颏部的孤立外观，同时起到向前上方提拉颏部的作用。如果想进一步实现颏部前翘的效果，可以经外侧切口向中线方向应用串珠状注射技术以填充颏部。下颌和颏部可以注射 20ml 自体脂肪。

（九）鼻唇沟凹陷填充

鼻唇沟可以被看做颊部和唇、颏部的连接部位。取一个鼻唇沟外侧的切口，垂直于鼻唇沟方向注射脂肪，最远端可以达到人中嵴。采用串珠状注射技术，将脂肪横穿鼻唇沟方向。一定不要平行于鼻唇沟方向注射脂肪，因为这样会使鼻唇沟位置内移。木偶纹的结构与鼻唇沟相似，治疗起来也相似。脂肪注射方向应该与皱褶方向垂直以切断此区域的韧带。如果需要，可以经同一切口注射至下颌前沟。同样，木偶纹不是一个单独存在的结构，需要注意其与邻近颊部的关系。一般来说，每侧鼻唇沟和木偶纹各自需注射 1~2ml。

（十）并发症

常见的并发症包括感染、过度矫正、不对称、硬结、注射部位的青紫、凹陷和脂肪囊肿等。罕见的并发症包括大脑中动脉梗塞、皮肤坏死和失明。然而，我们现在所采用的钝针微量注射技术，由于针头插入血管的可能性很小，并且 1ml 注射器压力很小，血管栓塞的情况罕见。但因为并发症严重，还是应该格外小心，采取各种方式防止发生血管栓塞。

自体脂肪一直是安全、经济、效果肯定且持久的微创抗衰老方式，对于面部容积缺失老化的患者是比较理想的选择，正确地理解面部老化各个部位脂肪体积的变化，正确地应用脂肪获取方法和填充技术是治疗成功的关键。

四、透明质酸注射填充

（一）简介

透明质酸是一种可降解的非活性填充材料，由 D-N- 乙酰氨基葡萄糖和 D- 葡萄糖醛酸为结构单元构成的高分子黏多糖，具有显著的亲水特性，在应用时可以自周围组织吸收相当于自身体积 1000 倍的水分，填充时无须过度矫正。透明质酸在所有动物种群中构成相同，所以几乎无抗原性，注射前不需要皮试。有的透明质酸产品是从动物提取的，也有的透明质酸产品是非动物源性的，是由细菌发酵形成的。透明质酸产品可以通过相互交联从而增加在体内的维持时间。

理想的填充材料应该具有用途广泛、生物相容性好、效果肯定、无排异、使用安全、效果持久、价格合理等特性。透明质酸是目前最安全有效、使用最多的填充材料，提供了一种即刻的容积替代，通过不同的交联技术，维持时间可达 6~18 个月。透明质酸具有亲水性，在注射后可以持续锁水保持容积，改善因容积缺失导致的面部老化。透明质酸的另一个优点是存在有效的逆转剂，如果注射的位置不正确或有移位，罕见的血管闭塞，可以用透明质酸酶来修复，是软组织容积填充最安全有效的材料。

（二）注射方法与技巧

有很多方法可以控制注射过程中的紧张和疼痛，包括冰敷、局部麻醉、区域阻滞、外周神经阻滞和使用混合局部麻醉药（利多卡因）的透明质酸产品。眉间、鼻唇沟和口角可以采用局部麻醉，如注射前 20~30 分钟局部使用倍他卡因、利多卡因和地卡因。不过临床医生要注意这些药物有可能会引起过敏反应和接触性皮炎。可以使用外用的麻醉软膏。还可应用冰敷，不仅可以预防疼痛，还可以避免肿胀。

医生可以采用多种不同的注射方法，虽然推荐针头斜面向上，但实际操作中可以朝向任何方向。研究发现，透明质酸总是顺着阻力最小的方向走，而与针头方向无关。进针深度的选择需要依靠经验才能达到理想效果。在皮下脂肪层注射时可以明显感觉压力比在真皮层注射时小。过于表浅地注射会造成发白、凹陷或者皮肤突起。经典的方法是针头以 30°~60° 进针，然后边退针边注射。进针的角度因人而异。最常用的注射方式包括连续线性注射和多点注射，而在范围较大的区域，例如颧骨外侧，一般采用扇形注射和网状交叉注射。连续线性注射是在退针时缓慢而平稳地将填充剂注射于整个或主要的注射区域。多点注射与其类似，不过是在线上取多个进针点进行注射。扇形注射同样是要进针后退针注射，不过根据区域的大小，采用更多的不同角度。最后，网状交叉是顺着很多交叉的平行线和垂直线注射。无论使用哪种方法，在针头离开皮肤的时候一定要停止注射，以免造成表面的结节[54]。

（三）颞部填充

颞区内包括颞肌、颞浅筋膜和脂肪，颞区的容积缺失会导致明显的老化外观。填充这个区域可以获得显著的效果，给患者一个年轻、健康的外观。

颞部使用透明质酸类产品时，注射的深度是治疗的关键，正确的注射层次可为皮下层、肌肉层或骨膜浅层。注射后辅助按摩以使产品均匀地扩散。注射层次过浅和按摩不足可导致可触及或可见的局部硬结。注射后可能会发生淤青，但是通过避开浅表血管可以降低发生概率。注射后的按摩和冰敷对于确保注射区域与周围流畅过渡和减轻水肿是很重要的。

（四）眉部填充

眉部区域的容积缺失常常是上面部老化进程的一部分。决定眉位置的关键是眶上缘、眉毛和连接二者间的软组织。在老化的进程中，眶上缘骨骼萎缩、连接眉与眶上缘骨骼之间的软组织萎缩，肌肉老化，韧带拉长等综合因素导致眉下垂。在治疗眉下垂的方法中，注射填充是一种有效的方法。眉部外侧区域的处理通常作为颞部填充治疗的补充治疗。注射方法类似于颞部填充。

（五）眉间填充

眉间是两侧眉中间的区域，由皱眉肌、降眉肌和深面的额骨构成。最常见的眉间老化的表现是反复皱眉引起的眉间皱纹。透明质酸注射至真皮深层可以治疗眉间纹，常用剂量为 0.3~0.8ml。联合应用肉毒毒素治疗动力性皱纹可以达到更好的效果。眉间区域注射，需注意避免损伤局部血管以防止发生血管梗塞。

（六）眶下缘区（包括泪沟）填充

眶下缘区是指眼睑与面颊部间的过渡区域，眶下缘的内侧部分常被称为泪沟。下眼睑老化最初表现是由于容积缺失造成眼睛下方出现的阴影（皮肤色泽发黑），早期出现在泪沟部，然后逐渐波及整个眶下缘。这种阴影可能由两种原因造成：泪沟处凹陷和（或）皮肤本身的色素沉着。在治疗前必须对患者进行正确地评估，判断是否同时存在面中部容积缺失、下眼睑脂肪的假性疝出、皮肤色素沉着和眼睑皱纹；另外，需要向患者讲明注射填充可以解决容积缺失的问题，但不能改善皮肤的色素沉着和眼睑皮肤细小皱纹。沿眶下缘填充泪沟处的凹陷可以消除眼睛下方的阴影，重塑眼睑与面颊部间的过渡自然、流畅的轮廓。眶下缘的中部、颧部突起的内侧最易发生血管损伤，应格外注意。在眶下缘内侧部的泪沟处，眼轮匝肌与骨膜间存在一较薄的间隙，为注射层次，一般泪沟处需要注射 0.2~0.3ml，眶下缘的外侧部位需要注射 0.3~0.4ml。需要注意的是，注射层次过浅容易导致局部不平整。透明质酸眶下缘区注射填充术后效果如图 7-3。

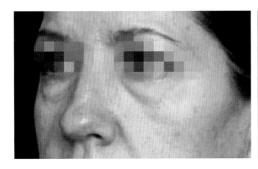

图 7-3　透明质酸眶下缘区注射填充术后效果

（七）前面颊三角区（苹果肌）填充

前面颊三角区上界为眶下缘下方，内侧界为鼻面交界线，外侧界前面部与侧面部的移行交界线。面颊部的老化主要表现为因组织萎缩、容积缺失导致的前面颊三角区平坦，颧骨轮廓显现，显现苍老、严肃或略带悲伤的外观。前面颊三角区填充的目的是重塑自然、流畅的轮廓，使颧三角隆起在视觉上不明显，达到面部年轻化的目的。由于国人的审美观以前面颊三角区饱满为美，因此对于前面颊三角区萎缩、凹陷的患者需要注射填充，以增加面部立体感，改善严肃和悲伤的外观。

（八）唇部填充

唇部老化者因组织容积缺失导致的红唇缩小内卷，造成下面观红唇长度缩短，严重者正面观双唇明显变薄。此外，唇突度、人中嵴、唇弓随时间推移变平。在进行下面部和唇年轻化治疗时所有上述因素都应被评估和纠正。

年轻面容所具备的特征包括皮肤光滑，无皱纹，无色素脱失，无明显的面部下垂，饱满、界限清晰的唇。面部老化发生时，真皮容积减少，骨容积减少，脂肪垫容积减少或位置改变，牙列改变等导致了唇部及其口周区域的变化。由于鼻唇沟和尖牙窝的骨和真皮组织的萎缩，鼻至上唇距离被拉长，同时由于下颌骨和牙齿的萎缩，下唇至颏部的距离被缩短。其结果是颏部前移和红唇内卷、唇珠消失，进而使得"口唇干瘪"外观更加明显。

自然而年轻的唇部应有起伏的曲线和结节状凸起。典型的上唇有三个结节：中间一个和两侧各一个，下唇每一侧各一个结节。正常的双唇应该是下唇稍厚于上唇。此外，对于年轻的面容而言，迷人的双唇应该是边界清晰的。红唇边界即"白线"，位于红唇黏膜与面部皮肤交界。如果只进行红唇注射，实际上会使唇内翻而减少红唇显露。这就要求我们唇部填充时注重让唇部及周边解剖单元都变得丰满，而不能仅仅填充红唇。

（九）下颌前沟

下颌前沟为一个尖端向前指向颏部，基底位于下颌下缘的三角形区域。随着年龄增长，下颌骨和周围软组织容积缺失，连接下颌骨面与皮肤表面的下颌韧带松弛、是导致下颌前沟出现的主要原因；同样由于老化的原因，下颌骨外侧附着的软组织逐渐下垂导致了下颌下缘软组织堆积，使颏部至下颌角间失去流畅的曲线轮廓，加重了这种"下颌前沟"的形态。这些因素的共同作用，使年轻时弧形流畅的下颌下缘变成了不规则的 W 形衰老外观。

对于轻度下颌软组织下垂的患者，注射填充对于下颌轮廓年轻化具有很好的效果，甚至超过传统外科手术的效果。对于皮肤松垂和下颌前沟明显者，为了获得满意效果需考虑多种方法联合治疗。明显的下颌软组织下垂者需要较大程度的填充才能产生效果，对于严重下垂的患者，单独应用注射填充则无法解决问题。透明质酸下颌前沟注射填充术后效果如图 7-4。

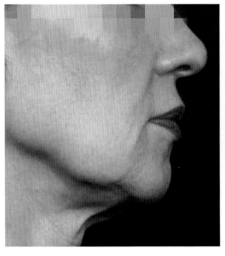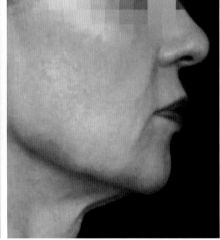

图 7-4 透明质酸下颌前沟注射填充术后效果

（十）木偶纹

木偶纹又称为唇颌沟，从口角向外下方延伸至下颌前沟，是面部老化导致口角下坠的表现。随着面部老化的加重，木偶纹逐渐加深，使下颌皮肤软组织下垂更加明显。木偶纹区的容积缺失常伴有颊外上方区域的容积缺失，因此在该区域不仅要填充皮肤皱纹，还要在其前方过渡区域进行适度填充，重建颏部与下颌侧面间平滑过渡的轮廓。

（十一）并发症

使用透明质酸进行注射美容是非常安全的"微创整形美容抗衰老"项目，患者的满意度一般也很高。不良反应通常是由于短暂的过敏性或者局部组织损伤引起的。在唇部填充时，可能会激活单纯性疱疹病毒使其再发作。大多数的不良反应是短暂的过敏反应和注射点发红。而长期的不良反应，主要包括持续的异物性相关炎症反应更加少见。淤青是最常见的并发症。预防措施包括停用抗凝药（在病情允许情况下）、阿司匹林、维生素 E、鱼油等和术前冰敷。处理措施包括：冰敷、按压、减淤膏或草药。一种透明质酸常见的不良反应是由于注射过于表浅而导致的蓝灰变色，即丁达尔现象，是由于不同波长的光在胶体内发生散射形成的。透明质酸的不良反应很少，而且很多可以通过透明质酸酶来解决。透明质酸酶可以使葡萄糖胺的 C1 和葡萄糖醛酸的 C4 之间的葡萄糖胺键断裂，从而降解透明质酸，具有显著的效果。

五、肉毒毒素注射

（一）肉毒毒素的历史

肉毒毒素就像洋地黄、阿托品及紫杉醇等天然物质，尽管人们首先认识到的是它们的毒理特性，但随着认识的深入目前已成为不可或缺的常规药物。最早有关肉毒毒素的记载是过期食物产生的肉毒毒素引起食物中毒。18 世纪早期，德国医生 Kerner 发表了对食源性肉毒毒素中毒临床症状的第一次准确和完整的描述。18 世纪晚期，比利时微生物学家 van Ermengem 教授，首次从食物和食物中毒者中分离出了致病菌——梭状肉毒杆菌。

20 世纪 70 年代，旧金山 Smith-Kettlewell 眼科研究中心的眼科医生 Alan Scott 的研究方向为斜视患者的非手术疗法，他坚信可以通过一种化学物质来削弱眼外肌牵拉眼球的力量，从而达到肌肉切除相同的作用。在经过一系列动物实验与临床研究后，Alan Scott 医生最终获得美国食品和药品管理局（FDA）批准，开始将 A 型肉毒毒素用于治疗人类斜视和眼睑痉挛。

将 A 型肉毒毒素用于整形美容领域可以追溯到 20 世纪 80 年代，眼科医生 Jean Carruthers 注意到在治疗眼睑痉挛时会对眉部产生意想不到的作用：明显改善了眉间皱纹，使表情看起来平静自然。Allergan 首先开展了一项将肉毒毒素用于治疗眉间皱纹的研究项目，最终在世界范围内都批准了这个适应证。

（二）肉毒毒素的作用机制

面部是身体中肌肉唯一紧贴在皮肤的部位，身体的其他部位都不能像面部表情肌一样可以通过自动或不由自主的收缩表达情感。当表情肌收缩时，可以移动面部的皮肤，产生垂直于肌肉走行的皱纹及皱褶。肉毒毒素能阻断胆碱能神经传导而引起骨骼肌暂时的麻痹、松弛，可以被用来治疗一些肌肉功能亢进的疾病，也可以通过暂时性地弱化表情肌的亢进状态而改善或消除皱纹。

所有胆碱能神经纤维都有肉毒毒素的受体，这是肉毒毒素发挥作用的基础。通常，当神经冲动沿轴突传递到神经肌肉连接突触前膜时，预先形成的包含乙酰胆碱囊泡会与突触前膜产生分离并与轴突末端的轴突膜相融合，释放内容物进入突触间隙，然后乙酰胆碱作用于肌肉使之收缩。有一组蛋白称为SNARE复合体，负责从囊泡释放乙酰胆碱，肉毒毒素可以钝化SNARE复合体。随着时间的推移，轴突会与肌肉重新建立连接，最终，运动终板功能恢复，因此肉毒毒素的作用是暂时的。

整形与美容外科应用肉毒毒素主要用于麻痹、松弛面部表情肌。面部肌肉可以分为两种：表情肌和咀嚼肌。表情肌的走行和功能是相对独立的。全身的骨骼肌通常会通过韧带与骨连接，司机体的运动，而大部分面部表情肌肉不是与骨连接，而是与软组织相连接，通过移动皮肤及相关的结构来表达情绪状态。例如，升降眉可以表达惊喜、生气、悲伤或疲惫。表情肌与皮肤通过一系列纤维相连，再加上它们之间的筋膜层，就组成了SMAS系统。当深面的表情肌运动时，与之相连的皮肤也随之移动。面部咀嚼肌，例如咬肌和颞肌，具有骨附着点，其功能和身体其他部位的骨骼肌相似，司下颌的运动。

由于面部表情肌的往复运动，皮肤可能会由于反复的机械作用而产生皱纹。形成的皱纹垂直于肌肉收缩的方向，例如前额的主要肌肉是额肌，额肌纤维垂直走行，收缩使前额缩短，眉抬高，导致前额出现水平方向的横行皱纹。有些人过度地使用某块肌肉，使其始终处于亢进状态，长时间后在垂直于肌肉运动的方向会形成永久性皱纹，如过度地收缩皱眉肌可以导致眉间产生垂直或斜行的皱纹。肉毒毒素可以暂时性地弱化面部肌肉的亢进状态，以改善或消除皱纹。

（三）肉毒毒素在抗衰老治疗中的应用

1. **眉间皱纹** A型肉毒毒素在美容领域最早应用于眉间，这也是应用最多的部位。标准5点注射法适用于大多数患者，每侧2点注射皱眉肌，中间1点注射降眉间肌，每点注射4~5U。中间的降眉间肌点和内侧的皱眉肌点注射位置较深，直接注射到肌肉中。外侧的皱眉肌及眼轮匝肌纤维点注射要浅，皮下注射即可。所有注射点应位于眶缘以上至少1cm，以防止药物播散至上睑提肌造成上睑下垂。测量时应以眶缘为参照点而不是参照眉，对于眉下垂的患者，如果以眉的位置进行参照会对医生产生误导，造成注射部位低于眶缘。对于额肌参与提上睑和提眉功能的患者，皱眉肌外侧点注射过高也可能造成上睑下垂或眉下垂。

2. **额部皱纹** A型肉毒毒素治疗额纹的效果良好。严重的额纹不能仅依靠A型肉毒毒素，还需要结合软组织填充材料注射或手术。

额部肉毒毒素治疗的目标是改善额纹，但不引起眉下垂，不影响上面部表情表达。建议应用保守的剂量，以防止出现表情僵硬。当患者努力上提眉时可以评估额肌的力量。静息状态及最大提眉状态下双侧眉位置的微小差别都要标记。标记眉的对称性非常重要，需要治疗前照相并与患者进行交流。

在女性患者常采用V形注射方式，但在男性不宜选择这种方式。这种注射方法可能导致眉弓过高，如果在眉尾上方的额部追加注射小剂量肉毒毒素可以避免眉弓过高。如果发生眉弓过高，可以在眉弓的顶点上方1~2cm进行小剂量肉毒毒素注射。

通常在治疗额纹的同时治疗眉间皱纹，这样整体效果更佳，而且同时麻痹了降眉肌群，可以降低眉下垂的风险。

3. **鱼尾纹** 眼轮匝肌的反复收缩造成外眦外侧呈放射状的鱼尾纹，局部注射肉毒毒素对治疗鱼尾纹有明显的效果。鱼尾纹治疗常用3点注射，每点注射3~5U，在眶外缘呈扇形注射。中间注射点与外眦处于同一水平，注射点间距8~10mm，但具体需结合皱纹分布情况。

在瞳孔中线睑板下方2mm处下眼睑追加注射1U肉毒毒素，会使肌肉平滑，使眼睛显得更大。但过度治疗可能导致眼睑外翻。

六、埋线美容外科

对面部年轻化治疗的需求增加导致诸多整形外科技术的革新。面部老化机制包括皮肤弹性丧失、脂肪萎缩和重力因素等。治疗面部老化的措施至少包括提升下垂的软组织，自体脂肪移植或假体置入填充萎缩凹陷区域和对抗重力的面部提升。整形美容外科的发展趋势是微创、低风险、术后恢复快和易于操作，因此近年来埋线美容外科受到医生和患者越来越多地关注和欢迎。埋线美容外科指通过在体表组织的不同层次内埋置线材，以达到松垂组织提升收紧、凹陷组织填充、肤质改善以及体表轮廓塑形等美学效果的一系列美容外科技术[55]。

（一）适应证

1. **软组织提升**　人体在衰老过程中，体表软组织会出现体积萎缩、松垂等表现，形成衰老的外观特征。埋线美容的提升作用主要通过带锯齿的悬吊线实现。通过将悬吊线下端的锯齿与松垂软组织紧密结合，向上提拉到满意位置，在上端进行固定，可实现提升作用[56, 57, 58]。

2. **软组合填充**　埋线美容的填充作用主要通过平滑线和螺旋线来实现，其原理可有两方面：一是线材本身的物理填充作用，二是可吸收线埋置后，在降解过程中可刺激组织内胶原纤维、弹力纤维等结缔组织增生，从而对细小凹陷起到填充作用。

3. **轮廓塑形**　在由于体表软组织松垂、冗余造成轮廓不清晰的部位，通过悬吊线与填充线的共同埋置，可实现轮廓塑形效果。

4. **溶脂**　在临床实践中观察到，将可吸收线埋置于脂肪层内，可促进局部脂肪组织溶解吸收的现象。利用这一作用，将填充线埋置于脂肪堆积的部位，可起到溶脂作用。

5. **肤质改善**　在临床上观察到，于真皮内及皮下层埋置填充线后，随着时间推移，可逐渐出现紧肤、亮肤的效果，这可能与线材降解过程中刺激组织内胶原纤维、弹力纤维等结缔组织增生等作用有关。

（二）禁忌证

1. **埋线部位皮肤过于松弛**　埋线美容虽然具有局部组织提升与紧肤功效，但并不能去除多余的皮肤，因此若局部皮肤过于松弛，则单纯依靠埋线难以达到提升效果，反而可能导致局部软组织堆积，形成臃肿外观。

2. **埋线部位皮下脂肪层过薄或过厚**　皮下脂肪层是线材主要的埋置层次之一，若局部脂肪层过厚，则提升后易导致臃肿外观；若局部脂肪层过薄，则易导致线材轮廓显露，造成外观凹凸不平。

3. **埋线部位局部感染或患有皮肤疾病**　在感染部位或皮损部位进行埋线操作，可导致感染或皮损加重，属于埋线美容外科的绝对禁忌证。

4. **患有严重全身疾病**　埋线美容外科手术虽然常在局部麻醉下微创操作，但为避免潜在风险，对于患有严重全身疾病的患者，无论其基础状况能否耐受手术操作，均不建议进行埋线美容外科手术。

5. **妊娠或哺乳期**。

6. **凝血功能异常**　凝血功能异常者，不仅会由于术中出血较多影响操作，术后血肿、感染等并发症发生概率更高，因而不建议行埋线美容外科手术。

7. **有瘢痕增生或瘢痕疙瘩病史**。

8. **期望值过高或不切实际**。

（三）术前评估

术前评估应首先关注面部轮廓，如额部的饱满度、颞部的饱满度、前面颊部的突度、侧面颊部是否凹陷、下颌部的宽度、颏部突度和是否存在下颌松垂等。其次是关注面部老化相关结构特征，如颞部凹陷、泪沟、睑颧沟、鼻唇沟、颊沟、木偶纹、下颌前沟等（图7-5）。再次是评估皮肤表面色泽、质地、细小皱纹等，如额部皱纹、眉间皱纹、鱼尾纹、口周皱纹等。最后是全身身体状态评估，包括既往是否存在全身系统性疾病、实验室化验检查和心电图等。

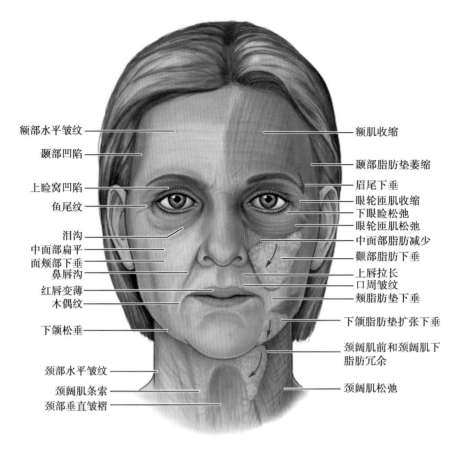

额部水平皱纹
颞部凹陷
上睑窝凹陷
鱼尾纹
泪沟
中面部扁平
面颊部下垂
鼻唇沟
红唇变薄
木偶纹
下颌松垂
颈部水平皱纹
颈阔肌条索
颈部垂直皱褶

额肌收缩
颞部脂肪垫萎缩
眉尾下垂
眼轮匝肌收缩
下眼睑松弛
眼轮匝肌松弛
中面部脂肪减少
颧部脂肪下垂
上唇拉长
口周皱纹
颊脂肪垫下垂
下颌脂肪垫扩张下垂
颈阔肌前和颈阔肌下脂肪冗余
颈阔肌松弛

图 7-5　面部老化特征

（四）术前标记

术前标记应包括埋线的进针点、行针路径、提升方向和行针止点；需要提升的松垂部位；需要填充的凹陷部位；组织突出部位；脂肪垫、支韧带等体表投影。

（五）术前麻醉

1. **皮肤表面麻醉**　推荐术前进行皮肤表面麻醉，对于眼周等皮肤较薄部位具有良好的效果。对于皮肤较厚及埋线较深部位，表面麻醉可以起辅助作用，可降低注射浸润麻醉的痛苦，减少局部浸润麻醉用量。

2. **区域神经阻滞麻醉**　常用的神经阻滞麻醉包括滑车上神经、眶上神经、眶下神经、颏神经和肋间神经阻滞麻醉等。良好的神经阻滞麻醉可以减少局部浸润麻醉用量甚至无须局部浸润麻醉，减少局部肿胀，有利于埋线效果的评估。

3. **局部浸润麻醉**　为埋线美容外科最常用和最基本的麻醉方式，操作安全、效果良好。局部加入适当比例的肾上腺素可以使局部血管收缩，延长麻醉效果持续时间，降低术中出血和术后淤青的概率。对于组织面积较大的埋线，应注意将局部麻醉药适当的稀释，防止麻醉药过量及中毒。注射局部浸润麻醉时应注意少量、均匀地注射。

4. 对于疼痛敏感和紧张患者，可选择局部麻醉＋镇静或静脉全身麻醉。

（六）埋线基本操作

1. **悬吊线（锯齿线）埋置**　以面颊部埋线提升为例[55]。

（1）进针前检查所用线材包装是否完整、是否在有效期内、型号是否正确。

（2）由助手打开包装，术者以无菌手术钳夹取埋线针并拔除针帽后，检查线材结构是否完整，固定海绵是否移位，针外部分线材长度是否适宜，轻轻地牵拉线材明确有无因氧化而质地变脆。

（3）麻醉满意后应用破皮针穿刺皮肤，注意避开重要的神经血管区域，若出血较多可先利用清洁纱布压迫出血点至渗血得到控制再进行下一步埋线操作。

（4）将埋线针自耳前区域穿刺点与皮肤表面成 15° 进针，悬吊线已经预置于埋线穿刺针中，由固定海绵固定。

（5）穿刺皮肤后根据标记的行针路径向前缓慢地穿行，穿行层次位于 SMAS 浅层，避免过深或过浅，过深易影响深部面部肌肉运动，且效果不佳，过浅会在面部形成条状痕迹。

（6）在行针过程中，右手推进，左手持续探查位于 SMAS 浅层中的埋线针，确保行针方向及层次正确。

（7）到达指定行针止点后左手按压远端，保证埋线挂住组织，防止退针时将埋线带出，右手旋转退针，先后退 5mm，将线继续前送然后提拉，感觉线是否挂住组织，确保挂住后缓慢退针，退针时左手沿行针路径自进针点向行针止点"抚过"，以助埋线锯齿张开。

（8）埋线与组织确切贴合后，右手轻用力向进针点提升绷紧，提线是由轻提到重提有一个过程，提线过程观察沿线组织的变化，如组织没有出现凹陷，可适当用力，达到预期提升程度即可，避免过度用力，以免提拉过紧，仔细检查是否存在凹陷与不平。

（9）再进行另一条埋线的穿刺埋置。

（10）检查调整两侧对称后，最后剪去皮肤外多余的缝线，将锯齿线完全埋置皮下。

（11）埋置层次为皮下层或 SMAS 浅层，埋置方向多为平行排列或 V 形排列，具体方式根据求美者个体情况，在术前设计时确定。

2. 平滑线

（1）平滑线线材已经预制于穿刺针中，由固定海绵固定。

（2）进针前检查所用线材包装是否完整、是否在有效期内、型号是否正确。

（3）由助手打开包装，术者以无菌手术钳夹取埋线针并拔除针帽后，检查线材结构是否完整，固定海绵是否移位，针外部分线材长度是否适宜，轻轻牵拉线材明确有无因氧化而质地变脆。

（4）避开重要的神经血管区域，自标记好的穿刺点进针，确保针尖斜面向上。

（5）根据标记的行针路径向前穿行，穿行层次相对较浅，根据不同需求可在真皮层或皮下浅层。

（6）在行针过程中，右手推进，左手持续探查位于真皮层或皮下层的埋线针，确保行针方向及层次正确。

（7）到达指定行针止点后可继续进行另一条埋线的穿刺埋置。完成部埋置后左手按住行针远端，可依次或一并拔出穿刺针。

（8）部分产品可直接拔出穿刺针，部分产品在拔出穿刺针前需要旋转。

（9）平滑线的埋置层次为真皮层或皮下层，埋置方向可为平行、扇形、网状交叉或呈同心圆状排列，具体方式根据求美者的个体情况，在术前设计时确定。

（10）如果有露出皮肤的平滑线应予剪除，平滑线的埋置位置不满意可利用无菌手术钳直接拔除。

（七）术中注意事项[55]

1. 根据组织解剖结构特点进行标记，进针和穿针过程避免损伤神经血管。

2. 掌握好穿刺及行针层次，悬吊线位于皮下层、SMAS 浅层或脂肪垫内，不要过浅或过深，过浅会形成局部凹陷或条状痕迹，过深可能损伤神经、血管，易影响深部面部肌肉运动，影响效果。

3. 进针的末端不要离鼻唇沟、口角、眶缘等结构过近，以免伤及神经和血管，这些区域神经和血管非常丰富，难以避开。

4. 针送到行针止点后，压线头，沿线按压，旋转退针，以免退针带线，退针后沿线按压，以保证线材上的锯齿与组织紧密接触，挂住组织。

5. 提拉收紧悬吊线时要手持外露的平滑线部分，注意不要提拉锯齿部分，以免损伤术者。

6. 提拉收紧悬吊线时要均匀用力，不要过度用力，以免提拉过紧。

7. 提拉收紧悬吊线时要多根均衡操作，避免局部形成凹陷，并两侧对称操作。

8. 剪线时要保证线头不外露，不要伤及皮肤。

（八）术后处理

1. 局部涂抹抗生素软膏。

2. 术后即刻冰敷 20~30 分钟。术后 48 小时内可间断冰敷，一般 15~20 分钟，每天 6~8 次，注意冰袋不要直接接触皮肤，以免冻伤。

3. 如果出现线头外露，不要强行拔出，可以沿根部剪除。

4. 可口服消肿及活血化瘀药物。

5. 面颈部可戴弹力头套或颌颈套，躯干和四肢可穿塑身衣塑形。

第八章

激光与抗衰老

一、概　　述

随着社会发展进步的车轮前进，越来越多的人注意到抗衰老的重要性，从而追求健康的、科学的抗衰老方法，成为一种时尚趋势。然而基于一些传统的抗衰老理念及方法之上，人们除了保持好身体在"生理学"上的正常状态和"心理学"的健康状态之外，给予了健康更多的属性，就是社会交往以及审美等方面的提升，所以在以上社会需求的驱动下，各个学科产生了以抗衰老为要求重心的分支学科，声光电技术治疗由于年龄增大引起的各类疾病或问题成为一个朝阳学科，并由于其卓越的治疗效果、"无创无痛"的治疗特点，迅速被广大医务工作者和患者所青睐。作为医学美容的分支学科，声光电技术在医学美容的范围应用更为广泛，它不仅涉及了大量的美学范畴，而且有自身独特的技术水准，需要精准声光电技术的支持，因此，很多整形外科和皮肤科的医生试图对这一学科进行更加准确的定义，并规范其治疗方法和研究体系，但是都难以对它完整的概括，因为这项技术日新月异。每位医学工作者都对其有着自己独到的见解。国内的一些作者概括美容皮肤科学为：是以医学美学为指导、以皮肤科学理论为基础、运用医学与美学结合的技术手段，研究人体皮肤的解剖结构与生理功能和实施维护、改善、修复与塑造人体皮肤健与美及其规律性的学科，它是美容医学的一个主干临床应用学科[59]。那么作为声光电抗衰老的学科来说，皮肤美容也只是其中的一部分，还要包括整形外科的治疗范围，应该涵盖了面部脂肪、筋膜、肌肉、骨骼等的年轻化治疗，使组织恢复原有的生理特性及解剖位置，让求美者面部看起来更年轻更美观的治疗方法。

声光电抗衰老治疗，它基于伟大的科学家爱因斯坦在1916年提出了的一套全新的理论，它的治疗时间短、见效快、时间长，作用广泛等特点已逐步取代了传统的治疗方法。目前来看，祛斑、嫩肤、脱毛、治疗毛细血管扩张、抗衰老、紧致等效果是其他美容方法无法完全取代的。

近年来，由于医疗工作者对声光电技术在很大程度上的了解和应用基础之上，用于面部抗衰老的声光电产品也越来越多，其产品技术也在不断的提升中。在声光电技术和组织间相互作用机制的深入研究的理论支撑下，越来越多的技术被开发，并相互结合运用，使我们的治疗范围越来越广，效果越来越好。

二、光电治疗原理

（一）光电－组织相互作用

激光照射皮肤时，可出现反射、吸收、散射和传导四种情况。根据 Grothus-Draper 定律，只有组织吸收了光能后才会发生作用，然后 4%~7% 的光会被皮肤反射出来，被反射出来的这一部分光没有作用到组织上，所以是无用的，但是这里要提醒医务工作者，这部分光对操作者是存在光损害的，是有防护学意义的。作者对激光操作者进行了面颈部皮肤的 CK 检测，口罩防护区域（中下面部）的纹理，弹性，色斑，含水量等各项指标都明显优于操作暴露区域（上面部、颈部）。另外，反射的可见光对于眼睛视网膜也会造成影响，气化的组织飞屑也可能携带了病菌或病毒而通过空气传播疾病，所以，操作医师的防护是非常重要的，要常规佩戴帽子、口罩、护目镜、围脖、手套等防护措施。

当然，如果没有光的吸收，组织是不会有反应的，也就是说，选择合适的光强度、穿透的深度、消失的距离（比尔定律），被靶分子或靶色基吸收，光的能量会转移到这个分子上，并且别的分子或者色基不会被损伤，从而达到治疗的效果。

（二）激光的特性

现在临床常用的激光，主要在紫外线、蓝光、绿光、黄光区被血液中氧合血红蛋白和还原血红蛋白吸收。而针对于黑色素的治疗，光谱更宽。

针对光的传导特性，散射等现象虽然难以避免，但是大多数光源是被皮肤吸收的。波长小于 300nm 的紫外线，会被黑色素、蛋白质等大量的吸收；而在波长范围 320~1200nm 时，根据皮肤类型的不同，黑色素的存在深度不同。因此，黑色素对光的吸收是不同的，如浅层的雀斑、深层的黄褐斑，选择的光源波长是不同的，并且由于肤色和皮肤厚度的差异，应采取个体化治疗。

对于面部抗衰老的激光治疗，我们更多的是关注在激光的加热反应，任何波长的光组织吸收都会导致加热反应。万事万物都有其两面性，我们在注重加热反应的同时，也要注意过度加热后的热凝固作用，它会导致细胞的变性、坏死等，引起一系列的类似于烫伤的不良反应，因此激光治疗后大多数需要采取冰敷的护理治疗。激光治疗的另外一种特性是组织气化和碳化反应。在治疗中，气化组织的温度非常高，在这一过程中，会发生水的过度加热，连续波激光甚至可以让局部达到摄氏几百度的温度，从而造成表皮的干燥，甚至碳化。但是，合理地利用能量，减少热弛豫时间，可以很好地达到治疗效果的同时，又不发生碳化，而造成的热损伤带也不会影响组织愈合（例如 CO_2 激光剥脱治疗皮肤松弛、皱纹等）。

（三）强脉冲光的特性

波长在 500~1200nm 的多波长非相干性光，以脉冲方式发射的强光。它可以使特定波长的光子穿过表皮作用于皮下靶组织，产生热效应，选择性破坏病灶，同时可以通过生物刺激作用引起真皮层胶原蛋白变性，促使真皮层新胶原蛋白的合成，改善肤质。强脉冲光（IPL）主要用来治疗皮肤光老化 A 类和 B 类损伤，A 类包括色素性疾病、血管性疾病，B 类包括表皮和真皮的组织结构改变，如皱纹、毛孔粗大等。

目前，所有的声光电治疗都是光热作用，不同的技术针对不同的靶目的进行治疗。在抗衰老行业，主要针对各种色素沉着斑，毛细血管扩张，斑丘疹和良性肿瘤，瘢痕，皮肤皱纹及软组织松弛，萎缩纹，毛孔粗大，不良文身等的治疗，以下内容我们将逐一对病种进行分类，来阐述一些相关光电的治疗方法。

三、不同类型皮肤疾病的光电治疗

（一）色素性疾病

1. **雀斑** 雀斑是由于遗传（由常染色体显性遗传引起）和日晒为主要因素而发生和发展的。遗传因素是不可避免的，但日晒可以使黑色素细胞内的酪氨酸酶敏感性增加，从而使其加重或促发，所以，雀斑冬轻夏重。雀斑是常见于面部的点状褐色斑，最常见鼻部及颧部，其他暴露部位，如手臂、颈部等也好发，多在 3~10 岁就发病。建议 15 岁以后接受激光治疗。虽然比较容易被诊断，但是仍然要和雀斑样痣、面正中雀斑痣、色素斑–肠息肉综合征疾病鉴别诊断。主要组织病理：色素处表皮基底层黑素增加而黑素细胞数目正常。成年人多因影响美观前来治疗，较早前治疗使用较多的是冷冻治疗或者化学剥脱，这种治疗损伤较大，常常引起色素减退、色素沉着加重或者瘢痕形成。声光电治疗是较好的治疗方法，现在多采用强脉冲光 IPL 治疗，因其无修复期、不易色素沉着，但治疗次数较多，间隔时间 1 个月 1 次，多为 1~3 次。当然，也有很多医生选用激光治疗。可选用波长为 510、532、694、755nm 脉冲激光治疗，当然不同波长、仪器设备品牌、皮肤种类分型、雀斑颜色等因素，所取参数都会有较大区别。相同的是，治疗即刻终末反应都是组织呈现灰白色变化，类似于结霜样变化，但是不能出现皮肤飞溅、紫癜或者水疱的发生。一般治疗 1~2 次，治疗间隔 3 个月左右。上睑部位不适宜 IPL 治疗，因为强光对视力有影响，需改用 532nm 的激光进行针对性治疗。

有学者将 200 例面部雀斑患者随机分为 QS532 组 100 例，IPL 组 100 例，分别采用 QS532 激光治疗 1 次，IPL 治疗 2 次，比较两者疗效和安全性。结果：QS532 组治疗后第 12 周，患者皮损平均消退达 82.54%，IPL 组治疗 2 次后第 12 周皮损平均消退达 77.80%，QS532 组治疗效果更明显。患者对治疗的满意度评价比较均无统计学差异。两组均未出现色素减退、永久性色素沉着等贝不良反应。结论：QS532 激光和 IPL 均可很好地治疗雀斑，QS532 激光治疗效果优于 IPL，IPL 的安全性优于 QS532 激光，应根据患者的不同情况，选择最合适的治疗方式，两者可以联合应用，取长补短。雀斑的 IPL 治疗效果如图 8-1。

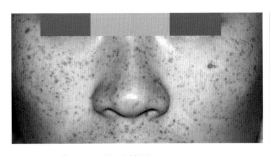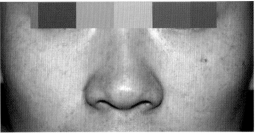

图 8-1 雀斑 IPL 治疗效果

注意事项：①告知患者由于人种差异，激光治疗后容易出现暂时性或永久性色素沉着，严格防晒是有效地减少并发症的主要手段。②治疗前涂抹表面局麻药大约 40 分钟，然后认真清洁皮肤，常规消毒。③治疗完毕即刻冰敷治疗区域，以减少热损伤，防止水疱发生。如水疱处理不当，可造成瘢痕的形成。④外用抗生素软膏，保持创面清洁、干燥，直到痂皮脱落。痂皮一旦脱落，就要开始严格防晒、避光。⑤由于体质因素，雀斑的复发率很高，预防复发的重要手段是防晒。

2. **雀斑样痣** 雀斑样痣系指皮肤或黏膜上的黑色或褐色斑点，簇集成片，很像雀斑成片生长，又称黑子。通常小于 5mm，表面光滑或轻微脱屑，单发或多发。日晒后颜色不加深，主要组织病理：表皮黑素增多，基底层黑色素增多，真皮上部有嗜黑素细胞。

临床应与雀斑鉴别，声光电治疗参考雀斑治疗。

3. **老年性雀斑样痣** 老年性雀斑样痣又称日光性雀斑样痣，是光老化导致。常见于中老年人长期曝光部位如手背、面部等，因是光老化，50岁以后90%以上的人会患有此病，暴露部位可见0.1~1cm的灰色、浅褐色或暗棕色的圆形或不规则形状的小色素沉着斑，并可以伴有脱色斑，一般早期光滑不突出皮面，以后渐增厚。该类患者在高原、海边等光照强烈的地方发病趋于年轻化。主要组织病理：表皮突明显延长呈棒状，基底层内黑素细胞增多，黑素增加，真皮上部有嗜黑素细胞。

一般性治疗多采用液氮、化学剥脱等方法。声光电治疗：IPL治疗效果很好，较少发生色素沉着，但是需要3~5次，间隔3~4周。需要避免眼周部位病灶，防止对视力的伤害，该处可用激光治疗。同时老年性雀斑样痣如果皮损处有增厚，也可采取CO_2激光剥脱治疗，但CO_2激光治疗更易引起色素沉着。注意事项同雀斑治疗。日光性雀斑样痣激光治疗效果如图8-2。

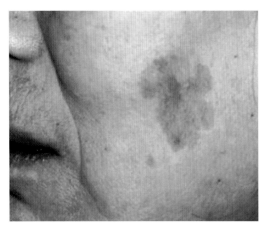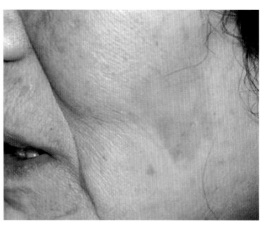

图8-2 日光性雀斑样痣激光治疗效果

4. 黄褐斑 黄褐斑又称肝斑、妊娠斑、蝴蝶斑，多见于成年女性，血中雌激素水平高是其主要原因，诱因较多，肝病患者多伴有，常伴有甲状腺病以及月经不调、便秘、消化不良、失眠多梦、焦虑、急躁等多种症状。颧部、前额、眉弓、眶周、鼻背与唇上为好发部位。片状的褐色色素斑，边界较清楚，也可呈弥漫性。黄褐斑患者面颊部呈不规则片状、云雾状褐色斑，深浅不一。用Wood灯检查可根据色素沉着的深浅，将黄褐斑分为表皮型、真皮型和混合型。主要组织病理：表皮基底层和棘层黑色增加，但无黑素细胞增殖。真皮上部可见游离的黑素颗粒。Fontana-Masson染色显示，表皮全层黑素增加。电子显微镜检查显示，黑素细胞树突明显增大且常深入真皮。

黄褐斑的治疗一直以来都是医学界的难点，除药物治疗外，已经临床证明，Q-开关短波长激光如510mm、532mm、755mm激光治疗后仅能获得一次性色素减淡，效果不佳，而采用剥脱性激光如铒激光、CO_2激光治疗往往引起严重的色素沉着。

按照深浅分型的治疗，表皮型的黄褐斑，对称分布于面部，可用IPL治疗，间隔一个月进行一次治疗，采用多脉冲治疗，一般治疗次数在5~6次，治疗即刻轻微红斑，但由于其对真皮的黑色素颗粒达不到破坏作用，针对真皮型及混合型的患者，更适合采用激光治疗，因为激光的穿透力更强，但是必须采用Q-1064nm激光大光斑低能量的治疗，间隔一个月一次，终末反应治疗区域皮肤轻度潮红，皮温略升高即可，但此种治疗方法仍有一定色素沉着的发生率。当然还有学者运用其他长波激光进行治疗研究，Kroon等利用1550nm非剥脱点阵激光NAFL对29名黄褐斑患者进行半侧脸对照研究，对照组为治疗黄褐斑公认有效的局部药物（TTT）治疗，另一半脸进行激光治疗，能量为10mJ/MB，治疗后1、3、6个月进行随访，结果显示两组均有满意疗效，效果并无明显统计学差异，但激光治疗组的安全性和患者的耐受性更高。另外，有研究者发现，15mJ/MB能量的1550nm NAFL疗效不如TTT，且激光治疗后遗留色素沉着的概率大。由此可见，10mJ/MB是1550nm NAFL治疗黄褐斑的有效能量，应当避免更大的治疗能量，10mJ/MB以下的能量能否有效地治疗黄褐斑有待研究证实。Polder等则观察了1927nm NAFL治疗黄褐斑的效果，利用10~20mJ/MB的能量对患者进行3~4次治疗，随访发现患者皮损明显改善，且没有形成明显的色素沉着。

对于另外一种分型方式，按照成因分为血管性、色素性、混合型，治疗起来也是可以有选择性的。鉴别诊断可以使用透明的压板，在色斑位置轻轻地按压，压之颜色变浅的可以称为血管性黄褐斑，如果按压后颜色未有变化的为色素性，轻微变浅的，则为混合型。这样治疗的时候，血管型的选择 IPL 治疗效果更明显一些，色素型的 Q-1064nm 更好。当然，众所周知，黄褐斑的治疗非常麻烦，采用常规治疗，包括药物治疗和仪器治疗，有的患者仍然效果不好，尤其在治疗不当或者防护不当的情况下，会出现"激惹"现象，有的患者病情加重，这种对常规治疗抵抗的黄褐斑，采用点阵激光也取得了比较满意的疗效。由于局灶性光热作用原理，激光在病灶处产生一些柱状的热变性区，使部分病灶组织脱落，并刺激周围组织生长，胶原蛋白、成纤维细胞的增生修复，清除了一部分表皮中色素小体，从而达到治疗的目的。但是这种治疗方式，对于我们黄种人来说，色素沉着的预防显得尤为重要，如有不慎，可能造成色素沉着或色斑的加重。多次激光后还容易导致点状色素脱失。所以，在黄褐斑的声光电治疗中，配合药物的治疗是必不可少的。中药主要功效针对患者内分泌的诱因进行调理，而避光、防晒霜、传明酸或熊果苷等消斑霜外用及口服氨甲环酸、谷胱甘肽是治疗黄褐斑和对防止术后色素沉着比较好的方法。黄褐斑综合治疗效果如图 8-3。

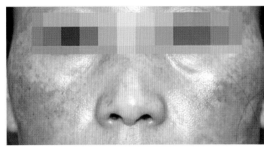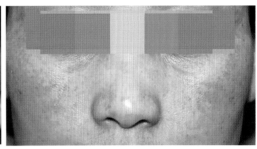

图 8-3　黄褐斑综合治疗效果

5. 太田痣　约 2/3 的患者在出生时就有眼部损害（巩膜、睑结合膜、角膜蓝染色素斑），皮肤损害可在 10 多年后才发生。波及同侧面部沿三叉神经经眼、上颌支走行部位的灰蓝色斑片，或青灰色、黑褐色、浅褐色等。常见发生在眶周、颞部、前额、颧部等部位。极少对称性发生。主要组织病理：充满黑素颗粒的黑素细胞散布于真皮中上部胶原纤维束之间。

因为太田痣面积会随时间推移而增大，颜色会逐渐加重，建议尽早治疗。太田痣主要用调 Q 激光治疗，根据颜色深度不同，分别可用皮秒激光、Q-1064nm、Q-755nm、Q-532nm 等激光进行治疗。因为太田痣较深，激光术后还会点状出血结痂，故会有色素沉着，因此防晒十分重要。待色素消退后，才可以做第二次治疗，故一般 3~6 个月治疗一次，需要治疗 5 次左右。随年龄和色素的增加，治疗次数也随之增加。注意事项同雀斑治疗。太田痣激光治疗效果如图 8-4。

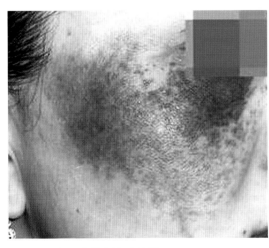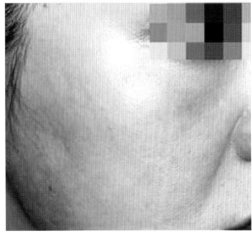

图 8-4　太田痣激光治疗效果

6. 颧部褐青色素痣　从命名看，颧部褐青色素痣容易被误认为是一种色素痣，其实它是一种可能与内分泌有关的色斑，曾认为是太田痣的变种，发病机制可能与太田痣相同。对称分布在颧部的灰黑色色素沉着，还可见于颞部、眼睑、鼻翼对称分布，也有人称它为获得性太田痣样斑，好发于成年人，女性多见。边界清楚，单颗病灶较雀斑面积更大，不突出于皮表。主要组织病理：真皮上部，胶原纤维间散在细小梭形黑素细胞。

药物治疗主效，声光电治疗采用 Q-1064nm、755nm、694nm 激光、皮秒激光治疗都有不错的效果。虽然效果明显，但需要进行多次治疗，然而由于病灶位于真皮层，治疗时能量较大，所以建议治疗间隔时间加长，6~9 个月进行一次复诊。注意事项，治疗间期内，严格进行防色素沉着治疗，因其治疗后较易发生色素沉着，且消退期相对较长，因此要提前和患者做好诊前沟通。治疗 1 次后部分深而较集中的斑块周围会产生淡而面积较大的表现为正常现象其实是由于深色斑块清除后，浅色色斑显现出来。常被误认为色斑范围变大，应在治疗前拍照对比以避免纠纷。注意事项：此类患者常和黄褐斑并发，建议 IPL 或大光斑低能量 Q 开关激光治疗黄褐斑，然后高能量治疗褐青色素痣，以免高能量激光导致黄褐斑加重。颧部褐青色素痣激光治疗效果如图 8-5。

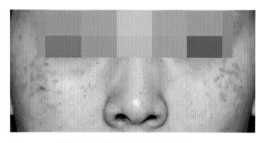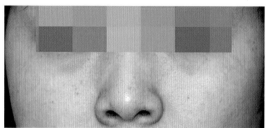

图 8-5　颧部褐青色素痣激光治疗效果

7. 咖啡斑　咖啡斑为先天因素所致，随着年龄的增加，数目增多，皮损增大，如果出生时，咖啡斑多于 5 处以上，就预示有可能伴发神经纤维瘤。青春期前咖啡斑的面积 >0.5cm^2 时，青春期后咖啡斑的面积 >1.5cm^2 是诊断 I 型神经纤维瘤的分界线。主要组织病理：表皮内黑素细胞增多，基底层色素细胞的数目增多。

光电治疗 IPL 的治疗效果相对不及调 Q 激光，大概 95% 的患者调 Q 激光治疗 3 次左右，即可治愈。注意事项：治疗应从小剂量开始，调整合适能量后再大面积治疗，以避免色素脱失和瘢痕的形成。约 5% 颜色较深、边界清楚的咖啡斑，激光术后，脱痂，可见色素消退，但 3 个月后又恢复原样，曾有患者接受 10 次治疗，均复发，故如 3 次无效者或复发者，建议手术。咖啡斑激光治疗效果如图 8-6。

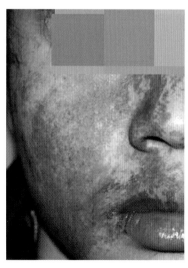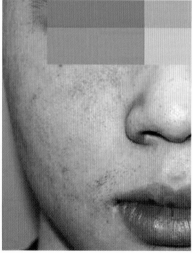

图 8-6　咖啡斑激光治疗效果

8. **炎症后色素沉着斑** 皮肤的急性或慢性炎症后的继发色素沉着，主要有过敏、刺激性药物、外伤等多种皮肤病引起的色素斑，常见的固定性药疹、带状疱疹、湿疹、扁平苔藓等。色斑深浅不一，界限清楚，可随时间推移，逐渐消退，但日晒可反复加重。主要组织病理：黑素沉积于真皮上部和真皮浅层血管周围，主要在嗜黑素细胞内。

治疗除外涂消斑霜外，Q 开关激光治疗可取得较好的疗效，IPL 也有助于治疗。皮肤炎症后色素沉着斑激光治疗效果如图 8-7，皮肤外伤后色素沉着斑激光治疗效果如图 8-8。

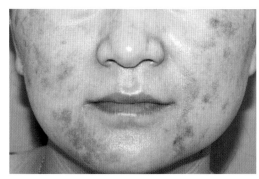
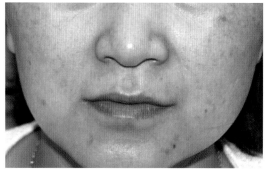

图 8-7　皮肤炎症后色素沉着斑激光治疗效果

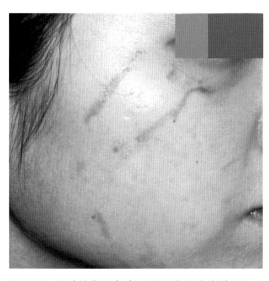
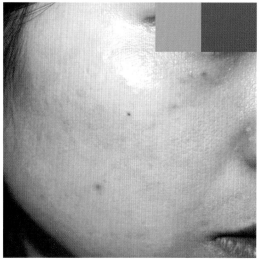

图 8-8　皮肤外伤后色素沉着斑激光治疗效果

9. **文身** 由于将不溶性色素沉积于真皮层所致，大多是根据求美者的需求所做的装饰性纹饰，或为遮盖瘢痕、文眉、文眼线和漂唇等所做的纹饰。还有的原因是外伤性（爆炸、外伤等）所致。文身多以黑色为主，还有红、紫、黄等彩色文身。这种问题，一般性治疗效果不佳，采用 Q 开关或皮秒激光治疗效果好，也不易遗留后遗症，注意防止色素沉着，是目前治疗不良文身最有效、不良反应最低的方法。每种激光只能祛除某种特定的颜色，调 Q 翠绿宝石激光可祛除蓝、黑、绿色纹身，调 QNd：YAG激光主要作用于蓝、黑色素，对绿色效果较差，绿色脉冲染料激光和倍频调 QNd：YAG 激光祛除红、紫、黄、褐色文身也有一定疗效。彩色文身不容易治疗干净。也有使用点阵激光（CO_2 点阵激光或者1550nm 非剥脱点阵激光）治疗的临床病例，效果也不错，可将 Q 开关激光结合起来，效果更佳。注意事项：一般建议在病灶形成 3 个月后进行激光治疗，使皮肤得到更多的修复。激光治疗文身效果如图 8-9~图 8-11。

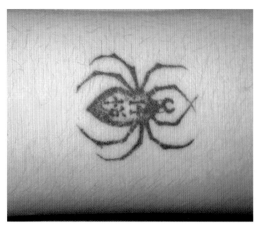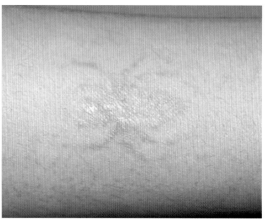

图 8-9　激光治疗文身效果

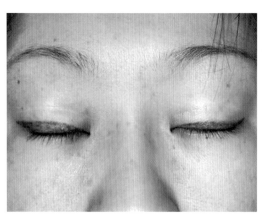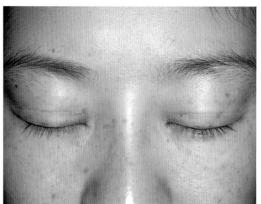

图 8-10　激光治疗文眼线

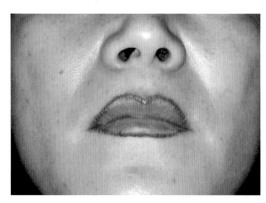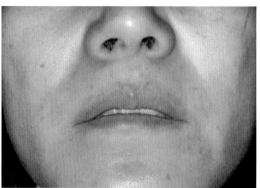

图 8-11　激光治疗文唇线

10. 色素沉着 – 息肉综合征　本病以口唇、口腔黏膜色素斑点和肠道息肉为特征，又称为口周色素沉着肠道息肉综合征、口周雀黑子病。病因尚不明确，属于常染色体显性遗传，虽然肠息肉发生较晚，但是色素斑可于幼儿期发病。患者发病部位常见于口周、唇部、口腔黏膜有近圆形的褐色或黑色斑点，边界清楚。主要组织病理：表皮基底层内黑素增多、黑素细胞增加。真皮浅层有嗜黑素细胞；息肉常为腺样错构瘤。

一般性治疗首先建议患者做消化道疾病的排查和治疗，有 2%~3% 肠息肉恶性变可导致死亡，应尽早治疗。色素斑治疗同一般色素增加性疾病的治疗。注意事项：但应红唇部分激光治疗的临床终点建议为变白但无出血作为标准。同其他色素增加性疾病激光的治疗，注意防止色素沉着。口周色素沉着肠道息肉综合征黏膜色素沉着激光治疗效果如图 8-12。

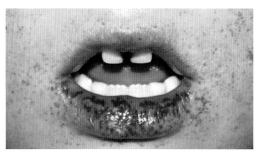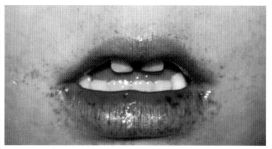

图8-12　口周色素沉着肠道息肉综合征黏膜色素沉着激光治疗效果

11. 女性颜面黑变病　这是一类特殊的变态反应疾病，由化妆品成分引起的面部色素沉着，这种炎性反应可能为直接刺激引起的接触过敏性和（或）光敏感，或长期接触后而致敏，表现为4型变态反应。随着社会经济的发展，这类疾病有逐年增多的趋势，可见患者面部弥漫性或斑块性棕褐色斑。主要组织病理：表皮轻度肥厚，基底层色素增加，真皮浅层可见嗜黑素细胞，血管周围有淋巴细胞和组织细胞轻中度浸润。有条件建议做斑贴试验、化妆品斑贴试验、光斑秃试验、皮肤肤质检查。这类患者治疗可参考黄褐斑治疗，同时还要去除导致此病的化妆品过敏原的刺激。

（二）真皮色素增加性皮肤疾病

1. 色素痣　色素痣又称为黑素细胞痣、痣细胞痣。色素痣是由痣细胞组成的良性新生物，基本每个人都有，各个年龄段均可以发生，可见丘疹、结节、斑块等，多呈圆形，由于痣细胞的色素含量不同，颜色可以有黑素、棕色或正常肤色。可见痣细胞分布部位的不同，临床上分为交界痣、混合痣和皮内痣。①交界痣：在出生时或出生不久就可以发生，平滑无毛，一般较小，直径<1~6mm，可以生长在身体任何部位，掌跖部位及外阴部多见交界痣，可以随时间推移而增大，部分转变成混合痣或皮内痣。②混合痣：外观类似交界痣，但高起，可有毛穿出。③皮内痣：呈半球形的丘疹或结节，直径可达数毫米至数厘米，颜色可呈浅黑色、褐色或皮色。总之，临床上认为一般平滑无毛、颜色较深的色素痣多为交界痣，稍高起有毛的色素痣为混合痣，半球形或有蒂的色素痣为皮内痣的可能性大。交界痣恶变的可能较大，对于局部灼热疼痛、痣边缘出现伪足或卫星灶、破溃或出血时应该高度重视，应尽早手术切除并做病理检查。主要组织病理：交界痣的痣细胞位于真皮表皮交界处，有痣细胞巢，表皮基本正常。皮内痣的痣细胞呈巢状或条状，为与真皮不同深度，直至真皮下部胶原纤维内。混合痣含有交界痣和皮内痣两种成分。

色素痣如果生长在受压及易摩擦部位，以及不正确的治疗方式就容易导致恶变成黑素瘤，对于各型色素痣一旦发现色素不均匀、边界不清楚、瘤体突然生长较快、易破溃出血，这些都是恶变的征象。故对于交界痣，如果位于受压部位如足底、手掌及外阴部，需高度重视，或及早手术切除。根据色素痣不同的病理特点，色素痣治疗通常采用手术切除（可以不治疗，要治疗就需彻底），我们在临床上已经碰到多例色素痣患者，激光治疗后导致恶变黑素瘤的病例。我们呼吁：治疗色素痣要谨慎。面部或躯干四肢直径小于2mm的交界痣，为了美容可以做激光治疗。声光电治疗：选择 CO_2 激光气化治疗，如一次清除干净，间隔3~6个月可重复治疗，如反复复发，建议手术清除。皮肤色素痣激光治疗效果如图8-13。

2. 蓝痣　蓝痣分为普通蓝痣和细胞型蓝痣。普通蓝痣通常蓝色、蓝灰色或蓝黑色丘疹或结节，边界清楚，虽然有些蓝痣是先天性的，但60~70岁的女性较为多见。细胞型蓝痣体积更大，呈坚实的结节或斑块，通常出生即有，好发于臀部和骶尾部，直径在1~3cm，较易发生恶变。主要组织病理：真皮深层有大量长梭形黑素细胞聚集成束。

治疗：蓝痣不主张采用激光治疗，因其效果不佳，并可能刺激恶变，尤其是细胞型的蓝痣建议行手术切除并做病理检查，如果患者出现了疼痛、瘙痒、体积增大或溃烂等现象，如有恶变倾向，扩大范围切除。蓝痣外观表现如图8-14。

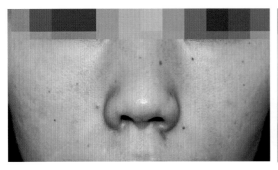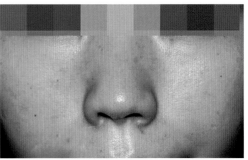

图 8-13 皮肤色素痣激光治疗效果

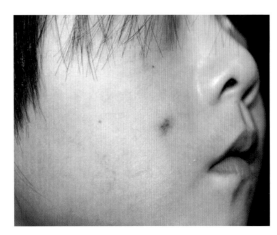

图 8-14 蓝痣外观表现

（三）斑丘疹和良性肿瘤

1. **脂溢性角化病** 脂溢性角化病俗称老年疣，确切病因不明。有报道认为，脂溢性角化病与遗传、光老化可能存在一定关系。多发生在 40 岁以后的人群，开始发生时扁平斑，随着时间推移，增厚、增大、粗糙、干燥，呈斑块状，厚薄不一。皮损直径为 0.1~1cm。不能自愈，偶伴有发痒、脱屑。与光线性角化病需鉴别诊断，后者属于皮肤癌前病变。主要组织病理：角化过度，棘细胞层肥厚，乳头瘤样增生。

一般性治疗，过去常见的是 0.025%~0.05% 维 A 酸软膏、冷冻或高频电刀气化治疗。这些治疗不如激光治疗这样安全有效，多数情况下，未突出皮肤表面或者比较菲薄的病灶，可以用 Q- 开关激光或者长波长 532nm 激光治疗（治疗方法同雀斑的治疗），也可以用脉冲 CO_2 激光气化治疗。注意事项：虽然 Q-开关激光治疗效果大多数情况下效果很好，但是病灶的厚度如果高于皮表较多，单次治疗效果可能不理想，建议使用脉冲 CO_2 激光治疗，也可选用 Er：YAG 激光气化治疗。但要注意气化剥脱的深度，以避免瘢痕的发生。同时防止色素沉着等并发症的发生，方法同雀斑的激光治疗。脂溢性角化病激光治疗效果如图 8-15。

2. **光线性角化病** 光线性角化病（solar keratosis，SK）又称为老年性角化病，病因与光老化有主要关系，日光长期暴晒损伤皮肤所引起的癌前期病变。好发于中老年皮肤白皙者，50 岁以后 90% 的人患有此病，常与老年皮肤萎缩、干燥等伴发。皮损开始为淡红色表皮色素斑，逐渐有增厚，表面有鳞屑，呈斑块状，发硬、色素加深呈暗褐色。本病需与脂溢性角化病、盘状红斑狼疮、萎缩型或色素型扁平苔藓鉴别。主要组织病理：①肥厚性：角化过度，角化不全，颗粒层灶性增厚或消失。棘层肥厚，棘细胞排列紊乱，部分细胞呈多角形有胞核间变，表皮中部有角化不良细胞。②苔藓型：除上述表现外，还有基底细胞液化变性，表皮上部有胶样小体。③萎缩型：表皮萎缩，有核大、深染、排列紧密的不典型细胞位于基底层。④原位癌：与表皮原位癌相似。⑤色素型：表皮内色素显著增加。黑素可见于不典型细胞内，真皮上部有多量载黑素细胞。⑥棘突松解型：表皮基底层不典型细胞的上方可见裂隙或空腔，可见棘突松解细胞。

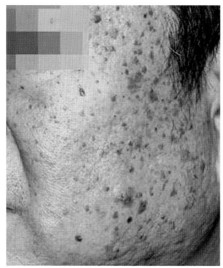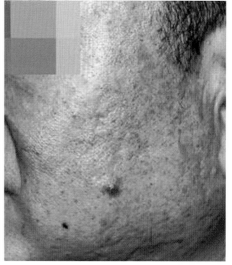

图 8-15 脂溢性角化病激光治疗效果

一般性治疗：早期可采用冷冻、光动力或使用 CO_2 激光治疗，但 IPL 的治疗更为安全有效，减少了遗留色素沉着和瘢痕的形成可能性；如活检证实为该病，外科手术切除最为有效彻底。如果面积较大，且皮损表浅，建议光动力治疗 1~3 次。由于此病角化明显，要防止剥脱层次过深导致瘢痕增生，以及预防色素沉着。随着 NAFL 应用范围的扩大，Weiss 等观察了该种激光对于 AK 的疗效，他们利用 1927nm NAFL 对 24 名 SK 患者治疗，结果显示治疗后 3~6 个月相较于治疗前基线水平的 SK 数目，有 87.3% 清除率。随后，新西兰研究人员验证了 1550nm NAFL 对于 SK 的治疗效果，10 名 SK 患者接受 5~10 次治疗后，54% 的患者 SK 数明显减少，且皮肤质地也有所改善。

注意事项：本病可能是一种癌前病变，尤其病灶出现发痒、脱屑，要尽早治疗。

（四）血管性疾病

1. **毛细血管扩张症** 由于皮肤或黏膜表面的毛细血管呈细丝状或蛛网状扩张，可局限分布，也可弥漫分布。继发型病灶成年患者中常见，分为原发性和继发性两类，前者原因不明，患者多长期处于暴晒、干燥、寒冷、强风的环境中的户外工作者或炊事人员较为多见，当然也有医源性因素导致的，比如激素、化学剥脱。我国西北地区较常见面部红血丝及面部潮红，俗称"红二团"，治疗需求较高。

毛细血管扩张症如果继发于各种疾病，需要首先治疗原发病。但仅就毛细血管扩张，解决美观问题，可以做激光治疗，如果仅有潮红或细小红血丝，采用 IPL 治疗。因为病灶表浅，血管壁对于 IPL 造成的内膜热损伤非常敏感，一般来说，1~3 次的面部毛细血管扩张的消除率可以高达 95%，治疗间隔为一个月一次，并且这种治疗更安全，不像染料激光那样，容易产生一些并发症，如色素沉着、水疱、紫癜等，而且不如 IPL 治疗，需要 3~5 天的恢复期。但血管显露较粗大，脉冲染料激光更为适合，多为 2~5 次。注意防晒及保湿。毛细血管扩张症激光治疗效果如图 8-16。

2. **老年性血管痣** 又称为樱桃样血管瘤，往往青年期就开始出现，老年人多见，皮疹呈鲜红色或樱桃色丘疹，直径一般 1~5mm。组织病理：乳头下层管腔狭窄的毛细血管和内皮细胞排列形成的小叶，以后毛细血管逐渐扩张，衬以扁平的内皮细胞。适合脉冲染料激光治疗，安全有效。老年性血管痣激光治疗效果如图 8-17。

3. **小叶血管瘤** 又称为化脓性肉芽肿、毛细血管扩张型肉芽肿，多在皮肤外伤后引起，新生的血管形成鲜红色息肉状损害，迅速增大，可达数厘米，摩擦触碰外伤后很易出血不止，或形成溃疡。其实该病与感染无关。主要组织病理：肿瘤周围正常表皮组织向内生长，形成一收缩带，似领圈样。真皮内见内皮细胞聚集成实体状，大多数区域呈有裂隙或明显扩张状。光电治疗：染料 595nm 激光、长脉冲 1064nm 激光疗效好。必要时手术切除。小叶血管瘤临床表现如图 8-18。

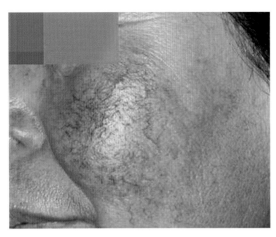
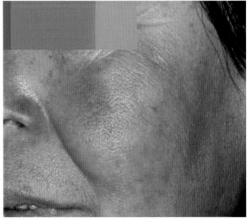

图 8-16 毛细血管扩张症激光治疗效果

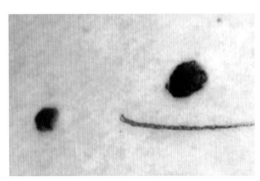
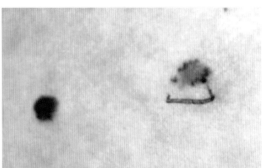

图 8-17 老年性血管痣激光治疗效果

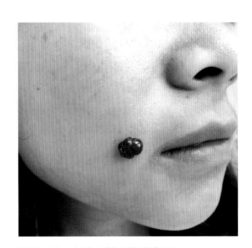

图 8-18 小叶血管瘤临床表现

4. **蜘蛛状毛细血管扩张症** 又称蜘蛛痣，它由状如蜘蛛体红色丘疹和放射状扩张的毛细血管构成，约 15% 的正常人和 2/3 的妊娠妇女及肝病患者可发生，血浆雌激素水平增高，为肝脏对雌激素灭活功能的降低而致，酒精是本病另一个重要原因。蜘蛛痣多发于面部，中心为动脉血管，周围有蜘蛛网状血管扩张。适合脉冲染料激光及 CO_2 激光，还可选用 KTP、IPL、Nd：YAG 等激光，同以上毛细血管扩张的治疗。蜘蛛状毛细血管扩张症激光治疗效果如图 8-19。

5. **静脉湖** 又称为老年性唇部血管瘤，由慢性日光损害所致显著静脉扩张。亦可见于其他光暴露部位如面颈部、唇部或耳部、头部。主要组织病理：真皮浅层高度扩大的血管腔隙。

声光电治疗：染料激光为主，瘤体较大者可用长脉冲 1064nm 激光。唇部静脉湖激光治疗效果如图 8-20。

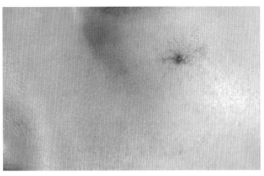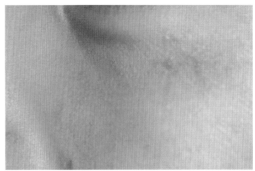

图 8-19　蜘蛛状毛细血管扩张症激光治疗效果

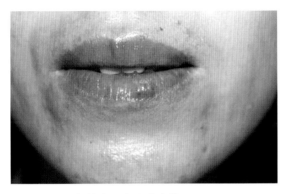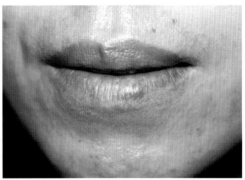

图 8-20　唇部静脉湖激光治疗效果

（五）其他皮肤疾病

1. **酒糟鼻**　又称玫瑰痤疮，多见中年人，毛囊虫局部反复感染是发病的重要因素，食用辛辣食物，饮酒、高温和寒冷刺激，焦虑、急躁，内分泌障碍均可以作为本病的诱发及加重的因素。发生在面中部的弥漫性潮红、毛细血管扩张、丘疹或脓疱、甚至形成鼻尖肥大。临床分为红斑与毛细血管扩张期、丘疹脓疱期和鼻赘期。可以出现鼻尖及面颊部潮红、毛细血管扩张、毛囊口扩大或鼻赘。组织病理：真皮内毛细血管扩张，毛囊及皮脂腺炎细胞浸润，皮脂腺增多，腺体增大。部分患者可能有幽门螺杆菌感染，需先检查碳 13- 呼气试验，如果幽门螺杆菌高阳性且有胃部不适症状如胃痛、胃胀、反酸等症状，首先应采用除菌治疗。

一般性治疗方法较多，外用过氧化苯甲酰、硫磺制剂或甲硝唑类药物等，虽然有一定效果，但是并不尽如人意，如果炎症较重，出现红疹脓疱，建议首先口服药物治疗（如米诺环素、多西环素、奥硝唑等）消炎。针对血管扩张的问题，药物几乎没有疗效。声光电治疗：红斑与毛细血管扩张期可选择 IPL 或染料激光治疗，针对较为粗大的扩张血管染料激光更适合，但是如果演变到丘疹脓疱期，消除炎症后针对面部潮红和毛细血管扩张使用 IPL 治疗。注意事项：有作者报道，IPL 联合异维 A 酸抑制亢进的皮脂腺功能治疗酒糟鼻，取得了很好的疗效。我们要在这里强调，维 A 酸类药物（异维 A 酸、维胺酯）和四环素类（米诺环素、多西环素）药物避免同时应用，因为可能增加脑瘤的发生率，如需使用，应该分期进行治疗。如以炎症为主，先消炎，以皮脂溢出为主可选用维 A 酸类药物。鼻赘期皮损，如果较严重的话建议手术治疗，轻度患者可使用 IPL 联合 CO_2 点阵激光治疗，通常治疗须多次，间隔 1~3 个月一次，同时防止色素沉着等并发症的发生。酒糟鼻激光联合药物治疗效果如图 8-21。

2. **睑黄瘤**　睑黄瘤又称为睑黄疣，女性多见。以上睑内侧多发，呈丘疹或斑块状，浅橘黄色。一般认为，睑黄瘤与高血脂有关，但大多数人检查不出血脂的增高，有肝胆疾病、黏液性水肿、糖尿病或有家族性高胆固醇血症的患者容易伴发。主要组织病理：真皮内有大量泡沫细胞。药物治疗无效。光电治疗：CO_2 激光治疗有效，但易复发。睑黄疣激光治疗效果如图 8-22。

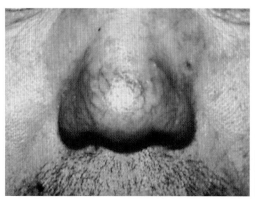
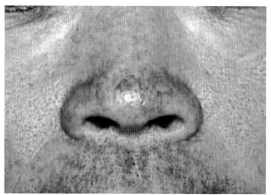

图 8-21 酒糟鼻激光联合药物治疗效果

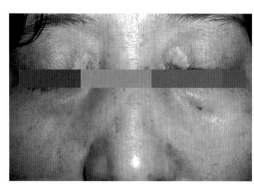
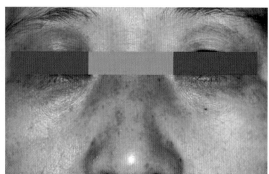

图 8-22 睑黄疣激光治疗效果

3. 面颈部毛囊性红斑黑变病 是一种特殊的侵犯毛囊的红斑性色素沉着疾病，可能由常染色体由隐性方式遗传或自发性突变所致。主要好发于青少年和中年男性，常累及上颌面部、耳前至颈部，界限清楚，对称发病。可出现色素沉着、毛囊性丘疹或红斑。主要组织病理：表皮角化过度，毛囊漏斗扩大，伴有角质栓，表皮突变平，黑素沉着过度。真皮上部可有钙沉着，皮脂腺肥大。

一般性治疗没有特别有效的办法，激光治疗主要采用短波长 Q- 开关激光或者点阵激光，但是只有部分患者有效，有一些患者治疗效果欠佳，甚至遗留色素沉着。一般间隔 3~5 个月进行 1 次治疗，可根据病灶转归判断治疗次数。较多患者激光术后几年后已复发，复发患者激光仍然有效。面颈部毛囊性红斑黑变病激光治疗效果如图 8-23。

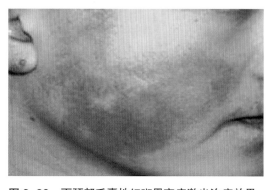
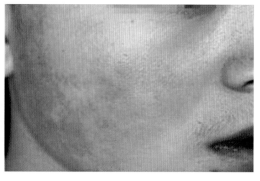

图 8-23 面颈部毛囊性红斑黑变病激光治疗效果

4. 白癜风 是一种原发性的局限性或泛发性皮肤黏膜手术脱失症。本病为多因性疾病，可能与遗传因素、神经精神因素、黑素细胞自毁、免疫发病学说、细胞因子因素、自由基因素、微量元素相对缺乏的颜色。全身任何部位的皮肤都可以发生白癜风，主要表现为色素脱失的斑片，从几毫米到遍布全身，可以单发也可以多发，大多数呈瓷白色的白斑，个别呈灰白色。白癜风分为进展期和稳定期。主要组织病理：表皮黑素细胞及黑素颗粒明显减少，基底层多巴染色阳性的黑素细胞往往完全缺乏。以药物治疗为主，控制发展，改善色素，提高免疫功能。光电治疗：早期可以采用308nm准分子激光、308nm准分子光、窄谱UVB中波紫外线等辅助治疗。稳定期或四肢末端以及有毛发的部位白癜风的治疗尤为困难，可以用点阵激光加激素药物导入，一个月一次，大多3~5次，可见有色素点沉积。白癜风激光治疗效果如图8-24，图8-25。

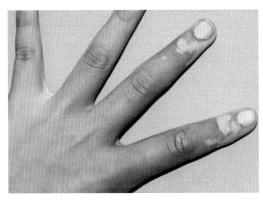
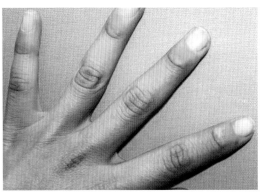

图8-24 白癜风激光治疗效果

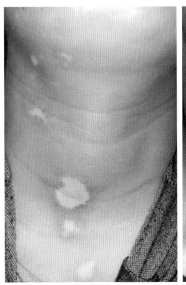
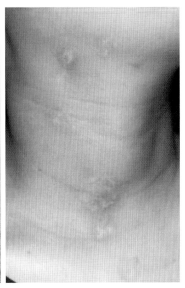

图8-25 白癜风激光治疗效果

5. **皮脂腺增生** 病因不明，外伤和慢性炎症刺激可能有关系。通常发生在20~30岁以后，1~2mm皮色丘疹，中心凹陷，单发或多发，多见于油性皮肤。主要组织病理：由1个很大的皮脂腺组成，中央有1个大的皮脂腺导管开口于表皮。适用CO_2激光。

6. **汗管瘤** 是末端汗管分化的汗腺瘤，好发于女性，青春期加重，妊娠期、月经前期或使用女性激素时，皮疹增大、肿胀，故考虑与内分泌有关，个别患者有家族史。分为三型，①眼睑型：多发生于女性，以下眼睑为著；②发疹型：男性青少年多见，成批发生于胸腹及上臂曲侧；③局限型：位于外阴及阴蒂，称为生殖器汗管瘤，在手指伸面，称为肢端汗管瘤，其他部位也可发生。主要组织病理：真皮上部可见多数嗜碱性上皮细胞聚集成小团块。

声光电治疗：适用CO_2激光、铒激光气化治疗。注意事项：汗管瘤复发率相对较高，可能需要反复治疗，应提前告知患者，以免引起纠纷。另外，较大较深的病灶，可分次治疗，间隔3个月，以免形成瘢痕，注意防晒，建议秋冬季治疗。汗管瘤激光治疗效果如图8-26。

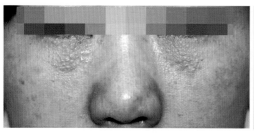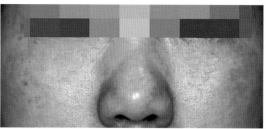

图 8-26 汗管瘤激光治疗效果

7. 痤疮后瘢痕和痘印 痤疮后瘢痕：多以凹陷和萎缩型瘢痕为主，边缘锐化，故做点阵激光的同时需做激光磨削，多以剥脱性点阵激光为主，因为深浅不一和大小不同，可选用深度为 10 600nm CO_2 点阵激光，2940nm 铒激光、1550nm、1565nm 等非剥脱点阵激光治疗。痤疮后痘印：多为炎症后毛细血管扩张导致。强光治疗效果良好，多需做 5 次以上。注意事项：痤疮后瘢痕和痘印的治疗均需在控制痤疮的炎症后，病情稳定后再行治疗。Pier Luca Bencini 等利用 1540nm NAFL（Lux 1540TM，MA，USA）治疗 87 例中重度痤疮凹陷性瘢痕患者，治疗后 6 个月随访发现 98% 的中度痤疮瘢痕患者和 83% 的重度痤疮瘢痕患者皮损有明显改善，且患者反映术后疼痛轻微，疗效满意。Kabir Sardana 等检测了 1540nm NAFL 对于不同类型的痤疮瘢痕：冰锥型瘢痕（ice-pick scar）、箱车型瘢痕（boxcar scar）、滚动型瘢痕（rolling scar）的治疗效果，结果显示箱车型瘢痕疗效优于冰锥型和滚动型瘢痕，冰锥型效果最差。除凹陷性瘢痕外，炎症性痤疮还容易伴发色素沉着和（或）面部红斑。Park 等比较了 1 550nm NAFL 和 595nm 脉冲染料激光（pulse dye laser，PDL）治疗痤疮引起的面部红斑的疗效，半侧脸对照试验结果显示两种方法对痤疮性面部红斑均有疗效，观察者评分平均值并无统计学差异，但患者主观评价 1550nm NAFL 治疗的半侧脸可以达到 91.7% 的改善效果，而 PDL 治疗的半侧脸只有 75%。另外，还有学者报道过非剥脱点阵激光治疗活动性痤疮，并进一步检测治疗后的组织学变化。治疗后患者的大部分皮损得到明显改善。组织活检 HE 染色显示，治疗后患者的皮脂腺明显减小[60, 61]。痤疮后瘢痕和痘印激光治疗效果如图 8-27。

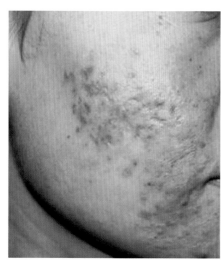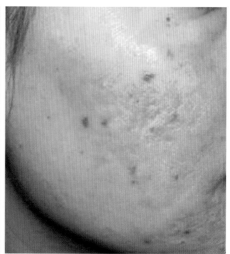

图 8-27 痤疮后瘢痕和痘印激光治疗效果

8. 颜面粟粒性狼疮 颜面粟粒性狼疮又称为颜面播散性粟粒性狼疮。皮损 PCR 实验发现结核杆菌，病损中找不到结核杆菌，结核菌素实验阴性，故本病原因不明。颜面粟粒样大小至绿豆大小的丘疹结节，密布于颜面，尤其以眼睑结节为特异性皮疹，结节呈淡红或淡褐色，半透明状，玻片压疹，可呈苹果酱色，早期多误诊为痤疮，少数结节可破溃，愈后留有永久性凹陷性瘢痕。组织病理：真皮中下层常见结核性浸润，有明显的干酪样坏死，血管内可有血栓形成。早期用药物治疗。

声光电治疗：主要用于在后期瘢痕祛除，建议非剥脱点阵激光[62]。颜面粟粒性狼疮激光治疗效果如图 8-28。

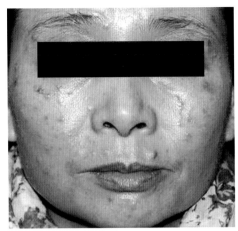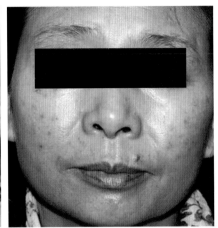

图 8-28　颜面粟粒性狼疮激光治疗效果

（六）皮肤皱纹及软组织松弛

1. **皮肤纹理增粗**　皮纹纹理增粗又称为皱纹，随着年龄的增加，面部骨架的萎缩，水分和胶原蛋白的丢失以及地心引力的牵拉，皮肤出现皱纹，皮肤及软组织向下松垂，这种老化的过程从 25 岁就已经开始。夸张的表情、光照、气候干燥以及睡眠质量差、焦虑等多种精神因素的影响，可加重皱纹的产生。一般治疗方法较多，其中动力性皱纹的治疗首选是肉毒素注射，但是对于非动力性皱纹，透明质酸注射、PRP 自体富血小板血浆、皮肤磨削术都有一定疗效，这个会在其他章节详述。IPL 的治疗，效果不是很明显，长期治疗虽然可以很好地预防皱纹的产生，但是对于已经发生的增粗的纹理，治疗效果欠佳，这时使用激光可以达到很显著的效果。可使用的激光种类较多，只要可以达到选择性光热作用要求的仪器都可以，比如 CO_2 点阵激光、铒激光、非剥脱点阵激光，等等。黄金微针，超声刀（美国 FDA已批准，中国 CFDA 尚无批号）对于黄种人而言，虽然 CO_2 激光作用深度较铒激光深，可以很好地对深层组织加热，促进皮肤纤维收缩，胶原增生的效果更佳，但极易发生色素沉着，而且水肿期、结痂期都会导致需要 3~5 天的休息。BjetTing 用低密度非剥脱点阵 CO_2 激光进行年轻化治疗，超声成像显示，真皮密度增加 72.7%，口周皱纹改善 80%，证实非剥脱性点阵 CO_2 激光能够显著地改善皱纹、皮肤质地以及点状色素斑。非剥脱点阵激光虽然单次治疗效果不如 CO_2 激光治疗效果那么明显，但是有效地回避了色素沉着和水肿期、结痂期等并发症的风险[62]。

由于上下睑的细纹一直是治疗的难点和热点，并且是肉毒素注射的禁忌治疗区域，可导致上睑下垂和暂时性眼袋膨出的并发症，但是如果能够很好地掌握肉毒素的用量和作用深度，其实是可以使用在这个位置的。作者在这个部位采用点阵激光加肉毒素治疗皮肤纹理增粗取得很好的疗效，作者使用非剥脱点阵激光联合 A 型肉毒毒素治疗 30 例眶周皱纹患者，治疗后 7 天和 1、3、6 个月进行随访评价，研究结果发现，术后即刻可观察到静态皱纹的改善，其动态皱纹的远期效果改善更加明显。治疗可同时改善动态皱纹和静态皱纹，并有明显的紧肤作用，且不良反应较轻，是进行面部年轻化治疗的理想方法。皮肤皱纹激光治疗效果如图 8-29。

2. **萎缩纹**　萎缩纹又称为膨胀纹、妊娠纹，本病与肾上腺分泌糖皮质激素过多有密切关系。皮肤因弹力纤维变性而脆弱，受到过度伸张，使之断裂而导致本病。生长期青年往往出现横向纹，各种疾病引起的病态性突然肥胖出现皮肤纵向纹，妊娠妇女腹部、臀部、大腿出现纵横交错的网状纹，长期内服或外用糖皮质激素出现的波浪纹等。早期为粉红色到紫红色，晚期为淡白色。主要病理表现：表皮萎缩，真皮变薄，真皮胶原。建议采用非剥脱 1064nm 点阵激光，CO_2 点阵激光，黄金微针。Tretti 等利用1565nm NAFL 对 12 名白种人患者进行治疗，所有患者皮损均有中度以上的改善，色泽和深度改善明显。

1540nm NAFL 也可用于治疗膨胀纹，51 名不同部位膨胀纹患者接受 1 540nm NAFL 治疗后，均有中度以上的皮损改善，组织切片 HE 染色可见治疗后 1 个月表皮和真皮的增厚以及新生胶原、弹力蛋白的产生。Yang 等对 24 位腹部萎缩性膨胀纹患者进行 1550nm 点阵铒玻璃激光与剥脱性点阵 CO_2 激光对照治疗，发现两种激光治疗效果无统计学差异。但是针对黄种人，色素沉着的并发症不得不被重视，故作者更建议使用非剥脱点阵及黄金微针的治疗。注意事项：在初期阶段，淡粉色萎缩纹，治疗效果优于陈旧性白色萎缩纹。萎缩纹激光治疗效果如图 8-30。

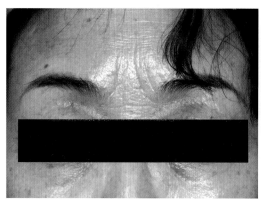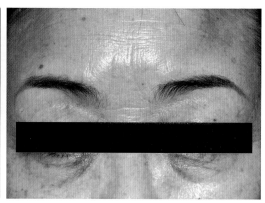

图 8-29　皮肤皱纹激光治疗效果

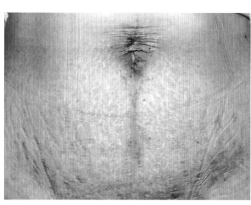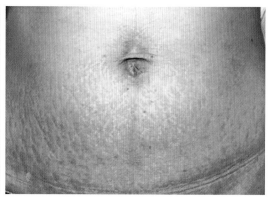

图 8-30　萎缩纹激光治疗效果

3. 毛孔粗大　好发于面中部，尤其是鼻头的位置更易出现，一部分面部油脂分泌旺盛的患者以及痤疮的患者也可出现毛孔粗大的问题。

一般性治疗，以果酸治疗最为常见，但是针对一些较为严重的患者，仍不能达到满意的治疗目的，这样可选用激光治疗，治疗方法同皮肤纹理增粗。注意事项：这里要说明的问题是，非剥脱点阵激光联合肉毒素治疗毛孔粗大的疗效明显优于单纯使用激光治疗，可能由于肉毒素可控制皮脂腺分泌，及松弛立毛肌以利于毛孔排出堵塞的皮脂腺分泌物及汗液有关。

4. 软纤维瘤　俗称皮赘，大多为小米至黄豆大小，呈肉色、褐色的赘肉状瘤体，多分布于颈部、腋部、腹股沟，大多数患者为中老年人，体重增加或怀孕时皮损可明显增多。主要组织病理：瘤体由疏结缔组织、纤维细胞、胶原纤维等组成。激光治疗可选用 CO_2 激光或者铒激光气化治疗。注意事项：激光治疗效果非常好，但是有可能会在同一部位生长新的病灶，可重复治疗。瘤体较大者手术切除。软纤维瘤激光治疗效果如图 8-31。

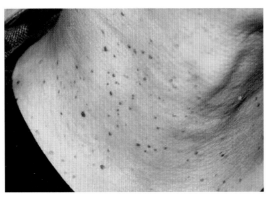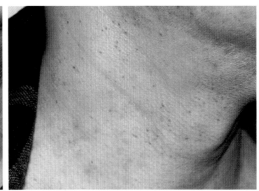

图 8-31　软纤维瘤激光治疗效果

（七）带状疱疹后遗神经痛

带状疱疹是由于感染了水痘 – 带状疱疹病毒引起。70% 的人，在小时候就可以发生水痘。约 30% 的人，呈隐性患者。自此病毒隐匿在人体的脊髓后根。在抵抗力下降的时候发病，引起的带状疱疹，主要表现为剧烈疼痛、单侧发病、带状分布的丘疱疹，个别或无皮疹，可在身体的任何部位发生。年龄越大后遗神经疼痛越剧烈。

带状疱疹的治疗以抗病毒、提高免疫功能的药物为主，同时用营养神经的药物如甲钴胺、B 族维生素等。慢性的后遗神经痛少则一个月，多则 5~6 年，痛苦不堪，极大地影响生活质量。很多患者应用止痛药物效果不佳，而且需要长期服药。我们用调 Q-1064nm 激光，大多患者 2~3 次可治愈[63]。激光疗效因为患者年龄、发病面积、劳累紧张抵抗力低下的程度而不同。

（八）皮肤的病毒性感染

皮肤的病毒性感染主要是指人乳头瘤病毒（HPV）感染的各种病毒疣。主要有寻常疣、丝状疣、跖疣、皮角、扁平疣、尖锐湿疣等。这类疾病主要为接触传染而来，扁平疣好发面部和手背，以扁平的斑片为主，35 岁以前多发。寻常疣凸起皮面，多呈菜花状增生，全身各部位均可发生；丝状疣呈细丝状，较柔软光滑，皮肤松软部位常发；跖疣位于足底部，受压疣体凹陷，有点状黑点；尖锐湿疣主要位于肛周和会阴部，多呈菜花状。以上皮肤的病毒感染性疣体，除了药物以外，还可以冷冻、光动力治疗。光电治疗是主要的治疗方法：CO_2 激光、染料 595nm 激光疗效肯定。扁平疣激光治疗效果如图 8-32。

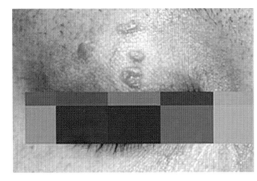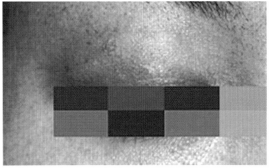

图 8-32　扁平疣激光治疗效果

四、射　　频

射频是一种安全的、具有快速加热机体组织的电磁辐射能量，当其能量在 $1\sim10\mathrm{mW/cm^2}$ 时，能非常明确地引起组织的加热和机体温度的升高，但不会产生明显的损伤。由于眼睛和睾丸没有足够的血流来释放热量，故而这两个区域是禁止射频治疗的。射频对组织的加热，可以产生双重的作用，首先是改变胶原分子中的三螺旋结构，而使胶原收缩；继而，发生明显的、渐进的胶原再生，促进真皮及皮下软组织的重建和增厚。有多中心临床数据表明，射频可以让皮肤纹理改善 25.6%，松弛度改善 24.1% 左右。

射频具有以下特点：见效快，可以立刻引起胶原收缩达到紧肤提升的效果；治疗效果持续时间较长，不同部位有所差异，一般可达到 3~6 个月；可根据治疗部位的不同特点，调节能量和作用深度；无休息期，无损伤，无痛，治疗舒适度高；中青年治疗效果优于老年患者。

（一）单极射频

应用多年，对于皮肤松弛和皱纹治疗效果好，但是对于严重的光老化改善程度较小，术后即刻的胶原纤维的受热收缩还是会使患者有明显的紧致感。原理是由于治疗时在 1 秒内将生物组织中电场的电极极性改变 600 万次，真皮组织的天然阻抗对电子运动的作用便产生热量，而使之产生热效应。虽然效果确切，但是并发症却不容小觑，治疗终点是患者可以忍受的疼痛感，太低的热效应治疗效果又欠佳，为了提高疼痛阈值，常常会使用麻醉药品配合治疗，因此可能产生类似于灼伤的并发症，严重者可产生瘢痕的形成。用集成单极射频经过 6 次治疗（每次间隔 2 周）取得类似效果，6 个月后随访可以有 68% 的患者臀部和大腿部的皮下脂肪厚度缩小 20%，周径平均减少 2.45cm，表面皮肤变得更加紧致，凹陷密度、深度都缓解。

（二）双极射频

双极射频治疗有效地避免了单极射频治疗产生的并发症，减少过度热损伤，降低了靶组织的电流阻尼，同时能达到光能作用在色基上的作用，紧致皮肤及软组织的同时达到减淡色斑的效果。当然，双极射频治疗过程中，也会因为能量较高或冷却不及时等因素，有浅表结痂和烧灼感的情况发生，但是经过很短的恢复期，都是可以慢慢恢复，除了可以运用于嫩肤、紧肤、软组织提拉等方面，它对于皮肤橘皮样改变也是有显著疗效的。因为橘皮样改变是普遍存在于妇女群众中的美容问题，它是由于脂肪沉积在脂肪间隔中，结缔组织附着点的牵拉而产生的，这种问题一般性治疗、激光、手术等方法都没有好的疗效，双极射频可以达到有效的改善，并且可以针对肢体的松弛进行体型重塑的治疗。有一项主要针对亚洲人的双极射频治疗研究表明，经过 3 次治疗，可使 60% 的患者鼻唇沟获得 50% 以上的改善，其次是鱼尾纹，但是额纹的改善却比较小。

（三）三极射频

以色列 Pollogen 公司和美国 Sybaritic 公司都推出了三极射频设备，采用了三个电极治疗，现国内未有同类获批使用产品。

五、超　声　刀

超声刀美容是利用聚焦式超声波技术，以非侵入式地去治疗 SMAS 筋膜层，超声波对细胞有按摩作用，可以使老化的胶原纤维收缩并刺激胶原增生和重组，逐步构建新的胶原蛋白纤维网，恢复皮肤底层弹力，从而改善皮肤松弛下垂和面部皱纹。超声刀热能是通过无数点阵的集束热传递方式，热能量探头可发出每秒震动高达 600 万次的矩阵分子能量波，深入皮下进行修复，在皮下 1.5~4.5mm 的深度，通过射频电场形成聚焦面，强烈地撞击真皮组织，在真皮组织上产生电场聚集效果，使皮下温度提升到 60~70℃，确保热量在真皮纤维层的有效热损伤作用，使机体启动修复再生细胞的功能[64, 65]。Baumann 等选取 64 例符合入选条件志愿者，对其进行面颈部超声刀治疗，在治疗后 2、3、6 个月进行回访，治疗效果良好，无明显不良反应[66]。

超声刀作为医疗器械，虽然在美国已经通过 FDA 认证，但目前尚未获得国家食药监总局（CFDA）的认证，超声刀要获得 CFDA 的批准，需要在国内做大量的临床实验和观察，证实黄种人使用的安全性和有效性[67]。

六、禁忌证及并发症

（一）禁忌证

1. 拒绝签订知情同意书的患者或未满 18 岁的亲属反对其治疗的患者。

2. 期望值过高或有精神疾病史的患者。

3. 瘢痕体质。可能由于激光的剥脱性治疗，或者冰敷不当造成水疱等，都有可能引起瘢痕，尤其以美容为目的的治疗尤其要慎重，如和患者未沟通好，不要对其进行治疗。

4. 光敏性疾病。此类患者对光线的过度反应，很容易出现光损伤或者过敏症状，可能加大一些常见并发症的症状，或者出现未能预料的不良反应，尤其对此类患者的治疗参数较难把握。对于系统使用异维 A 酸等光敏性药物的患者也最好不要治疗。

5. 复发性单纯疱疹史。这一类患者长期携带单纯疱疹病毒，激光治疗可能激发疱疹的爆发，可以使用抗病毒药物辅助治疗，以防止疱疹的活动。

6. 凝血功能障碍或使用抗凝药物治疗的患者。激光治疗，尤其是剥脱性治疗，常会出现出血的现象，也有可能产生紫癜等，对于这些患者要谨慎选择。

7. 怀孕及哺乳期妇女。治疗中的疼痛刺激，可造成孕妇流产，也可防止哺乳期妇女分泌异常，为了安全起见，将此类患者排除。

8. 治疗前后 1 个月暴晒史。这种情况非常容易造成色素沉着，对于本身色素沉着危险性较高的治疗或患者，尤其要避免。

9. 糖尿病患者。有严重的糖尿病史或其他内分泌疾病的患者，存在愈合不良的问题，或者愈合时间延迟，应评估后慎重选择。

10. 皮肤感染及其他活动性疾病。可能增加术后感染或治疗的风险，除非是使用激光治疗此类疾病，否则建议等治愈后再行激光治疗。

11. 免疫缺陷性疾病。患有此类疾病或者使用免疫抑制剂的患者，存在治疗风险，应避免治疗。

12. 肿瘤患者。除非治疗必要，请谨慎治疗。

13. 对于射频治疗的患者，还要考虑排除任何活动性植入物（如心脏起搏器）可能受到电流的影响而出现的功能障碍，以及皮肤过于干燥，导致皮肤导电性质的改变，可能造成皮肤的损伤。

（二）并发症

1. 治疗即刻反应

（1）不适或疼痛：治疗时不同仪器造成的不良感觉不同，无创的仪器多半是无痛的，有创的治疗需要配合使用麻醉剂，常用的是利多卡因乳膏，在治疗前 40 分钟左右涂抹于治疗区域。对于痛阈较低的患者或婴幼儿患者，或对于外用利多卡因乳膏会影响疗效的，也可使用阻滞麻醉或吸入式麻醉。但作者不建议使用局部麻醉，水分子的增加，可能影响治疗效果，导致治疗参数不易把控。

（2）红斑、结痂：是许多治疗临床终点的表现，按照不同仪器的使用方法操作，这些不良反应都会随着时间的推移而消失。

（3）水肿：轻微水肿是正常的，如果是过度水肿，就要考虑是患者自身皮肤反应过度或能量过高引起的，此时降低治疗能量参数，并配合冰敷，可在数小时至数天内恢复。

（4）出血或紫癜：可在2周内逐渐恢复，是正常的反应，要注意防止色素沉着。

2.　治疗后不良反应[68]

（1）造成皮损：治疗后可能产生结痂或者水疱，一般1周左右愈合，但是对于合并感染、瘢痕体质或损伤较重的患者，可能遗留瘢痕，要密切观察创面的转归。水疱常常会延迟出现，但在产生前皮肤会表现为苍白或发灰，可在治疗区域试验性测试能量，观察后再行大面积治疗。

（2）皮肤脆性或敏感性增加：治疗后暂时会出现的反应，一般可逐渐恢复，避免使用化妆品或过度按摩。可使用一些修复类产品，有助于皮肤的恢复。

（3）色素改变：包括色素沉着和色素脱失，好发于肤色较重或治疗前后有暴晒史的患者，有的色素型改变可在6个月内逐渐恢复，但部分患者持续存在，需要配合仪器针对色素型改变进行二次治疗。

（4）瘢痕：即使严格排除了瘢痕体质的患者，治疗中仍有患者出现瘢痕的情况，尤其在瘢痕好发部位以及以治疗瘢痕为目的的患者中，仍有一些会出现瘢痕异常增生、突起、凹陷等情况，应按照治疗原则谨慎治疗。

（5）感染：治疗前消毒不彻底，治疗区域保护不当，都有可能导致创面感染，可配合口服或外用抗生素，保持创面干燥。

（6）单纯疱疹复发：对于可能发生的患者，可在治疗前后预防性使用抗疱疹病毒药物。

（7）接触性皮炎：接触了致敏原或物质导致的，属于一种过敏反应，应鉴别原因，是否由光过敏、耦合剂或其他原因造成的，然后进行针对性治疗。

（8）灼热或灼伤：保持创面干燥，可使用一些修复类产品加快恢复。轻度的损伤1周左右可自愈，较严重的时间可能延长，甚至导致瘢痕。如不能很好地掌握仪器的特性，慎重麻醉剂，因为患者疼痛感受也是很好的保护机制。

（9）皮肤萎缩或质地改变：采用了较高能量或光斑重叠热损伤，可产生皮肤凹陷等情况，应及时对症处理。

第九章

皮肤保养与抗衰老

一、概　述

（一）皮肤保养与修饰的历史、现状与展望

古往今来，爱美之心人皆有之。而美人之美，和我们的皮肤有很大的关系。我国最早的美容历史可以追溯到 2000 多年以前，许多古籍上也有关于这方面的记载。当时由于科技的制约，美化肌肤的方法以外用口服为主，一为修饰，即化妆；二为保养，即护肤。《太平御览》载："墨子曰：禹造粉"。《战国策》载："郑国之女，粉白黛黑"。可见早在先秦时期，就已经开始有美人以粉敷面了。殷纣时期记载的"胭脂"，为燕地焉山的红蓝花捣汁制成，能"美人色"，功效堪比如今的腮红。春秋战国时期的《山海经》中记载有荀草等数种美容药物，还有治疗粉刺、疣、狐臭等损美性疾病的药物。《神农本草经》原著记载有 365 种药物，其中 160 余种涉及"悦泽""美色""轻身""头不白"等美容药物，还提到了美容药品的独特剂型即面脂。再到魏晋时期，我国中草药化妆品已基本形成理论体系。东晋医药学家葛洪所著的《肘后备急方》第 56 篇为迄今为止最早的美容专篇，其中记载有"面膏""面膜"等美容方剂的制作方法。唐代孙思邈的《备急千金要方》"面药"项下收方 81 首，分为面脂、面油、面膏、澡豆、面丸、面粉等剂型，许多都有"令白净悦泽""令人白光润""治干燥少润"的功效。至宋元时期，美容药物方剂更为充实，闻名的著作包括宋代的《太平圣惠方》《圣济总录》，元代的《御药院方》。明清时代有许多医学著作载有损容性疾病或美容的外治方法，许多方法被沿用至今。如《外治寿世方》《本草纲目》《外科正宗》《普济方》《疡医大全》。中医中药美容大多防治并举，除了从根本上美化容貌外，还含有健康长寿之意。具有健康和延缓、减轻衰老作用的中医自然疗法也大多都有美容的效果[69]。

至现代，随着生活水平的不断提高，许多人视皮肤为社交名片，愿意为此花费大量金钱和时间。欧洲化妆品协会 2015 年工作报告指出，33% 的女性无法离开粉底和遮瑕膏，25% 的男性无法离开须后水，88% 的受访者无法离开化妆品[70]。有研究表明，每天女性平均要使用 12 种个人护理产品，最多可含 185 种成分；而男性平均使用 6 种个人护理产品，最多含 85 种成分。可见美容护肤的概念已经深入人心。未来随着我国经济文化水平的不断攀升，国人愈加注重皮肤保养，我国的美容事业一定会蓬勃发展[71]。

（二）皮肤保养的定义

皮肤保养是指使用一定的手段或方法对皮肤进行维护、修复、改善甚至塑造，保持皮肤的正常结构和功能，使皮肤能长期保持柔韧、光泽和富有弹性，达到皮肤健美的目的[71]。因此，狭义的皮肤保养是求美者使用护肤品，服用保健美容产品，使用一些家用美容仪器，来达到皮肤保养的目的。广义的皮

肤保养，应当包括损容性皮肤疾病的治疗，以及皮肤美容。目前皮肤美容的手段除了外治内服，还有激光、强脉冲光、射频、药物注射、化学剥脱、冷冻美容、高频电美容技术等。

（三）皮肤健美

那么皮肤健美的标准到底是什么呢？虽然来自不同国家、不同种族、不同文化背景的人们对皮肤审美存在一定的差异（比如不同地区人群对整体肤色以及色斑的看法），但是拥有饱满、水油平衡、细腻、有弹性、无污秽、斑点及赘生物等皮肤损害的肌肤仍然是我们共同的追求目标。诚然，由年龄增长带来的皮肤衰老不可避免，然而通过科学的美容保养，可以延缓其发生。

1. **评价指标**　皮肤健美标准：皮肤水分含量在 10%~20%，水油平衡；皮肤细腻、润滑、有光泽；肤色均匀而红润，面部皱纹与年龄相当；对外界刺激不敏感，无明显皮肤疾病，具有正常的皮肤生理功能，能够抵御一定的外界刺激，对日晒反应正常。通常用 4S 来表示，即 Smooth（平滑）、Shining（光泽）、Soft（柔润）、Sexy（美感）。

2. **影响皮肤健美的因素**

（1）遗传因素：肤色由基因决定，而黑色素是决定肤色的主要因素。不同肤色的人群表皮中所含的黑素细胞数量大致相同，肤色的差异是因为不同人种表皮中黑素小体的数量、大小、种类和分布的不同。当然皮肤老化、色素异常等，都与基因有密不可分的关系。

（2）年龄：不同年龄段的皮肤，角质形成细胞、成纤维细胞的生物活性不同，导致皮肤性状的差异。婴儿皮肤含水量为老年人的 3 倍多，但因其皮肤油脂分泌仅为成年人的 1/3，且表皮主要是由单层角质形成细胞构成，皮肤薄，无法保持水分，造成经表皮水分流失（transfer epidermal water loss，TEWL）增多。因此，婴儿皮肤水嫩，却容易干燥甚至脱屑、皲裂。青春期发育后雄激素分泌增多，皮肤腺分泌旺盛，容易造成痤疮、脂溢性皮炎、玫瑰痤疮等皮肤疾病，影响皮肤健美。25 岁后，皮脂的分泌逐渐减少，皮肤逐渐干燥。而到老年时，由于皮肤分泌过少，细胞代谢缓慢，容易引发乏脂性皮炎（图 9-1）、皮肤瘙痒症等问题。

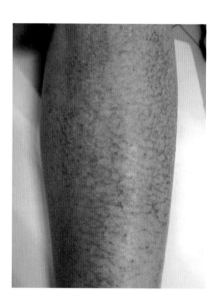

图 9-1　乏脂性皮炎

（3）性别：男女在皮肤 TEWL 上并无区别，但是男性雄激素水平更高，皮肤更厚，皮脂分泌较女性旺盛，因此更容易发生痤疮，但是不易产生皱纹。女性在围绝经期开始，激素水平发生变化，皮脂腺萎缩，分泌皮脂能力下降，细胞增殖、分化等生物学活性减弱，更易造成皮肤老化。

（4）健康状况：身体和心理的健康状况对皮肤都非常重要。首当其冲的是皮肤疾病，比如银屑病、特应性皮炎的红斑脱屑，对皮肤健美的影响自不用说，同时由于皮肤屏障功能的破坏，使皮肤变得更为敏感。皮肤表皮的性状还受到神经、内分泌系统的控制和协调。因此，神经系统、内分泌系统的疾病可以导致皮肤的亚健康。心血管问题使皮肤血管异常，引起皮肤血流量不足，而显得皮肤暗沉。胃肠道问题会影响营养摄取，造成营养不良，使皮肤干燥。当人身体健康，而又心情舒畅，情绪稳定时，可以抑制副交感神经兴奋，减少色素产生，还能使血管扩张，皮肤血流量增加，使肤色均匀而红润。

（5）营养水平：皮肤的更新和维护需要各种营养成分，包括水、糖类、蛋白质、脂肪、维生素和微量元素，以保持正常的新陈代谢以及发挥正常的生理功能。

（6）24 小时节律：一天中的 22 点至次日的凌晨 2 点是皮肤表皮基底层细胞更新最快的时段，因此睡眠对皮肤表皮细胞的更新，维护皮肤正常功能有着重要的作用。而睡眠作为神经系统的保护性抑制手段，是消除疲劳、恢复精力的保障，充足的睡眠能够让皮肤呈现光泽和红润。通常一天中 10 点时皮脂腺分泌最旺盛，因此皮脂分泌旺盛的皮肤在此时看起来会特别油腻。而 7 点和 22 点皮脂分泌最弱，皮肤此时看起来晦暗而没有光泽。

（7）环境因素：除日光外，外界还有许多刺激，如风沙、寒冷、热、水、洗涤用品都会加速皮肤老化。因此，平时不仅要做好防晒，还有注意防风沙、保暖、避免长时间皮温过高、避免长时间接触水和洗涤用品等情况，注意适当地使用化妆品，对保持皮肤健美非常有必要。关于化妆品与皮肤保健，我们将在下文中详细说明。环境因素还包括季节的影响，皮肤会随着不同季节发生改变，夏天肤色更深，皮脂分泌更加旺盛；冬季肤色浅，容易干燥脱屑甚至皲裂。春季会带来花粉等更多的致敏物，敏感皮肤更易受到伤害。而其他环境因素，比如大气中的小颗粒会影响表皮生长因子受体表达，加速皮肤衰老[72, 73]。

二、不同皮肤的保养

虽然皮肤的健美有固定的标准，但是皮肤的保养却并非一成不变，首先我们的皮肤分为不同的类型和不同的部位，并且皮肤随着时间的流逝也在不断地发生变化，因此需要根据不同的肤质类型、不同的皮肤部位和不同的年龄层次对皮肤进行相应的管理。

（一）皮肤分型

皮肤的分类方式多种多样，没有完全的统一标准，国际上常用的有传统皮肤分型、Baumann 皮肤分类、Fitzpatrick 日光反应皮肤分类等。在各种皮肤分型的基础上，根据国人面部皮肤特点，中国医师协会皮肤科医师分会皮肤美容亚专业委员会以表皮含水量、含皮脂量作为主要参数，色素沉着、敏感度、皱纹和皮肤光反应性作为次分类参数，初步拟定了中国人面部皮肤分类标准。

1. **中性皮肤**　中性皮肤为理想皮肤，角质层含水量达 20%，皮肤 pH 为 4.5~6.5，皮脂分泌适当，耐晒，对外界刺激不敏感。因此，外观看来皮肤不干不油，光滑细腻，富有弹性，不易出现皱纹。

2. **干性皮肤**　干性皮肤的角质层含水量低于 10%，pH 大于 6.5，皮脂分泌量少，不耐晒，对外界刺激较敏感。皮肤表面细腻、干燥脱屑，无光泽，缺乏油脂，容易出现皱纹。

3. **油性皮肤**　油性皮肤角质含水量达 20%，pH 小于 4.5，皮脂分泌较旺盛，对日晒以及其他自然界刺激有较强的抵抗力。皮肤外观油腻、粗糙，毛孔粗大，但是皮肤有光泽，弹性好，不易产生皱纹。

4. **混合性皮肤**　混合性皮肤是指皮肤同时存在两种类型。面中部，我们常称为 T 区，即前额、鼻部、鼻唇沟及下颏部为油性皮肤；双面颊、双颞部等面部边缘，即 O 区的皮肤表现出干性或者中性皮肤的特点。

5. **敏感性皮肤**　敏感性皮肤多见于过敏性体质，面部皮肤表现更为明显。遇各种外界刺激（日晒、冷、热或化妆品）后局部皮肤有不同程度的瘙痒、刺痛、红斑、毛细血管扩张，严重者出现丘疹、水疱、渗出。

（二）皮肤老化

皮肤是人体重要的器官，不仅对外界环境有屏障功能，还是结构性生物分子（如脂类、蛋白质和多糖）合成、转运和代谢，以及激素生成和分泌的重要场所。皮肤老化是复杂的生理过程，表现在个体的外观上，是内在因素（如皮肤结构、体内激素分泌）和外在环境（如紫外线辐射、化学因子）共同作用导致的。皮肤老化是由以下原因造成：①内在细胞重要的生理活动（如 DNA 修复和稳定、线粒体功能、细胞周期和凋亡的自我控制、细胞代谢等）的缺陷；②表皮稳态（如细胞外基质完整、激素水平的改变、细胞系统内部沟通能力）的逐渐消失。皮肤老化包括外源性老化和内源性老化。内源性老化又称为自然老化，不受外界因素影响，仅与年龄增长相关，逐渐出现自然衰老的过程。而外源性老化主要与紫外线辐射有关，通常称其为光老化。我们平时通常所说的老化是以上两者的共同作用。皮肤老化表现为皮肤松弛、弹性下降、出现皱纹、角质层含水量降低、皮脂腺分泌减少、皮肤干燥、色素异常、神经末梢分布密度的变化以及毛细血管的异常等。老化的皮肤还可发生各种肿瘤，如脂溢性角化病、日光性角化、角化棘皮瘤、鳞状细胞癌等。

1. **自然老化**　自然老化是生命中的必然规律，不可避免，主要由遗传因素起决定作用，同时与激素调节、营养和卫生状况及自身免疫等因素有关。正常皮肤角质层中含水量为10%~20%，水分的保持主要依靠皮肤中的天然保湿因子，后者成分为氨基酸、尿素、有机酸等。随年龄增长，皮肤中天然保湿因子含量减少，皮肤含水量下降，减少为正常皮肤含水量的75%。同时因皮脂腺、汗腺数量减少，皮脂及汗液分泌减少，皮脂膜减弱，保护角质层及湿润皮肤的能力下降，导致皮肤表面干燥、脱屑。老化皮肤的皮下脂肪也减少，支持作用明显下降，造成皮肤松弛、弹性降低。皮肤成纤维细胞失去活性，胶原合成减少，皮肤开始出现细小的表浅皱纹，并逐渐加深。老化皮肤的全层厚度降低，表皮变薄，细胞形态，大小不一，增殖减少；真皮层结缔组织减少，胶原纤维粗大，弹力纤维变性、缩短。此时皮肤表现为干燥、脱屑、松弛下垂；出现皱纹，皮肤缺乏弹性。

2. 光老化 长期的日光照射引起皮肤外观、结构及功能改变的老化称为光老化，主要由紫外线照射所引起。紫外线（UVA、UVB）照射皮肤后，可产生过量的氧自由基，对细胞DNA、细胞膜和各种生物酶造成损伤，而影响蛋白质合成及有丝分裂，从而导致胶原纤维、弹性纤维的变性、断裂以及减少，引起皮肤松弛和皱纹的产生。同时，紫外线（UVA、UVB）慢性辐射对黑素细胞具有增强效应作用，曝光部位表皮中的黑素细胞密度是非曝光部位的2倍，可使皮肤出现色素沉着，甚至诱导皮肤癌的发生。紫外线还能造成表皮角质形成细胞的增殖、分化加速，棘层肥厚；真皮内胶原纤维数量减少，胶原纤维、弹性纤维的破坏，造成大量粗大、散乱、变性增生的弹性纤维，胶原纤维数量减少。最终表现为皮肤干燥，皮肤弹性丧失，屏障功能破坏，细纹、皱纹出现并且不断加深，皮肤表面呈沟壑状，伴色素不均，毛细血管扩张，局部可能诱发良恶性肿瘤，影响皮肤的健美和整体容貌。

3. 皮肤老化相关的损容性改变

（1）色素异常：老化的皮肤中黑素细胞数量减少，局部皮肤颜色变浅，可以表现为老年性白斑。曝光区域皮肤可能出现黑素细胞增生，导致各种色斑的产生，如黄褐斑（图9-2），颧部褐青样痣、雀斑样痣等。

（2）皱纹与松弛：皱纹与松弛是皮肤老化的显著特征，其成因主要是表皮真皮组织变性，胶原蛋白、弹力蛋白丧失了正常的结构和功能，导致了皮肤弹性下降。皮肤和皮下脂肪组织的变薄，直接导致了皮肤的松弛下垂，甚至出现凹陷。60岁后，下腭和面颊部骨质的吸收和面部表情肌张力下降进一步加剧皮肤的松弛下垂。

（3）皮脂腺的改变：某些部位的皮肤（如鼻部），尽管皮脂分泌减少，但是腺体体积增大，导致毛孔的粗大，皮肤增厚，可出现皮脂腺增生（图9-3）、酒糟鼻（图9-4）。

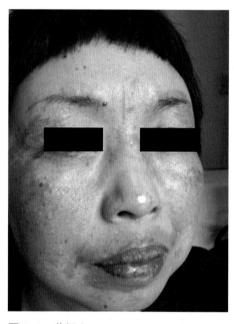

图9-2 黄褐斑

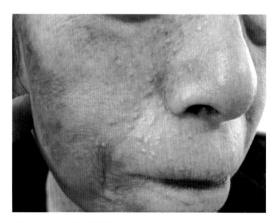

图9-3 皮脂腺增生

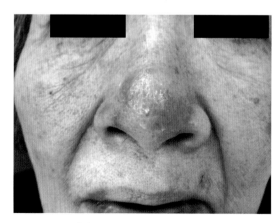

图9-4 酒糟鼻

（4）皮肤赘生物：老化的皮肤还可能发生各种良恶性肿瘤，如鲍温病、角化棘皮瘤（图9-5）、皮角（图9-6）、樱桃样血管瘤、脂溢性角化（图9-7）、日光性角化（图9-8）、基底细胞癌（图9-9）。

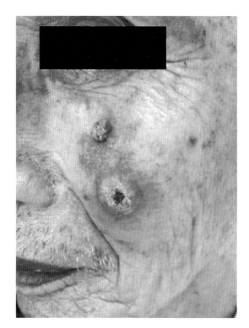

图9-5　角化棘皮瘤

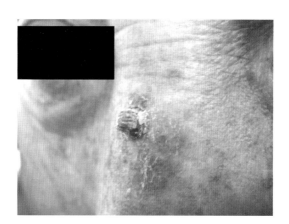

图9-6　皮角

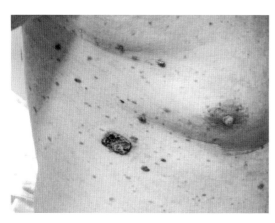

图9-7　脂溢性角化

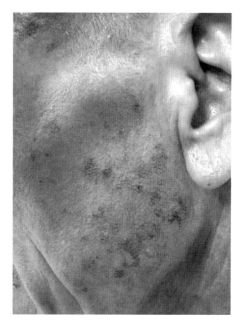

图9-8　日光性角化

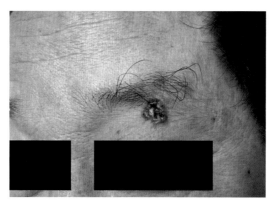

图9-9　基底细胞癌

101

（三）不同年龄段的皮肤管理

不同年龄段皮肤护理有同一个要素就是防晒，因为紫外线对皮肤的损伤是日积月累的，防晒应该从婴幼儿期开始。在日光强烈时打伞、戴帽子、戴墨镜，还可以使用防晒产品，尽可能地选择物理防晒剂，选择符合不同肤质特点的产品，如婴幼儿专用的。

其他皮肤护理原则根据不同时期的皮肤特点而定。婴幼儿皮肤薄嫩，皮脂腺、汗腺发育尚未成熟，代谢和屏障能力弱，无法抵御外界刺激，应选择温和无刺激、安全性高的医学护肤品进行护理。清洗不宜太频繁，清洁后及时外用油脂含量高的霜剂，提高皮脂含量，减少水分流失。青春期由于激素水平的改变，体毛出现，皮脂分泌较多，容易出现痤疮，更应做好清洁工作，选择油脂成分少的乳剂、凝胶产品，以减少痤疮的发生。成年期的皮肤皮脂分泌减少，水分开始流失，细纹出现，开始预防皮肤衰老。老年人皮脂腺、汗腺萎缩，皮脂分泌少，容易出现干燥、脱屑，应选用油脂含量较高的霜剂或乳剂护肤品进行保湿，持续进行皮肤抗衰老[73]。在皮肤对化妆品、药品的吸收上，婴儿、老年人因为皮肤较薄，更容易吸收。

（四）不同肤质的皮肤管理

干性、中性皮肤选用温和乳状清洁剂清洁，次数不宜频繁，面部一般每天 2 次，躯干部位一周 1~2 次。油性皮肤选用泡沫状、凝胶状清洁产品，每天 2 次，夏季若皮脂分泌旺盛，可加洗一次。敏感皮肤选用功效性、安全性高的医学护肤品进行清洁，干性敏感性皮肤每天 1~2 次，油性敏感性皮肤每天 2 次。

保湿产品选择上，中干性及敏感性皮肤禁用控油成分的水、乳。干性皮肤选择脂质成分较高的保湿霜，中性皮肤根据季节调整，春、秋、冬季用霜剂，夏天用保湿乳[74]。油性皮肤可以选择控油产品，剂型可以选用凝胶或者乳液产品。

（五）不同部位的皮肤管理

面部、外阴、皮肤皱褶部位（腋窝、腘窝等）的皮肤较为柔嫩，要注意小心护理，清洁不宜过于频繁，清洁时手法要轻柔。

护肤品的吸收上，面部来说，鼻翼两侧最强，上额、下颌较强，两侧面颊吸收能力最弱。而躯干、四肢大于掌跖部，屈侧大于伸侧，吸收能力从大到小分别是阴囊、前额、大腿内侧、上臂屈侧、前臂和掌跖部[75]。因此，我们在进行身体护肤时，要在吸收较差的部位适当多使用一些护肤产品，以达到更好的效果。

三、皮肤抗衰老

从出生开始，衰老已经开始了，而任何抗衰老方法都不可能让老化停止，更何况逆转。目前常见的皮肤抗衰老方法有使用化妆品、化学剥脱术、光动力技术、注射填充术、皮肤激光等。在这里，我们主要阐述化妆品在抗皮肤老化中的作用，其他方法会在其他章节中详尽介绍。

1. 维生素类

（1）维 A 酸：维 A 酸曾被定义为有维生素 A 的核心结构及其氧化代谢物的一类化合物，而目前扩大为和天然维 A 酸有相似活性机制的合成化合物。外用维 A 酸在皮肤科应用广泛，初时为治疗光损伤皮肤及痤疮皮损，而如今被用于改善光老化症状，如皱纹、色素沉着，但是具有一定的刺激和干燥作用。

（2）维生素 E：维生素 E 是血浆、细胞膜和组织中重要的亲脂抗氧化剂，是功能性化妆品的活性成分。有多中心双盲研究表明，同时外用维生素 E 和维生素 C 对治疗黄褐斑和色素性接触性皮炎有显著作用，联合用药效果明显优于单种维生素治疗。许多研究证据表明，外用维生素 E 具有光防护的效果。在紫外线暴露前外用维生素 E 能够减少皮肤的急性反应。外用维生素 E 还可以减少因紫外线长期暴露导致的慢性皮肤反应，如皮肤皱纹、皮肤肿瘤。

（3）维生素C：维生素C是天然存在的抗氧化剂，可以有效地预防和治疗皮肤晒伤。同时，还具有抗炎效果，被广泛地用于治疗各种皮肤炎症。外用维生素C，不仅能够加强胶原产生，还能影响弹性蛋白合成，可能减少光老化带来的弹性蛋白积聚。它还具有光防护功能，能够有效地减轻紫外线所致的红斑反应和晒斑细胞的产生。大量的化妆品临床试验证明，外用维生素C，不管是单用或与其他成分联合，对皮肤质地、颜色、皮肤下垂松弛、皱纹、色斑都有明显改善作用。

（4）维生素B：临床上外用的维生素B主要是维生素B_3（又称烟酰胺，也曾被称为维生素PP）和维生素B_5（又称为泛醇）。局部使用烟酰胺能预防光引起的免疫抑制和皮肤癌，减轻痤疮和改善大疱性类天疱疮症状，还能够促进胶原形成、成纤维细胞增生。临床研究还指出，长期外用烟酰胺能够修复皮肤屏障，如减少TEWL；减少光老化症状，如色斑、皮肤潮红、发黄；改善毛孔粗大、面部皱纹和"鹅卵石波纹"外观等。泛醇可以通过增加皮肤脂质能够修复皮肤屏障，还能促进成纤维细胞增生和上皮细胞再生，治疗挫伤、灼伤、皮肤溃疡、术后创伤等皮肤损伤。还能够增加皮肤渗透性。其对皮肤的美容作用，包括保湿作用，改善皮肤粗燥、皮肤脱落和皮肤弹性，还有保护皮肤免受刺激、抗炎止痒、镇静作用。

2. 脂质 皮肤屏障的建立，需要三种关键的脂质，包括神经酰胺、胆固醇、脂肪酸，每一种都是渗透性屏障所需的，被称为生理性脂质。在这些脂质外用时，必须大致以等摩尔比例，才能有效地修复屏障破坏。

非生理性脂质（凡士林、蜂蜡等）不进入脂质分泌途径，不能渗透到角质层下，不识别屏障异常的类型，对不同紊乱的修复程度是相同的。非生理性脂质不能改变屏障功能，仅能通过封闭角质层产生效果。

通过选择不同比例和不同种类的生理性和非生理性脂质，进行合理封包，能够对不同患者的皮肤屏障修复发挥作用。

3. 植物成分 我国历史上有丰富地使用各种植物护肤的经验，甚至有些中药现在还被添加到化妆品中。植物原料主要作用是抗氧化、消炎和皮肤舒缓。抗氧化剂包括大豆素、姜黄色素、水飞蓟素等；抗炎剂常用的有银杏、绿茶；舒缓剂有芦荟、金缕梅、尿囊素（紫草科植物根部提取）等。

4. 金属成分 功能性化妆品中最常使用的金属成分包括锌和铜。用金属成分来治疗皮肤的历史可以追溯到公元前，例如炉甘石（含氧化锌的天然原料）和绿铜矿（孔雀石）。在皮肤创伤修复中，金属锌的需求会在局部增加，因此外源性使用含锌化合物可以加速愈合。锌还具有抗炎活性，能够抑制表面活性剂引起的刺激，被广泛地用于抗尿布皮炎的产品中。它的抗氧化性对皮肤也有保护作用，氧化锌能够添加到防晒剂中对抗紫外线辐射，而巯基吡啶锌能够在祛屑洗发水中发挥强效抗真菌作用。和锌类似，铜也在伤口愈合中发挥重要作用，还能够促进胶原合成。但是由于难以渗透皮肤，需要和蛋白质缩氨酸共同作用。

5. 包含生长因子和细胞因子的化妆品 近年来，含有生长因子和细胞因子的化妆品被越来越多地应用到皮肤保养中，它们具有增加胶原蛋白和弹性蛋白产生的作用。能够影响胶原合成的生长因子包括血小板获得性生长因子、血管内皮生长因子、表皮生长因子、集落刺激因子、角质形成细胞刺激因子和肝细胞生长因子。影响胶原生成的细胞因子包括TGF-β、白细胞介素6和白细胞介素8。它们虽然可以提升皮肤，但是大部分却因为相对分子质量过大（一般大于15 000），难以透过角质层到达基底层[76]。能够使这些大分子吸收的有效途径是通过毛囊、汗或者受损皮肤（如微针或者激光磨削后）。另外通过亲脂分子对这些因子进行化学修饰，也可能有效。

（1）PSP成分：包含处理后的皮肤蛋白，是从培养的人成纤维细胞上清液中获取的生长因子和细胞因子的混合物，能够有效地改善皮肤质地、皮肤皱纹、松弛下垂、黑眼圈。

（2）TNS成分：是从婴儿包皮成纤维细胞培养中提取的有效成分。它包含能够增加血管新生的细胞因子（血管内皮生长因子和肝细胞生长因子），调节炎症的细胞因子（白细胞介素6和白细胞介素8），增加细胞外基质的沉积的细胞因子（TGF-β1和血小板获得性生长因子），这些因子共同作用，帮助改善老化皮肤外观。

（3）表皮生长因子：表皮生长因子被证实能够改善皮肤色斑、皮肤质地、毛孔粗大和皱纹。

（4）CRS 成分：它包含 TGF-β1、左旋维生素 C，从美类叶升麻（cimicifuga racemosa）这种植物中萃取，能够改善皱纹。

6. 包含细胞外基质活化素和细胞外基质活化素样多肽的化妆品 细胞外基质活化素是细胞外基质蛋白大分子分解后产生的短肽，能够调节细胞增生、迁移和凋亡。因为分子量较小，相比生长因子和细胞因子，具有更好的皮肤穿透性。但是文献证据较少，尚需要进一步的研究。目前被添加的有甘氨酸 - 组氨酸 - 赖氨酸三肽（GHK）、甘氨酸 - 谷氨酸 - 组氨酸 - 赖氨酸四肽（GEKG）、组氨酸 - 苏氨酸 - 苏氨酸 - 组氨酸 - 丝氨酸五肽（KTTKS）和微蛋白复合物（N- 辛酰肌肽，GEKG 和十六酰 GHK 的混合物）[77-79]。

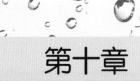

第十章

运动医学与抗衰老

一、概　　述

随着经济及医学水平的快速发展，人类的生活方式得到很大的改善，对延缓衰老的渴望越来越强烈。虽然到目前为止对衰老的机制及抗衰老研究层出不穷，目前尚未统一，但大量的先前研究发现适量运动对衰老有一定的延缓作用，且与各衰老学说有一定联系。通过查阅大量国内外相关文献，本章主要就运动抗衰老研究进展进行研究，并提出详细的抗衰老科学运动计划。

（一）运动定义及分类

运动是指增强或维持身体健康和整体健康的任何身体活动，它能通过肌肉活动促进全身各器官系统的功能，使体质增强、免疫功能提高、新陈代谢加快，同时舒缓压力，对心、肺、骨骼等系统疾病起到积极的预防作用，提高人体对外界环境的适应能力。根据美国国立心、肺、血液病研究所（National Heart, Lung, and Blood Institute, NHLBI）的研究，运动一般根据其对人体的整体影响分为三种类型：有氧运动、无氧运动及拉伸运动[80, 81]。

有氧运动：又称耐力运动，特点是在运动中能够保证充分的氧气供给。因此运动强度一般不太大，多为轻、中等强度，持续时间长，有节奏的运动，例如步行、慢跑、骑车、游泳、打太极拳等。进行有氧运动时，氧气能充分燃烧（即氧化）体内的糖分，还可消耗体内脂肪以保持适宜的体重，增强和改善心肺功能，增强耐力素质，预防骨质疏松，调节心理和精神状态，是健身的主要运动方式。美国国立卫生机构（NIH）建议每周锻炼的时间不少于150分钟，每周坚持不少于3次的中等强度有氧运动[82]。

无氧运动：又称阻力运动。特点是强度比较大，瞬间性强，运动时氧气的摄取量非常低，肌肉几乎缺氧，运动后因乳酸堆积而常感肌肉酸痛，而且不同的运动方式可以调动不同部位的肌肉活动，有一定的区域性。阻力运动可以增加肌肉力量和肌肉维度，且对骨骼系统有益，培养不容易发胖的体质。常见的运动形式有短跑、举重、俯卧撑、肌肉训练等。

拉伸运动：又称准备运动或放松运动。这是一种缓慢、柔软、有节奏的运动，可以增加肌肉柔韧性和身体协调性，促进血液循环，预防肌肉和关节损伤，通常是在运动前、后进行。拉伸运动可以最大限度地避免运动损伤，同时促进堆积的乳酸排泄，缓解肌肉酸痛，也可以拉伸肌肉外膜，促进肌肉维度的增加。

（二）运动与抗衰老的关系

目前有较多研究已经发现经常参加体育锻炼能改善和提高老年人身体各系统器官，如心、肺、骨骼、免疫及神经系统的代谢活动和工作能力，增强机体抵抗力，预防老年常见病，从而减轻和延缓生理衰老过程，同时促进睡眠，恢复和保持心理健康，推迟心理的衰老，从生理和心理两方面来延长寿命。

但是也有研究发现，剧烈或超强运动反而会加速衰老。剧烈运动，往往超越人的生理承受力，破坏人体内外环境的平衡，加速体内某些器官的磨损和生理功能的失调，抑制免疫系统的功能，从而减弱机体抵抗力减弱，容易感染疾病，缩短了生命进程，加速衰老。

二、与运动相关的衰老机制

衰老是一个渐进性、累积性、普遍性和内生性以及对人类的生命有危害性的复杂的生物学过程，有关衰老的机制十分复杂，迄今为止尚无统一认识，是国内外衰老生物学家持续关注的一个难题。随着科技的进步，在世界多国纷纷步入老年化社会的当下，衰老机制的研究显得尤为重要，这可以使我们为阐明老年易患疾病的发病机制，从根源上探究延缓衰老的新方法。迄今为止，学术界仍未统一关于衰老的各种学说，如自由基学说、端粒学说、线粒体损伤学说等。基于目前衰老机制的多因性，抗衰老就不应只用单一方法，但大量先前的研究表明，适量运动可以延缓衰老，因此就目前已知衰老学说进行论述其与运动之间的关系。

（一）自由基学说

按照这一假说，细胞的新陈代谢必定会不断产生氧自由基，而人类衰老的主要原因就是这些细胞代谢过程中不断产生的自由基。健康正常的人体主要用超氧化物歧化酶（superoxide dismutase，SOD）、过氧化氢酶、谷胱甘肽等消除自由基，但是由于清除的能力随着年龄会减退，人体衰老就是因为体内过量自由基的积累，清除速度会随年龄越来越慢，继而体内脂质过氧化产物丙二醛（MDA）生成增加，加剧生物膜的损伤，进一步伤害细胞生成脂褐素（lipofuscin，LF），也能引起多种疾病，如心脑血管疾病、老年痴呆症、帕金森病和肿瘤等，导致人体组织和细胞衰老的进程就越来越严重。因此，SOD、MDA、LF 含量可以反映机体衰老程度。目前有大量研究发现，有规律的适量有氧运动可以增加体内 SOD、谷胱甘肽等抗氧化剂含量及抗氧化酶活性，提高机体氧化应激能力，减少自由基对机体的损害。Ha 等发现，有规律且长期坚持的瑜伽运动能明显减少肩伤患者血浆 MDA 含量，提高血浆 SOD 活性。Azizbeigi 等发现，经过 8 周的训练，血浆中 SOD 和谷胱甘肽含量明显上升，而 MDA 明显下降。Huang 等研究发现，女性志愿者经过 12 周的太极训练后，血浆 SOD 水平明显升高，谷胱甘肽及过氧化物酶虽然无明显变化，MDA 水平较锻炼前降低，其氧化应激水平明显增高。de Meirelles 等发现，6 个月运动训练后的心力衰竭患者血浆和血小板中抗氧化酶 SOD 和过氧化氢酶活性明显升高，降低自由基在脂质和蛋白质水平对机体的氧化损害。

（二）线粒体损伤学说

线粒体是细胞内氧化磷酸化合成 ATP 的主要场所，是细胞的动力来源。同时也是半自主细胞器，因为拥有自身遗传物质（线粒体 DNA，mtDNA）和遗传体系。由于 mtDNA 没有与组蛋白结合而裸露，且缺乏相应的修复系统，因而较核 DNA 易突变。由于线粒体是进行氧化磷酸化提供 ATP 的场所，同时产生少量氧自由基，但随着年龄的增加，线粒体的工作能力越来越弱，自由基明显增加，致使裸露的 mtDNA 突变增加，影响其氧化磷酸化，使其 ATP 合成减少，细胞需要能量不足，导致一系列衰老表现。同时，大量的氧自由基破坏脂质、mtDNA 等功能。这样不仅导致更多的氧自由基产生，还破坏了线粒体膜的通透性，使得大量氧自由基进入细胞质内，直接破坏细胞核，破坏性增强，最终导致线粒体功能的下降，衰老和相关疾病的发生。Clark-Matott 等利用不运动的 mtDNA 突变衰老表现小鼠与同窝出生的野生型小鼠比较研究，通路研究发现其皮层代谢物中缺乏乙酰胆碱、谷氨酸盐、天门冬氨酸盐和烟酰胺腺嘌呤二核苷酸（NAD），同时腺苷二磷酸核糖聚合酶 1（PARP1）活动增加，而以上代谢物变化均可通过运动来纠正，从而说明运动可能会改善线粒体损伤引起的老年神经性疾病。由于从损坏的细胞中释放入血浆的 mtDNA 能触发炎性反应，且血浆中高 mtDNA 水平会严重机体炎症和身体衰老有关，因此 Nasi 等通过对比正在参加排球赛的专业运动员和非运动员血浆内 mtDNA 水平发现运动员血浆内所含 mtDNA 较非运动员低，说明运动可能通过保护 mtDNA 而改善机体衰老。

（三）端粒学说

研究发现端粒（telomere）是存在于真核细胞染色体末端的由端粒 DNA（6 个碱基重复序列）和结合蛋白组成的单链突出特殊结构。端粒又被认为是"生命时钟"，因为端粒在细胞分裂时不能被完全复制，所以细胞分裂产生子代细胞时，端粒就会缩短，直到缩短到临界长度时，细胞停止分裂。早在 19 世纪 70 年代早期，Olovnikov 就意识到细胞并未完全复制其末端，且 DNA 随着细胞的分裂复制而缩短，并与临界长度相联系。随后 Blackburn 发现了端粒的性质，并且发现端粒是染色体末端的简单重复 DNA 序列。与端粒相对，端粒酶是一种能延长端粒末端的核糖蛋白酶，主要成分为 RNA 和蛋白质，能通过自身 RNA 为模板，合成端粒 DNA 并加到染色体末端，使端粒延长，使细胞永生化。先前已有研究发现内皮细胞转染端粒酶的催化亚单位后，端粒长度得以维持，经过无数代分裂后一氧化氮合酶的表达仍未减少，而在对照组内皮细胞中并未观察到这个现象。Werner 等发现与未训练个体相比，长期进行抗阻训练运动员的外周血白细胞中端粒酶活性明显提高，端粒稳定蛋白表达，同时抑制细胞周期抑制剂的表达。但是运动对不同组织的端粒变化可能产生不同的影响，Ludlow 等通过对野生短端粒小鼠的心脏、肝脏和骨骼组织研究发现，长期运动能延缓小鼠心脏及肝脏组织的年龄相关端粒长度变化，但对于骨骼肌的作用却正好相反。

（四）基因缺失学说

研究发现，多种与衰老相关的基因，其功能缺失会影响衰老的进程，如 WRN 基因突变导致的成人早衰综合征（Werner's syndrome），LMNA（Lamin A/C）基因突变产生的儿童早衰综合征（Hutchinson-Gilford progeria syndrome，HGPS）等。针对此类早衰疾病，目前最好的治疗方式为对症治疗，如出现高脂血症时进行适当运动治疗及饮食控制，同时进行日常锻炼。

三、机体衰老表观改变

（一）衰老结构及功能改变

1. **心脑血管系统的改变**　随着年龄的增加，弹性动脉特别是主动脉发生显著变化，主要包括动脉壁有脂类沉积和纤维组织斑块形成，管壁增厚，血管变窄；血管中层胶原增加，弹力纤维减少，管壁的弹性降低，中央动脉硬化导致收缩压和舒张压升高，脉管系统不能缓冲心脏搏动而导致心室后负荷增加，最终导致左心室肥大[83]。同时，由于血管负荷加重而导致心肌细胞肥大，数量减少。舒张期充盈模式改变，左室舒张早起充盈率随年龄增大而下降，左室射血分数下降，这是造成心力衰竭的危险因素，导致左心室肥大、心房颤动和充血性心力衰竭在老年人群中更易发生，而且由于老年人自主神经调节功能紊乱，心脏节律也发生改变。

2. **呼吸系统的改变**　因单纯年龄增加而出现肺结构老化：肺萎缩，肺泡腔增大，肺泡壁变薄，毛细血管床大量丧失，肺泡壁弹性纤维减少，胶原增加致使肺组织弹性降低，肺活量减小。肺泡和呼吸道弹性回缩能力减弱与呼吸肌强度降低结合导致残气量增加。老年人的气道，尤其是小气道管腔狭窄，导致气流阻力增大。黏膜及纤毛脱落减少，支气管分泌物不易排出，痰液贮留，反复感染形成老年性慢性支气管炎，或继发肺气肿、肺源性心脏病。同时，在衰老进程中，肺功能也随着呼吸系统结构的衰老变化而下降。

3. **消化系统的改变** 食管平滑肌萎缩，推进性收缩减弱导致对食物推动能力减弱。老年人的食管下括约肌明显减弱而导致胃十二指肠内容物反流。胃及小肠腺体萎缩，消化液分泌减少，导致消化功能减退。胃肠道肌层萎缩，影响食物推动而导致便秘、纳差等。

4. **运动系统的改变** 人的骨量从出生开始就随年龄而发生变化，一般从出生到20岁以前，骨量随年龄增加，骨密度也明显增加，且男性增加速率大于女性。一段时间骨密度达到峰值平衡，即骨形成和骨吸收速度大致相同，随后骨吸收大于骨形成，骨量开始减少，X线片显示老年人骨质明显疏松变化。由于雌激素是稳定骨钙的重要因素，所以绝经后女性骨量明显低于男性。骨盐成分增加，骨骼的脆性增大，容易发生骨折。同时，颈部及腰椎关节可有骨质增生，压迫神经根，引起疼痛和关节活动不利。骨骼肌可因活动减少而逐渐肌纤维萎缩，弹性降低，遂使老年人活动受限。目前发现骨骼肌的减少可能与线粒体丢失有关，关节软骨随着年龄增大而渐渐失去弹性，灵活度降低。骨髓脂肪组织也会随着年龄的增大而相应增多。

5. **内分泌系统的改变** 随着年龄的增加，老年期内分泌腺萎缩，分泌功能减弱，其中以性腺改变最明显。激素的产生和降解，靶器官对激素的敏感性均发生了不同变化，导致体内原有的平衡被破坏。其中由于 β 细胞数量减少，胰岛对葡萄糖刺激敏感性降低，因此老年人糖耐量降低，糖尿病患病率随年龄的增加而增加。

6. **神经系统的改变** 神经细胞不可再生，一旦死亡即由胶质细胞填充。老年人大量的神经细胞死亡，导致大脑重量减轻，脑沟变宽，脑回变窄，且神经纤维出现退行性改变，突触变短，出现神经传导速度减慢、感觉减退等，同时色素沉积形成老年斑。且由于脑部血管出现硬化，血管壁萎缩，脑血流量减少，出现脑供血不足。因此，老年人常表现对周围事物不感兴趣，表情淡漠，记忆、分析、综合能力减退，注意力不集中，生理性睡眠时间缩短，出现神经衰弱、更年期综合征及阿尔茨海默病等[84]。

7. **免疫系统的改变** 随年龄增长，机体的免疫系统会退化，可表现为对病原微生物的抵抗力下降。胸腺自人体性成熟后即开始退化，逐渐纤维化，重量开始减轻，最终几乎由脂肪组织替代而完全退化。胸腺是T淋巴细胞发育成熟的器官，因此其退化是T淋巴细胞减少的主要原因，从而导致机体免疫功能下降。自然杀伤细胞虽然数量未减少，但其杀伤力和分泌细胞因子能力明显下降，所以老年人抗感染及免疫监视能力下降。另外，衰老时体液免疫逐渐下降，B淋巴细胞虽然数量减少不明显，但产生的抗体由IgG变为IgM，抗体亲和力下降。

（二）衰老相关指标检测

衰老的解剖学指标包括身高、体重、胸围及用力呼气末和用力吸气末的胸围差、腰围、皮下脂肪厚度、皮肤弹性、皮肤色斑（如白斑、老年斑等）、白发数量、脱发程度、面部皮肤皱纹及下垂程度、耳垂及人中长度、眼裂大小、角膜老年环情况、角膜和晶体的浑浊程度、鼻毛白化率、全身骨骼吸收程度及脊柱变形程度等。

衰老的生理学指标包括布兰奇心功能指数、哈佛台阶实验、收缩压、舒张压等心血管系统检查；记忆力、解题作业能力、视觉、听觉、嗅觉、味觉、皮肤痛温觉、肢体位置觉、振动觉、周围神经的传导速度及反应时间等神经系统检查；最大摄氧量、肺活量、第1秒用力呼气量/用力肺活量（FEV_1/FVC）、闭合气量与肺活量的百分比、功能残气量与肺活量的比等呼吸功能检查；肾小球滤过率、肾血流量、内生肌酐清除率、血清尿素氮检查、血及尿微球蛋白检查等肾功能检查；血细胞比容、全血黏度、红细胞沉降率，凝血指标如血小板聚集性、纤维蛋白原等，抗凝指标如前列环素、抗凝血酶Ⅲ等血液系统的检查；外周稳定性花环及活性花环形成试验、血清免球蛋白IgA、IgG、IgM和总补体活性、白细胞介素2、白细胞介素3等免疫功能的检测；血清甲状腺激素、肾上腺皮质激素、胰岛素、生长激素等内分泌功能的检查；骨皮质及骨密度、肌力等运动系统的检查等。

衰老的生化指标包括尿液中8-羟基鸟嘌呤和8-羟基脱氧鸟嘌呤测定，明胶酶（Ⅳ型胶原酶测定，尿微量白蛋白和Tamm-Horsfall蛋白测定，尿钙的测定；唾液中 α-淀粉酶和溶菌酶测定，高级氧化蛋白产物（AOPP）测定；血中自由基测定，脂质过氧化物（LPO）及代谢产物如丙二醛的测定，红细胞中超氧化物歧化酶（SOD）的测定，血清总胆固醇、低密度脂蛋白胆固醇及极低密度脂蛋白胆固醇、高密度脂蛋白胆固醇的测定，血浆白蛋白、球蛋白的测定，血清微量元素测定等[85, 86]。

具体的指标敏感度分级如表10-1。

表 10-1　衰老指标的敏感度分级

衰老指标	敏感指标	较敏感指标	相对敏感指标
解剖学指标	白发数量、角膜和晶体的浑浊程度、全身骨骼吸收程度及脊柱变形程度、面部皮肤皱纹及下垂程度	皮肤色斑如白斑、老年斑等、皮下脂肪厚度、皮肤弹性、脱发程度	身高、体重、腰围、耳垂及人中长度、眼裂大小等
生理学指标	记忆力、骨皮质及骨密度	布兰奇心功能指数、哈佛台阶实验、收缩压、舒张压等心血管系统检查、最大摄氧量、肺活量	解题作业能力、皮肤痛温觉、肢体位置觉、振动觉、视觉、听觉、嗅觉、味觉等
生化指标	血中自由基测定、红细胞中超氧化物歧化酶（SOD）的测定	尿液中 8-羟基鸟嘌呤和 8-羟基脱氧鸟嘌呤测定、唾液中高级氧化蛋白产物（AOPP）测定	明胶酶（Ⅳ型胶原酶测定、尿微量白蛋白和 Tamm-Horsfall 蛋白测定、尿钙的测定、唾液中 α-淀粉酶和溶菌酶测定等

四、运动抗衰老机制

（一）循环系统运动改变

目前，运动对循环系统的益处已有大量医学证据支持。有研究表明，运动可以将心血管疾病的死亡率降低 7%~38%[87]。了解运动对于循环系统作用机制以及改善效果，可以更好地运用运动训练，制订个体化的训练方法和目标，使衰老的循环系统功能得到改善：①运动可以改善血管的内皮功能，人体的内皮舒张功能随年龄增加而下降，内皮功能紊乱是动脉粥样硬化的早期阶段，可导致心血管疾病和心血管事件的发生和进展；运动通过增加血管内皮细胞一氧化氮合酶的表达，增强一氧化氮释放，保护血管内皮细胞，修复因老化而弹性降低的血管，从而逆转内皮功能紊乱状态。②运动可以改善心肌及心脏功能：适度的规律运动可以改善线粒体氧化呼吸链中复合酶的活性，从而使线粒体功能有所改善，可以确保充分的心肌泵血能量供应。另外，规律运动可以增强心肌细胞收缩力，增加射血分数和每搏输出量，从而改善患者心脏泵血功能；规律的运动可有效地降低左心室收缩末期的压力负荷，改善心肌侧支循环，使心肌收缩末期充盈压力降低；运动可以改变心肌的形态和结构，使心肌增大，心脏功能增强，同时胆碱能神经和 M$_2$ 受体表达增加；运动可以改变心脏的形态和结构，使心肌肌球蛋白由低活性向高活性转变，并使毛细血管增生，从而改善心肌的能量供应；改变组织血液循环，总外周阻力下降，血压降低。

（二）呼吸系统运动改变

因单纯年龄增加而出现呼吸系统结构老化：呼吸肌萎缩、肋骨钙化、肺组织中的纤维组织增多，弹性降低、肺泡萎缩、胸廓的呼吸活动幅度减小，肺活量和最大通气量减小，从而导致肺泡内二氧化碳分压增加，动脉血氧饱和度下降，因此机体容易缺氧。体育锻炼能保持肺的弹性，提高呼吸肌收缩力，增强胸廓的活动幅度，延缓肺及气管的退行性变化，改善肺脏的通气和换气功能，增加吸氧能力，从而提高全身各内脏器官的新陈代谢。经常参加体育锻炼的能预防老年人支气管炎和肺部其他疾病。吴卫兵等发现，老年慢性阻塞性肺疾病（chronic obstructive pulmonary diseases，COPD）患者运动养肺处方6个月后，试验组 FEV_1/FVC，氧分压和6分钟步行距离明显高于试验前，肺功能得到较好的改善、呼吸困难症状减轻、动脉氧分压提高和生活质量改善，有助于老年稳定期 COPD 患者康复。Abrahin 等研究发现，没有运动习惯的老年女性在进行抗阻训练后发现呼吸功能达到改善，最大吸气压和最大呼气压明显增加，肌肉力量也明显增加，呼吸肌及骨骼肌得到明显的改善。

（三）消化系统运动改变

老年人食管平滑肌萎缩，推进性收缩减弱导致对食物推动能力减弱。老年人食管下段括约肌（low esophageal sphincter，LES）明显减弱而导致胃十二指肠内容物反流。胃及小肠腺体萎缩，消化液分泌减少，导致消化功能减退。胃肠道肌层萎缩，影响食物推动而导致便秘、食欲缺乏等。针对便秘，可采用膳食纤维、液体和每天运动来缓解，若保守治疗无效可增加泻药和运动增强药物。但由于老年身体素质的特殊性，杨健全发现应在充分评估后才对老年患者进行科学运动疗法配合合理饮食，且最终效果理想。老年人胃肠黏膜变薄，胃肠道的腺体和黏膜上的绒毛逐渐萎缩，肌纤维萎缩而弹性降低，肝脏和胰腺重量减轻，功能减退。因此，老年人容易出现胃肠扩张、下垂、消化不良和便秘现象。另外，老年人胃肠道的分泌能力减弱，各种消化酶的分泌随年龄增长而减少，胃液量和酸度也逐渐下降，容易产生贫血，加之牙齿的丧失，可使咀嚼能力下降，加重消化道负担。经常参加体育锻炼，可以加强消化系统的功能，使胃肠道蠕动加强，改善血液循环，增加消化液的分泌，加速营养物质的吸收，推迟消化道的老化，减少萎缩性胃炎，慢性胃肠炎、便秘、腹泻及胃肠肿瘤的发病率。据报道，长期锻炼的老年人唾液中淀粉酶含量和活性较不经常锻炼的人要高，有利于食物的消化。脂肪肝已经成为目前较多见的疾病，体育锻炼还能改善和提高肝脏的功能。体育锻炼能增加体内去乙酰化酶1（SIRT1）的表达。Nasrin 等的研究发现，SIRT1 在改善糖尿病大鼠肝脏线粒体功能，促进脂肪酸氧化基因的表达、改善全身胰岛素抵抗方面发挥了更为重要的作用。

王安利等的实验表明，7周游泳训练后，12月龄组小鼠肝脏抗氧化能力显著提高，训练组超氧化物歧化酶活性与丙二醛比值、总抗氧化能力与丙二醛比值均非常显著高于其对照组。说明运动训练可以减缓肝脏的老化，增加抵御急性刺激的能力，从而维持机体的正常功能。

（四）运动系统运动改变

老年人随着年龄的增加，骨骼结构发生退行性改变和营养不良，骨质疏松和萎缩。骨骼的无机盐含量增加，骨的弹性和韧性减弱，脆性增加，容易出现骨折且愈合较慢，老年人容易因骨质疏松而引起腰痛，肌肉也会出现退行性变化，表现为肌肉萎缩，肌纤维变细，肌肉重量减轻，肌肉的力量、弹性和兴奋性下降，肌肉工作能力下降，容易出现疲劳。经常参加体育锻炼，对骨、关节和肌肉都有良好作用。据研究报道，60岁以上的老人进行16周以上的适度力量运动，可以使肌力增加45%，股骨密度增加3.8%，脊柱骨密度增加2%，骨钙素增加19%，磷酸化酶增加26%，通过运动使关节润滑，骨质增强，骨密度及骨小梁分布适度，骨与关节的强度和柔韧性提高，增强抗骨折和应变能力，推迟和延缓骨质疏松的发生，保持身体的灵活性和应激性，有助于体力活动的保持。

目前发现骨骼肌的减少可能与线粒体丢失有关，而 Broskey 等研究发现需氧运动能增加骨骼肌线粒体程度，与年龄无关，并且可以防治与衰老有关的肌肉并发症。

文登台等的研究表明，耐力运动联合烟酰胺腺嘌呤二核苷酸（NAD）合成酶基因 CG9940 过表达，能降低中老龄果蝇心律失常和舒张功能不全，同时能增强中老龄果蝇攀爬能力提高活动能力，并且延寿效果更好。体育运动还能调节骨骼肌的去乙酰化酶1（SIRT1）活性和基因表达[88]。长期不运动者，其 SIRT1 活性水平下降，不仅导致肌卫星细胞增殖活性受到抑制，同时也可能降低骨骼肌纤维或肌卫星细胞的凋亡阈值，加速骨骼肌衰老。Koltai 等证实，经常性的运动训练能上调骨骼肌 SIRT1 活性和降低衰老导致的 DNA 氧化损伤。姚远等的研究发现，长期的太极拳运动，使得人体屈、伸膝肌群耐力均显著高于不运动人群，运动组自身前后对照显示，各项肌力指标除屈、伸肌爆发力外，均出现显著提高。

（五）内分泌系统运动改变

体育锻炼能促进各种腺体，如甲状腺、垂体、胰腺、肾上腺、卵巢、睾丸、涎腺等的正常分泌。长期体育锻炼能使这些腺体得到充分的血液供应和氧气，因此保障了机体的新陈代谢正常运转，改善了衰老对激素的影响，延缓了衰老的进程。健身锻炼对下丘脑－腺垂体－睾丸轴的功能会产生良好的影响。许胜文等研究发现，长期进行太极拳锻炼的老人，甲状腺轴和性腺轴功能得到改善，表现为靶腺激素水平和垂体激素水平都比非运动组高。李爱华等研究显示，经常参加跑步、太极拳、舞蹈活动的老年男子血清睾酮（T）水平提高，血清雌二醇（E_2）降低，血清 E_2/T 比值下降，血清促卵泡激素（FSH）呈升高趋势。女性在绝经后，由于雌激素水平的下降，骨量丢失速度加快，健身运动可使绝经后妇女雌激素浓度轻度增加，从而增加骨矿含量，延缓骨衰老。张林等的研究资料表明，对绝经后妇女进行 6 个月的健骨锻炼后，其血抗酒石酸盐酸性磷酸酶（TRAP）、尿钙／肌酐（Ca/Cr）、尿羟脯氨酸／肌酐（HOP/Cr）显著下降。乔玉成的实验研究发现，有氧游泳运动可通过提高睾丸组织 NO 含量和 SOD 活性对机体起到一定的保护作用，从而延缓衰老。

（六）神经系统运动改变

神经细胞不可再生，一旦死亡即由胶质细胞填充。老年人大量的神经细胞死亡，导致大脑重量减轻，脑沟变宽，脑回变窄，且神经纤维出现退行性改变，突触变短，出现神经传导速度减慢、感觉减退等，同时色素沉积形成老年斑。由于脑部血管出现硬化，血管壁萎缩，脑血流量减少，出现脑供血不足。因而老年人常表现对周围事物不感兴趣，表情淡漠，记忆、分析、综合能力减退，注意力不集中，生理性睡眠时间缩短，出现神经衰弱、更年期综合征及阿尔茨海默病等。其中阿尔茨海默病的发病机制并未完全阐明，治疗仍不能完全，疗效差强人意，但运动可在一定程度上改善该病的症状。一项芬兰的社区研究发现规律的、长时间的、家庭为基础的训练能改善该病症状，虽然效果较微弱。体育运动还能提高脑神经的突触可塑性和认知功能。Gomez 等比较运动和补充二十二碳六烯酸（DHA）对大鼠下丘脑和海马体去乙酰化酶 1（SIRT1）表达的影响，结果发现，与 DHA 相似，14 天的自愿转轮运动也能上调下丘脑和海马 SIRT1 表达，改善大脑的认知功能。据此推测，运动可能对衰老大鼠认知和学习记忆功能会有改善作用。其原因可能与小胶质细胞及海马神经元细胞过表达 SIRT1 通过干扰 β 淀粉样蛋白产生起到神经保护作用有关。金雯等的研究发现，长期规律的有氧运动训练可以引起衰老大鼠大脑 SOD 活性和谷胱甘肽过氧化物酶（GSH-Px）活性的升高，有效地减少丙二醛的含量，降低脂质过氧化水平，并且在适宜的运动负荷之内，随着时间的延长，其减少氧自由基损害作用越大。说明长期规律的、维持一定时间的有氧运动可有效地增加大脑组织的抗氧化能力[89]。

（七）免疫系统运动改变

随年龄增长，机体的免疫系统会退化，可表现为对病原微生物的抵抗力下降。胸腺自人体性成熟后即开始退化，逐渐纤维化，重量开始减轻，最终几乎由脂肪组织替代而完全退化。胸腺是 T 淋巴细胞发育成熟的器官，因此其退化是 T 淋巴细胞减少的主要原因，从而导致机体免疫功能下降。自然杀伤细胞虽然数量未减少，但其杀伤力和分泌细胞因子能力明显下降，所以老年人抗感染及免疫监视能力下降。另外，衰老时体液免疫逐渐下降，B 淋巴细胞虽然数量减少不明显，但产生的抗体由 IgG 变为 IgM，抗体亲和力下降。有氧运动可以提高机体免疫功能，杨家根等发现，6 个月的徒步运动锻炼使老年人血钙浓度减低，淋巴细胞凋亡减少，BCL-2 基因表达增加，相关 $CD3^+$、$CD4^+$ 等免疫参数增加，说明规律的登山运动能够增加老年人的免疫功能。有研究发现，有氧运动对免疫系统产生的影响取决于运动的强度和时间，高强度运动使血液循环中的粒细胞、中性粒细胞和淋巴细胞的总数减少，促进免疫系统的衰老。

五、运动抗衰老临床指南

本规范化指南所涵盖的运动医学，是指通过运用现代医学理念和方法，指导非专业的有氧运动，包括负重运动（快走、慢跑、骑车、打球、太极拳等）和非负重运动（游泳、肌肉力量训练等）。通过适量的有氧运动，促进人体内氧化和抗氧化平衡，延缓各种生理功能的自然衰退，增强身体各个器官功能，促进血液循环和新陈代谢，调节和兴奋大脑神经中枢，增强和提高免疫力，摆脱增龄过程中的健康问题，从而延长人类的健康寿命。

（一）医疗机构的基本要求

1. 有卫生行政部门核准登记的综合医院或专科医院或医疗美容抗衰老门诊的抗衰老医学诊疗科室（如全科门诊、多学科抗衰老联合门诊等）。

2. 具备符合要求的运动医学相关的运动空间和场地。

3. 具备体能测试设备。

4. 有多项可供选择的符合国家标准的运动器械。

5. 能够具备急救处理所需的设备和药品。

6. 具备完成运动前后敏感指标检测的器械和设备（包括实验室）。

（二）专业人员资质

1. 取得《医师资格证》和《医师执业证书》，并登记注册。

2. 取得国家认证的康复医学治疗师。

3. 有运动医学教育背景，并取得医师执业证及医师资格证，取得国家认证的运动医学教练资格证书，并注册登记，从业2年以上。

4. 经过省级或以上运动医学专业部门认定的技术培训基地系统培训并考核合格的运动咨询师或教练。

（三）参加运动训练人员的筛选流程

1. **健康评估体系**　全面健康检查，评估各系统健康水平、功能状态，并根据心率、血压、肌力（背力、握力等）、反应能力（视、听等），结合肺活量、心电图和衰老敏感指标（MDA、SOD、LF）做出归类、分组。

2. **运动项目评估体系**　对运动项目进行强度、频率、持续时间及周期的分级和设置，原则是循序渐进，适量运动；对参加运动者依据其最高心率百分值的运动强度和最大摄氧量分级入组，并通过初次训练做出可行性评估、调整。

3. **运动周期性评估体系**　建立运动档案，定期评估，对心肺等各系统功能及衰老敏感指标（MDA、SOD、LF）做周期性评估，并做适时的调整。

（四）运动训练原则

1. **运动量和运动时间**　运动量应从小到大、循序渐进，逐渐增加；先有氧运动，后力量或阻力运动；运动持续时间从短时间如10分钟开始，逐渐延长至30分钟或更长时间。

2. **运动装备和环境**　穿着合适的、透气性好的棉质衣服和运动鞋为首选；同时要注意运动环境和场地的清洁卫生，避免在空气污浊、氧气不充足的地方进行运动；避免在日出之前进入树林运动，否则易引起头昏、头晕等不适；避免在严重雾霾期间进行户外运动，否则易引起呼吸系统疾病。

3. **运动相对禁忌证**　心律失常、心悸、胸闷等；曾出现运动中或运动后即刻出现胸痛气急、眩晕或头痛、意识障碍，甚至晕厥史者。

（五）技术管理规范化流程

技术管理规范化流程如图10-1。

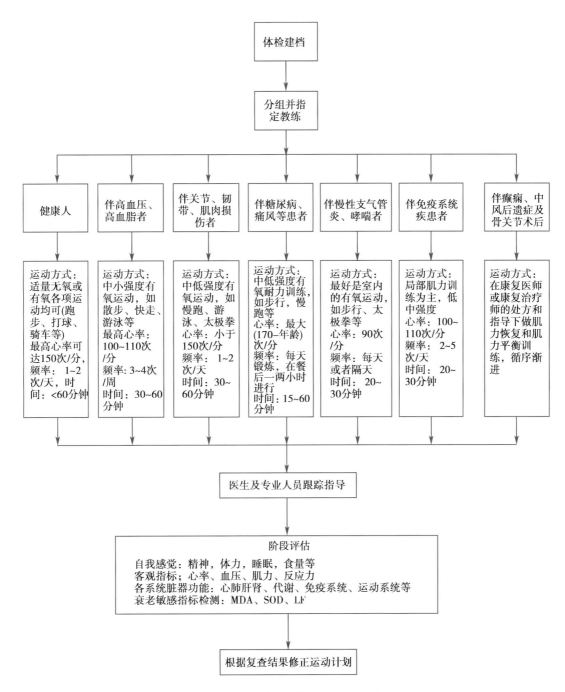

图10-1 各类人群抗衰老运动计划

（六）并发症的预防和处理

1. 并发症的预防

（1）严格遵循不同项目的运动规律，按照运动功能评估结果的不同，选择合适的运动项目；加强身体各方面锻炼，全面提高身体素质。

（2）运动前应做好充分的准备活动，以提高身体核心部位的温度，增加软组织的柔韧度及弹性，增强特定部位的伸展能力，减少锻炼前的紧张感和压力感；避免在饭后1小时内进行运动。

（3）运动中应保持良好的心态，严格按照运动处方进行，运动过程中注意呼吸均匀，避免运动者相互间攀比、突然盲目加大运动量。

（4）运动后不能突然静止休息，应放松活动，通过肌肉韧带拉伸、呼吸调节等放松方法使体温、心率、呼吸、肌肉、韧带的应激反应恢复到锻炼前的正常水平；注意生理卫生，运动后避免马上洗热水澡或进食过热的食物，以免引起虚脱和消化道出血；注意及时补充水分和电解质，以维持水、电解质平衡，尽可能地减少抽筋的风险；要注意运动后保暖。

（5）强化自我保护及学习意识，在安全的环境及运动场所运动，根据运动项目选用合适的运动器具及防护装备，注意学习在不同环境下不同项目中运动的动作要领、注意事项及应急处理等知识技能。

（6）注意科学运动，主要包括五大要素，即全面性、渐进性、个体化、反复性、意识性；全面性是指锻炼者应对体能进行全面训练，而不是单纯针对某一特定动作的反复练习；渐进性是指锻炼者应逐步提高运动负荷和增加锻炼时间，以防机体一时不能适应而导致运动损伤；个体化是指锻炼必须因人而异，性别、年龄、体力、技术熟练程度不同，活动量和方法也应不同；反复性是指运用各种手段锻炼身体的过程，具有多次重复的特性，通过规律的多次重复练习，机体才能产生运动积累的效应，对身体产生良好的作用；意识性是指要有意识地从增强体质出发去进行锻炼，按照任务导向性进行运动。

（7）加强易伤和相对较弱部位的训练，提高其抗伤能力；根据不同部位进行针对性训练，例如，为预防膝关节损伤，应主要加强股四头肌力量的训练并对膝关节周围韧带进行静力对抗训练，增强其协调性和拮抗的平衡性。

2. 并发症的处理

（1）运动损伤：对个体健康状况评估不足；运动项目选择不当。

可制订合理的运动计划，加强运动安全教育，加强保护与运动防护帮助，若发生伤病事故，如骨折、关节脱位、严重软组织损伤或合并其他器官损伤时，立即进行急救处理。

（2）运动意外：突发晕厥、心脑血管意外等危急情况。

认真做好运动前健康评估，选择适合的运动项目；坚持科学训练原则，运动训练时应遵循循序渐行、系统性、个别对待、量力而行等训练的科学原则；遵守运动的卫生原则，应避免运动后立即热水浴，避免暴饮暴食，避免饱食后剧烈运动等；运动前先做好热身准备，避免恶劣环境中运动；若出现心搏骤停等危机状况，立即行心肺复苏，同时紧急送往医院急救。

（3）过度运动的促衰老效应：过度运动，不仅使人体的新陈代谢处于过度旺盛状态，而且会因机体应激使部分生理功能失调，扰乱内分泌系统和心血管的供血平衡，也会促使肌肉的供血、需氧量剧增，大脑和脏器供血相应减少而处于缺氧状态，持续时间过长则会加速器官衰老，促进衰老。

需制订合理的运动计划；运动时保持健康的心态，切忌盲目加大运动量；任何运动项目都不宜持续锻炼1个小时以上，应以身体最适宜为目的适可而止。

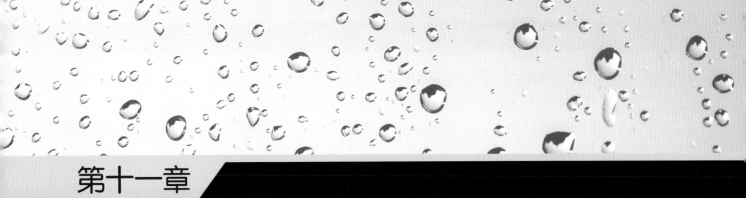

第十一章

功能医学与抗衰老

一、功能医学的概述

（一）功能医学的概念

功能医学是替代医学（alternative medicine）的一种，主要关注环境与人体消化系统、内分泌系统及免疫系统的关系。它专注于为患者提供个性化治疗手段。

但目前有不少无良从业者，套用功能医学的概念，使用许多未经证实有效或已经被证实无效的手段，行伪科学之实。因此，作为专业抗衰老从业者，要科学甄别，秉着患者生命所系的责任心，积极实践真实的功能医学[90]。

功能医学是以科学为基础的保健医学，属于预防医学领域。其应用是以人的基因、环境、饮食、生活型态、心灵等共同组合成的独特体质作为治疗的指标，而非只是治疗疾病的症状[91]。

功能医学从遗传、环境、生理、心理和生活方式的关系着手，研究人体功能下降到病理改变的发病过程。从而在保健、慢性病以及抗衰老等方面提供诊断和干预治疗方案。

功能医学是以系统、循证医学为基础的个性化医学方法，它专注于个性化病因，以患者为中心，帮助人们重塑健康，而不是简单地治疗症状。

功能医学就是应用国际上最先进的检查技术，定量检查反应器官功能的各种分子，从而评估器官功能然后再根据检测结果进行维护或纠正的一门医学[92]。

它是一种完整性并具有科学基础的医学，除了治疗疾病外，它更提倡健康的维护，利用各种特殊功能性检查来了解和系统分析我们身体各系统功能下降的原因，再依其结果设计一套"量身订做"式的营养治疗建议、生活方式指导，帮助您预防疾病，改善亚健康症状及慢性疾病的辅助治疗，享受更优质的生活[93]。

通过收集受检者的血液、尿液、唾液、粪便和头发等标本，运用 LC/MS/MS、ICP-MS 等高精度仪器物理学、化学和生物学等实验方法，检测、评估人体器官功能。了解我们身体内的治病因子、亚健康和慢性疾病产生的原因及指导我们如何保持年轻的状态。功能医学检验临床医学检验的补充及预防医学的有效工具。是一门多学科互相渗透、交叉融合的综合性应用学科，涉及化学、物理学、生物学、生物化学、免疫学、微生物学、生理学、病理学、遗传学、分子生物学、统计学和多科室临床医学等学科。

（二）功能医学的发展历史与现状

功能医学是一门以综合治疗手段为核心的预防医学，它起源于 20 世纪中期，以分子矫正医学、医学生物化学作为理论基础。至 2010 年，功能医学作为美国白宫保健医学被纳入美国奥巴马政府的医保范畴，自此引领世界范围内的第二次医学革命[94]。其发展简史如表 11-1。

表 11-1 功能医学发展简史

1935 年	诺贝尔奖获得者亚力克西斯·卡里尔博士第一次提出"综合医学"的理念
1950 年	两届诺贝尔奖得主鲍林博士、生化学家威廉斯博士以及精神医学家 Hoffer 博士分别提出有关"分子营养学的概念"，倡导以此作为医疗保健的基础
1975 年	美国成立"营养问题特别委员会"，以"人类必要营养物质"为主题，集合全美各领域精英进行调查研讨
1980 年	斯坦福大学 Dr.Fries 在权威的《新英格兰医学杂志》（NEJM）上提出慢性病可因生活方式的改变而延缓出现
1980 年	史蒂芬·博睿博士在美国北卡罗来纳州创立首个功能医学检验及诊断中心——Genova，它也是全球最大的功能医学检验诊断中心
1990 年	师承鲍林博士多年的美国著名生化营养学家杰夫瑞·布兰德（Jeffrey Bland）博士提出并倡导"功能医学（functional medicine，FM）"一词
1991 年	布兰德博士与 Susan Bland 在华盛顿成立全美第一所应用"功能医学"模式的医学教育机构——"功能医学研究院（Institute for Functional Medicine）"
1993 年	十二位全球医学专家在美芝加哥成立全球第一家"抗衰老医学"协会，成为新一代医学预防先驱

二、功能医学与传统医学的关系

传统医学的出发点与落脚点都是疾病，鉴别是什么疾病，找出单一的致病原因，并将不同病症分别认定，主要依靠病理诊断，解决的主要问题是如何医治疾病。

功能医学主要的出发点与落脚点是健康，解决的主要问题是为什么生病，需要考虑复杂的身体内部联动关系，寻找不同病症间的关联性，将身体功能具体量化从而达到防病治病的目的。

三、功能医学抗衰老的方法

（一）调查了解

以问卷方式了解个人健康信息，包括性别、年龄、职业、婚姻及家庭状况、家族病史、生活方式、饮食习惯、近期自身不适感觉等。

（二）检查分析

通过调查问卷，量身设计针对健康的功能医学检查（找出疾病生长的内环境和萌芽）和针对疾病的临床医学筛查（找出已产生的病症），全面了解目前的健康状况，分析影响健康的因素，评估器官的功能和疾病产生的风险。

（三）干预改善

根据健康检查数据结合个人生活形态与饮食习惯，制订个性化健康管理方案，通过非药物方式帮助补充营养与能量并排除毒素、修复受损细胞和提升器官功能，从而逆转患病因子，达到获得健康的目的，并且在不可回避地面对衰老时；能够慢慢地变老，健康地变老。

（四）保持维护

依据完整的健康档案信息结合个人需求目标，用被您认可和允许的时间与方式，如电话、短信、Email 等，提醒督导您注意个人健康问题：注意膳食、增加运动和调适心情。您还可以在私人专属健康顾问的指导下，通过记录健康日记和参加专项健康维护课程等形式，更好地达到改善和促进健康的效果。

四、功能医学抗衰老的展望

功能医学是新兴学科，它所强调的"个体化""系统性""遗传、环境、社会因素综合考虑"等核心内涵是符合医学科学精神的，但还有许多亟需完善的领域等待学者进一步研究。要谨防功能医学的概念被套用、利用，防止损害抗衰老医学的科学性，必须严格把握功能医学的本质和适用范围，因此中国整形美容协会抗衰老分会，组织全国相关领域专家，编写了《功能医学抗衰老技术规范化指南》。

五、功能医学抗衰老技术规范化指南

抗衰老功能医学是一门以科学为基础的保健预防医学。其视人为整体，通过了解与疾病症状或亚健康状况、严重程度、持续时间等相关的因素，以及环境、压力、饮食、运动、生活方式、药物，家族史及基因等影响因素，收集个人的粪便、尿液、唾液、血液及毛发等标本，以物理、化学或分子生物等先进及准确的检验和无创检测为工具，评估人体器官功能和生物分子变化程度、代谢平衡及环境毒素污染，分析每个人独特的疾病或亚健康病因，并有针对性地制订个性化的应对手段，通过生活方式的改善、营养素的补充、植物或草药处方及其他相关的辅助疗法，提供综合的有效的干预和治疗方案，让身体自行痊愈，使器官系统功能达到平衡而健康的状态，从而达到抗衰老的目的。

（一）机构基本要求

1. 有卫生行政部门核准登记的，具有保健科、健康管理中心、老年病学、整形美容抗衰老中心、心理科、精神科以及心内科、消化科、呼吸科、内分泌科设置的三级甲等综合医院，或与上述医院有合作关系的专科医院、县市级医院、社区卫生服务中心、健康管理机构、养老机构、疗养院、康复中心。

2. 具备符合国家标准的临床实验室或者有固定协作关系的临床实验室，能够对人体标本进行物理、化学或分子生物学检测。

3. 有微生物检测及相关诊断检验、血液学和病理学常规检测、细胞遗传学分析条件和能力，或者与具备上述条件和能力的实验室有固定协作关系。

4. 有病理科或者有固定协作关系的病理科。

（二）专业人员资质

1. 取得卫生行政部门认定的公共营养师、健康管理师、医师职业资格证书并注册。

2. 有公共营养师、健康管理师、医师等中级及以上专业技术职务任职资格。

3. 有 3 年以上预防医学、保健科、老年病学、整形外科、营养学、健康管理等相关科室工作经验。

4. 经过省级或以上卫生行政部门认定的国内外相关技术培训基地系统的功能医学培训并考核合格。

（三）相关组织、材料、制剂、药品及仪器设备要求

1. 所使用的药品或保健食品必须经国家食品药品监督管理总局批准，进口药品的使用必须符合国家的相关法律、法规。

2. 有符合药品存放要求的独立储存设备。

3. 能够进行心、肺、脑复苏抢救，有氧气通道、麻醉机、除颤仪、吸引器等必要的急救设备，配有必备的抢救药品。

4. 所使用的检测或治疗的仪器设备必须符合国家相关法律、法规。

5. 所使用的检测或治疗技术（如基因检测、干细胞治疗、营养素干预、运动康复等技术）必须符合国家卫生和计划生育委员会关于《医疗技术临床应用管理办法》的要求。

（四）技术管理基本要求

1. 严格遵守相关技术操作规范和诊疗指南，严格掌握功能医学抗衰老药物应用的适应证和禁忌证，以及并发症的预防和治疗。根据患者病情，选择合理治疗措施。

2. 治疗前要获取患者的完整病历资料，包括现病史、既往史、手术史（包括注射手术史）、家族遗传史、生活方式、饮食、运动、职业、用药、环境、压力等，以及详细的体格检查，量身设计针对健康的功能医学检查和针对疾病的临床医学筛查，全面了解目前的健康状况，分析影响健康的因素，评估器官的功能和疾病产生的风险。

3. 根据健康检查数据结合个人生活方式与饮食习惯，制订个性化健康管理方案，通过非药物方式帮助补充营养与能量并排除毒素、修复受损细胞和提升器官功能，达到获得健康的目的。

4. 实施功能医学抗衰老治疗前，履行风险及并发症告知义务，并签署知情同意书。

5. 建立功能医学抗衰老治疗后随访制度。依据完整的健康档案信息结合个人需求目标，通过电话、短信或 Email 等方式，提醒督导患者注意个人健康问题：注意膳食、增加运动和调适心情。还可以在专科医生的指导下，通过记录健康日记和参加专项健康维护课程等形式，更好地达到改善和促进健康的效果。

（五）并发症的处理及预防

1. 若在功能医学抗衰老治疗过程中出现了严重不良事件，如造成人体功能或器官永久性损伤、危及生命、死亡，或必须接受医疗抢救的情况，应立即停止治疗，于 24 小时内报告机构学术、伦理委员会，并由机构报告国家和省级卫生计生行政部门和食品药品监管部门。

2. 发生严重不良事件后，医疗人员应当及时、妥善地进行相应处理，在处理结束后 15 天内将后续工作情况报告上级主管单位，以说明事件发生的原因和采取的措施。

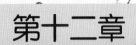

第十二章

毛发抗衰老

一、概　论

　　拥有一头乌黑浓密的头发是青春靓丽的象征，是自古以来人们孜孜不倦地追求。然而，随着人们年龄的增加，不但容颜逐渐衰老，人体各部位的毛发也会呈现出老化趋势，包括头发逐渐稀疏、杂乱、色泽暗淡及易于折断脱落和出现白发等多种情况。什么原因引起上述毛发的变化，人体的自然衰老是如何对毛囊产生影响呢？如果我们改变毛发的这些老化趋势或外观，能否在一定程度上起到容貌年轻化的作用呢？在回答这些问题之前，我们有必要对毛囊的生理结构和周期特性进行了解。

二、毛发抗衰的相关概念

（一）衰老和毛囊老化

　　衰老是机体防御、保持和修复自身以维持高效运转的内在能力发生进行性减退的过程。即衰老是一种自然现象，是一种进行性的机体不能有效地维持和修复自身的过程。衰老的实质是：身体各部分器官系统功能逐渐衰退的过程，其最终结局是死亡。毛囊作为人体中最小的器官，也必然会发生形态改变和功能的逐渐衰退、不能有效地维持自身功能和自我修复，包括毛发颜色变白、质地干枯、生长减慢、发径变小等，上述过程即为毛囊老化。

（二）年龄相关性疾病和雄激素脱发

　　年龄相关性疾病是随着衰老进行，患病风险逐渐增加的一类疾病，是衰老引起的综合反应之一。如卒中、心脏病、糖尿病、某些恶性肿瘤、痴呆和骨质疏松等疾病。雄激素脱发（androgenetic alopecia，AGA）是由于雄激素水平较高，导致皮脂溢出过多，在此基础上发生的脱发[95]。研究显示，罹患 AGA 与年龄具有显著相关性，发病率随年龄增加而增高（后文详述）。我们可以认为雄激素脱发也是一种年龄相关性疾病。

（三）抗衰老与毛发抗衰

　　抗衰老是针对性治疗衰老的潜在原因，缓解所有衰老相关的不适，最终目标是延长人类的健康寿命。对于医学美容行业而言，抗衰老主要是指预防、延缓或改善衰老相关的容貌变化，包括皮肤老化、毛发缺失、肌肉萎缩等，保持年轻时的某些特征[96]。毛发抗衰是抗衰老医学中的一个重要分支，是通过药物、手术、中医保健甚至化妆修饰等手段，改善衰老引起的毛发性状的异常，预防和治疗以年龄相关的雄激素脱发为主的毛发相关疾病，保有年轻、健康毛发的部分外观特征。

三、毛囊的正常生理结构

毛囊是人体中最小的器官。贯穿于皮肤全层，深入到皮下脂肪层（图 12-1）。

毛囊由上皮成分和真皮成分组成。上皮成分是由毛发基质和大量同心圆状排列的细胞层次组成的，从内到外依次是毛干、内毛根鞘、玻璃膜和外毛根鞘。毛干（hair shaft）可分为毛髓（仅存在于终毛中）、厚的皮质层和毛小皮，毛小皮为一层薄而透明的角化细胞，彼此重叠如叠瓦状。毛干由多种特殊的硬 α–角蛋白组成。内毛根鞘（inner hair root sheath，IRS）由三层圆柱状细胞层组成：鞘小皮，Huxley 层和 Henle 层。内毛根鞘是硬质的结构，它决定毛发生长时截面的形状。外毛根鞘（outer hair root sheath，ORS）由表皮细胞向下延续而来，由多层含有大量糖原的立方上皮细胞组成。在峡部水平存在着朗格汉斯细胞和梅克尔细胞。有研究认为，ORS 在生长期毛囊生长延长中扮演重要作用（图 12-2）。

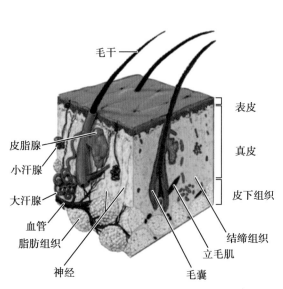

图 12-1 毛囊的位置和解剖结构

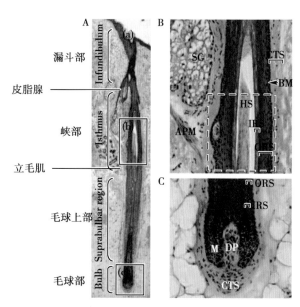

图 12-2 毛囊的组织学结构

需要说明的是，在 ORS 的立毛肌附着处有一个毛囊膨大部分称为 bulge 区，它是毛囊干细胞存在的位置。毛囊干细胞（hair follicle stem cells，HFSC）具有多向分化潜能，它不仅可以分化成毛囊，一定条件下还可以分化成皮脂腺和表皮。

毛囊的真皮成分包括真皮鞘和毛乳头。真皮鞘由结缔组织组成，环绕在毛囊周围。毛乳头（dermal papilla，DP）由大量梭状毛乳头细胞组成，它的大小决定着毛囊的大小。毛乳头与环绕的真皮鞘在基底部直接相连，在顶部和侧面通过毛发基质相连。毛乳头被认为是真皮和表皮成分连接的铆定结构，维持毛囊正常功能所必需。毛乳头细胞具有一定自我扩增自我更新的能力，可能是毛囊中另一种干细胞。此外，还有研究认为，毛乳头细胞还可以释放信号分子，启动毛囊周期[97]。

毛囊的组织学结构也会根据其处于不同的时期而发生变化，一个典型的终毛毛囊在毛发生长初期可以划分为三个纵向节段：①最上部分又称为漏斗管，从毛囊口延伸到皮脂腺导管的开口处。②中间部分又称为峡部，上端为皮脂腺导管开口处，下端为立毛肌附着处（膨出区）。③最下部分，上端为立毛肌附着处，下端为毛囊基底部。毛球是毛囊基底的球状部由毛发基质和真皮乳头组成。漏斗部和峡部是毛囊的永久性存留部分，因为在整个毛发循环周期中它们是不变，膨出部以下是毛囊的周期性更换部分。

毛囊是一个特殊的器官，具有特殊的代谢周期，即毛囊周期。毛囊周期按照毛发的生长分为三个阶段。①生长期：在这个时期，一个成熟毛囊以每天 0.35mm 的速度持续产生成熟的毛发纤维，可将上一周期退缩的杵状毛排出毛囊外。②退行期：在退行期，毛球通过程序性细胞凋亡发生一系列的退行性改变。毛囊发生改变形成"杵状毛"，在退行期结束时，真皮乳头缩小并向上移动，停滞在毛囊上皮囊即皮质索的下方。③休止期：毛囊继续退缩形成毛芽结构，有时候一个所谓的"滞后期"可能出现。休止期末期膨出区的干细胞由静止变为激活状态，毛囊进入下一周期。人的一生中毛囊三个阶段周而复始。在成人的头皮上，毛发生长期为 3~5 年，退行期约为 3 周，休止期约为 3 个月（图 12-3）。

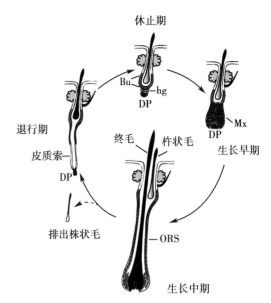

图 12-3　毛囊生长周期
Bu: bulge 区，Dp: 毛乳头，Mx: 毛母质，
ORS: 外毛根鞘，hg: 毛芽

四、衰老与毛发的关系

随着衰老的发生，机体防御、保持和修复自身以维持高效运转的内在能力发生进行性减退，罹患年龄相关性疾病的风险增高。衰老对毛发的影响，主要体现为两方面。第一，衰老引起毛发性状、头发颜色、发径、弯曲度、力学性质、油脂分泌等发生改变；第二，衰老引起人群罹患雄激素性脱发的概率增加。当然，雄激素脱发患者头发性状必然会发生变化，但是衰老引起毛发性状改变，不一定就导致罹患雄激素脱发，而是增加罹患该疾病的可能性。

（一）衰老引起毛发性状的改变

1. **头发颜色的改变**　头发的颜色及色泽的深浅变化取决于黑素细胞的功能，后者是维持头发及皮肤颜色的功能细胞。黑素细胞存在于皮肤基底膜中部以及毛囊的下部近毛球部。黑素细胞是由黑素干细胞分化而来，它呈树突状结构，在细胞质当中能合成黑色素。黑素细胞和上皮细胞构成黑素细胞上皮单位，在毛囊中，每个黑素细胞外周包围 5 个上皮细胞；在上皮中，每个黑素细胞周围包绕 15 个上皮细胞，黑素细胞通过合成分泌黑色素颗粒到邻近上皮细胞中，后者通过生长迁移形成毛干，即为毛干着色。头发的颜色主要由黑色素决定的。如果头发皮质内所含的颗粒状黑色素量越多，则头发越黑。相反，若黑色素较少且呈溶液状态分布，则常使头发带有棕色的色泽；而金黄色的头发，就是含有特别低的颗粒状黑色素而含较多的溶液状黑色素。此外，微量元素与头发的颜色有密切关系。比如，金黄色的头发中含有钛；赤褐色的头发中含有钼；棕红色的头发中除含有铜外，还含有钛。

导致发色改变和白发发生的机制有很多。一般认为，随着衰老的进行，黑素细胞的功能下降，黑素细胞内的酪氨酸激酶的活性下降甚至丢失，这种酶参与催化形成酪氨酸，后者最终参与形成黑色素，因此酪氨酸激酶的活性下降或失活，最终导致黑色素的合成障碍，黑色素分泌异常使得毛发不能正常着色，使得发色变浅，进而形成白发。还有学者认为，随着年龄的增长，黑素干细胞活性降低或者发生异常，这种异常可能导致异常的无功能的子代黑素细胞的生成，衰老死亡的黑素细胞得不到正常补充，从而导致白发发生和进展。

"非白发"随着年龄增长发生变化。如果将人的头发按照是否含有色素进行分类，我们可以将其分为"白发"和"非白发"。"白发"即完全不含或黑色素极少的头发；而"非白发"是含有黑色素的头发。Trotter 和 Dawson 研究了不同年龄阶段不同人群发色深浅的变化。研究对象是 310 名法国白人，以 5 年作为年龄时间段，仅仅将着色的"非白发"纳入研究。研究者发现，儿童的发色相较于成年人更浅。Trotter 和 Dawson 随后对 340 名美国白人进行研究，进一步验证了之前的结论，并提出，从儿童期到青春期，毛发颜色随年龄增加逐渐变深，25 岁之后，毛发颜色会逐渐变淡。

"白发"的发生与进展：白发的发生与毛发色泽变淡不同，色泽变淡是毛发黑色素的部分减少，而白发是黑色素几乎完全丢失。前者是量变，后者是质变。众多研究认为，白发的发生一般始于额颞部，然后延伸到头顶部，随之扩散到整个头部。通常而言，后枕部头发最后变白。白发的发生随着年龄增加而逐渐进展，且男女无显著差异。澳洲学者 Keogh 和 Walsh 等在 1965 年进行了以白人为人群的大样本白发调查，他们调查了 8720 名志愿者，其中包括 6653 名男性和 2067 名女性，以 5 年作为年龄的分隔点，研究不同年龄段"部分白发"和"完全白发"的发生率。作者将志愿者按照头发固有的颜色分为金发、棕发和黑发。结果显示，大约 49（48.6）岁时，50% 左右的人会有 50% 左右的白发。金发、棕发和黑发人群中发生白发的时间也各不相同。黑发白人中出现白发在 21~22 岁，棕发白人出现在 25 岁，金发白人白发出现年龄在 26 岁左右。完全白头在金发人群中发生较早，而棕发和黑发人群中发生较晚。随后丹麦学者对哥本哈根 13 000 名志愿者（5837 名男性和 7163 名女性）进行了调查，结果与 Keogh 和 Walsh 调查一致。

不同人种之间白发发生时间也不相同。Tobin 和 Paus 等认为，白人出现白发的平均年龄在 35 岁左右，黄种人出现白发的平均年龄在 35~40 岁，而黑种人出现白发的平均年龄在 45 岁左右。但对于黄种人和黑人白发出现时间的研究缺少大样本调查数据的支持。值得说明的是，一些人较早地出现较为广泛白头，这需要排除其是否患有全身性疾病，比如白化病、恶性贫血、甲状腺功能亢进、全身免疫性疾病或先天性心血管疾病。

2. 发径的改变　人体在不同生长时期头发的发径会出现不同的变化。法国学者 Trotter 和 Duggins 对 14 名白人志愿者从 1 个月开始直至 10 岁进行了 10 年的追踪。研究发现发径在 1 个月的时候是最小的，而在 7 个月和 2~3 岁，发径分别会有一个爆发性的增长。4 岁以后发径仍会缓慢地增长。美国学者 Furdon 和 Clark 认为，在 7 个月大的时候，人体细软的胎毛会被一种较为粗糙的幼稚毛发替代，在 2~3 岁，这种幼稚毛发又会被更为粗糙的终毛替代。

对于女性而言，毛发会在出生以后逐渐变粗，其直径在 40 岁左右达到最粗，此后发径逐渐变小，头发越发纤细。日本学者 Otsuka 和 Nemoto 对 18000 名日本非脱发女性调查发现，发径在其 40 岁左右达到最粗，美国学者 Robbins 和 Dawson 对 1099 名白人女性的两个部位的头发研究发现，发径最粗的年龄发生在 43~46 岁。其他一些小样本调查也与美日学者的调查基本保持一致，大多数观点认为，正常女性头发在 40~43 岁达到最粗，此后发径逐渐变小。

雌激素水平对女性发径具有一定影响。Mirmirani 等研究发现，绝经后妇女额顶部发径，额顶部发量，头发生长率均明显低于绝经前女性。而在后枕部，绝经前后妇女发径并无特异性差异。

对于男性而言，大多数研究认为头发直径在青春期后期达到最粗，之后逐渐变细。法国学者 Trotter 和 Dawson 对 82 名男性志愿者研究发现，头发直径在青春期后期达到最粗，之后随年龄增长逐渐变细。Courtois 等对 10 名志愿者进行了从 20 至 40 岁为期 20 年的随访调查，发现发径变细始于 25 岁。Otsuka 和 Nemoto 观测了 35 岁以后男性和女性每 10 年发径发生的变化，认为年龄因素对男性发径的影响更大。然而，目前尚无针对男性发径和年龄关系的大样本的调查报道。

3. 头发卷曲度的改变　随着年龄的增加，头发卷曲度逐渐增加。Nagase 等对 132 名 10~70 岁的白人志愿者头发进行研究，发现头发卷曲半径从最初的 10cm 逐渐减小到 1.25cm，与此同时，研究者发现头发光泽度也随之降低。Nagase 的团队在另一篇针对 230 名 10~70 岁日本妇女的毛发卷曲度的调查中报道，伴随年龄增长，头发卷曲度增加，而不同毛发的头发卷曲度改变不尽相同，导致头发看起来更为杂乱，同时毛发的光泽度降低。

4. 力学性质的改变　评价头发力学性质的具有代表性的指标有头发拉伸度、抗弯刚度以及扭转性等。头发拉伸度是头发能拉到最大长度的能力，除去外力后，其仍能恢复原状。一根头发能拉长40%~60%，它是反映头发拉伸程度的指标，用弹性模量 E_s 衡量。头发抗弯刚度是头发弯曲到最大而能恢复原状的能力，用弯曲模量 E_b 衡量，该模量越大，反映头发越容易被弯曲，抗弯刚度越差。扭转性能是头发抗扭转剪切力而能恢复原状的能力，用扭转模量 E_t 衡量。三个力学指标反映发丝在对抗纵向、横向以及旋转方向上的应力的能力。各指标计算公式如下：

弹性模量 $E_s=HgL/A\triangle L$ 其中 H 代表 Hookean 弹性系数（与纤维横径成正比），g 代表重力加速度，A 是毛发横向截面积（与横径平方成正比），L 代表拉伸长度。

弯曲模量 $E_b=64/\pi D^4$，其中 D 代表毛发纤维的横径。

扭转模量 $E_t=128\pi IL/P^2D^4$，其中 I 代表扭转系数，L 代表纤维长度，P 代表扭转摆动周期，D 是毛发纤维的横径。

从上述公式可以看出，三种模量均与毛发横径密切相关，即毛发横径的改变将影响张力、抗弯刚度、扭转性能的改变。毛发拉伸度、抗弯刚度主要取决于毛发的皮质层，而毛发纤维外部结构提供较少的支持。与毛发拉伸度最直接相关的是 Hookean 系数，而 Hookean 系数与纤维横径成正比。因此，随着毛发横径的增加，拉升度增加。Robbins 和 Scott 的研究发现，对于高加索人种和亚裔人种的正常女性，毛发的拉伸度将随着年龄增加，直至 35~40 岁达到顶峰，之后随着年龄增长而下降。而对于男性而言，毛发拉伸度峰值出现在青春期末期，随着年龄的增长，其能力逐渐降低。

毛发抗弯刚度与拉伸度随年龄的变化类似。从公式中可以看出，在女性 40 岁以前，毛发横径是逐渐增加的，因此弯曲模量会逐渐降低，弯曲模量越低，则抗弯刚度越高，说明毛发越不容易弯曲，而40 岁以后，这一改变则朝相反方向进行。而对于男性而言，抗弯刚度峰值当在青春期末期，随着年龄的增长，其能力逐渐降低。

毛发的扭转特性不同于拉伸度和抗弯强度，它们是由毛发的靠外侧皮质决定的，在正常女性当中，40 岁以前随着毛发变粗，皮质与毛髓的比例逐渐变小，导致扭转模量降低，因此毛发扭转度在 40 岁左右降为最低，随后逐渐增加。而在正常男性当中，毛发扭转度在青春期末期以前逐渐下降，之后则逐渐上升。

头发是否易于折断取决于毛发的多种力学特性的综合特性以及外部物理化学因素的影响。例如Brown 等研究发现，随着年龄增长头发更易于弯曲，弯曲毛发易与旁边毛发发生缠结，梳头时容易将其折断。某些化学药品如染发剂可能引起毛囊的细小损伤从而易于折断，而护发素可以保护毛发使之难以折断。对于烫发者而言，高温会使头发纤维产生长片段裂缝，而对于经常盘发的人群而言，盘发容易使毛发产生小片段裂缝。

大量研究证实，梳头的力量大小与毛发折断率成正相关。对于单根头发而言，毛发纤维最容易折断之处是梳头的力量容易使之发生弯曲的地方。Robbins 和 Reich 等发现，随着毛发的横径变小，抗弯刚度减小，所受到的梳头的外力作用增大，因此横径越细的毛发越容易折断。在女性当中，40 岁以后随着年龄的增加毛发越容易折断。但是人为将直发变为卷发后，梳头力量对头发折断率并不一定会有显著改变，因为梳头是否折断毛发取决于毛发受到的摩擦力大小和毛发直径大小。然而，如果头发卷曲且变得粗糙，毛发受到的梳头力量就会增加，毛发就更容易折断。护发素保护毛发的一个机制就是使得毛发变得光滑，因此就更不易于折断。

5. 头发油脂的改变　头发中含有两种分泌油脂的细胞，它们分别是毛母质细胞和皮脂腺细胞。众多研究发现，胆固醇、饱和脂肪酸、硫酸和天然保湿因子是由毛母质细胞分泌而来；而大部分脂肪酸、鲨烯、三酰甘油则是由皮脂腺分泌的；毛囊中烃类的来源尚不清楚（表 12-1）。

表 12-1 毛发中皮脂种类来源与含量

来源	酯类名称	千分比（总计 24.79）
皮脂腺	鲨烯	0.7
皮脂腺	蜡酯	4.9
皮脂腺	甘油三脂	0.5
皮脂腺	总脂肪酸	14.4
毛母质	胆固醇	1.3
毛母质	胆甾醇硫酸盐	2.9
毛母质	神经酰胺	0.29
毛母质	共价脂肪酸	4.0
毛母质	饱和脂肪酸	0.30
不详	烃类	2.4

在青春期以前，毛囊的皮脂腺功能尚不发达，毛囊分泌的油脂较少。Nicolaides 和 Rothman 等发现，6~12 岁的儿童头发中的胆固醇含量明显高于成人，总脂肪酸和角鲨烯含量明显低于成人。进入青春期后，皮脂腺分泌功能增加，毛发中鲨烯、胆固醇、脂肪酸、三酰甘油等含量增多。绝经后妇女在雌激素减少的作用下，皮脂腺分泌功能降低，油脂分泌下降。Pochi 和 Strauss 发现，女性毛发中蜡脂、胆固醇、胆固醇脂等含量从儿童时期的 0.035% 增长至青春期 0.19%，随后保持高水平，到绝经期（45~50 岁）皮脂含量迅速降低至绝经后期的 0.146%。男性头发油脂分泌过程与女性类似，具有一个上升 - 稳定 - 下降的过程。男性在青春期末期（20~25 岁）油脂分泌量达到鼎盛，为 0.24%，而且此后持续较长的油脂分泌水平并且明显高于同时期的女性，在 60 岁以后头皮油脂分泌才显著下降。Wella 毛发研究中心对 51 名年龄在 7~88 岁的白人女性的毛发总皮脂量进行了检测，其结果与之前 Pochi 和 Strauss 的研究一致。

需要说明的是，在雄激素性脱发的患者中，头皮 5α - 还原酶产生的二氢睾酮含量较高且对皮脂分泌更为敏感。二氢睾酮能和皮脂腺密切结合，会造成皮脂腺增生，产生大量油脂。患者常常抱怨头皮皮脂过多，头发油腻感重。富余的头皮皮脂有利于细菌和真菌的生长，造成头皮感染和正常代谢的破坏。这种脂肪酸会刺激头皮产生头屑、红斑、瘙痒，以及发生炎性反应，产生促炎性因子如 TGF-β1 而加重脱发。目前已有研究证实，高脂血症和男、女性雄激素性脱发具有高度相关性，但雄激素性脱发的发生和严重程度与毛发皮脂分泌量关系的调查尚未见报道。

（二）衰老引发人群罹患雄激素性脱发的概率增加

雄激素性脱发（androgenetic alopecia，AGA）又称为脂溢性脱发，是一种雄激素依赖的遗传性疾病，是临床最常见的脱发类型，表现为头发直径进行性降低和头发密度进行性减少。男性的 AGA 又称为男性型脱发，女性的 AGA 又称为女性型脱发。AGA 属于常染色体显性遗传的多基因疾病。简而言之，就是遗传易感性和雄激素共同作用引起的脱发。获得遗传易感基因的男性可能对雄激素特别敏感，患者一般从 30 岁，甚至在青少年的时候就可能开始脱发。以双氢睾酮（DHT）为代表的雄性激素一旦达到一定水平，就会导致毛囊萎缩、头发生长期缩短，最后毛囊完全失去功能而闭锁。AGA 脱发患者的头发一般呈 M 形或 O 形秃发，因为前额部和头顶部毛囊对雄激素最为敏感。根据秃发的不同程度，临床上通常用 Hamilton-Norwood 分类法将 AGA 分为 7 级（图 12-4）。

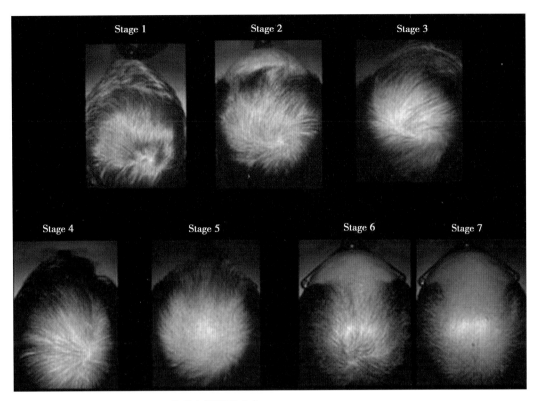

图 12-4　Hamilton-Norwood 雄激素性脱发分级

虽然 AGA 与年龄的关系并不是人人都会罹患 AGA，但众多研究显示罹患 AGA 与年龄具有显著的相关性，AGA 发病率随年龄增加而增高。Jang 等学者对 1218 例 AGA 患者进行回顾性调查研究发现，21~30 岁是首次罹患 AGA 的年龄高峰，AGA 发病率具有年轻化趋势。中国学者 Wang 对中国 6 个城市人群中抽取 15 257 个样本，调查发现无论男性还是女性，AGA 患病率均随年龄增加而增加，男性 AGA 患病率显著高于女性，70 岁以后 AGA 在男性发病率高达 46.9%，女性则高达 24.7%。Yalcin 等对样本量为 2322 的土耳其人进行了调查，并对之前 Norwood、Wang 等流行病调查结果进行了总结，阐明不同人种之间 AGA 患病率存在差异，白种人群 AGA 患病率明显高于黄种人群，且 AGA 患病率随年龄增加而增加。

（三）衰老引起雄激素性脱发患病率增高的潜在机制

衰老引起 AGA 发病率增高的原因尚无定论。中国学者 Lei 等认为，毛囊干细胞（HFSC）在衰老、雄激素性脱发发生、进展中扮演重要角色。HFSC 存在于毛囊的膨出区，HFSC 周期性活化，诱发 HF 进入生长期，因此 HFSC 的活性决定生长期的长短。HFSC 的活性受自身和环境的影响，无论衰老原因引起 HFSC 自身还是毛囊微环境出现问题，都将导致 HFSC 不能正常活化从而导致毛囊不能进入正常的毛囊周期。

日本学者 Hiroyuki 研究了毛发加速脱落（accelerated hair loss）模式小鼠的毛囊。他们发现一种 HFSC 维持活性的关键性基因 COL17A1。然而，随着毛囊老化，HFSC 中积累的 DNA 损伤释放多种酶能水解 COL17A1；从而引起毛囊小型化甚至闭锁。在剔除这个基因的基因工程小鼠体内，HFSC 被清除了。此外，还有研究发现，随着年龄的老化，毛囊细胞的周期性激活信号分子如 Wnt 信号分子如 Wnt9 等表达降低，而抑制性信号分子如 Foxc1 等内部和外部信号分子表达增加，使得毛囊干细胞不能活化并增殖分化，毛囊生理异常[98]。

因此，对于 AGA 易感人群而言，HFSC 维持正常生理功能尤为重要。随着年龄的增加，各种因素导致 HFSC 的积累损伤增加，HFSC 的活性下降，不能分化产生足够的子代细胞对雄激素引起毛囊损伤进行修复，一旦这种"损伤-修复"稳态破坏，就会引起 AGA 的发生和进展。

五、衰老对毛发外观的影响

（一）发际线后移和毛发缺失

通常随着衰老的进展，毛发会出现脱落和缺失。人们在青少年时期常会有乌黑浓密的头发，而中老年往往毛发稀少，发际线后移。引起毛发脱落的原因是多方面的。男性自青春期末期以后，女性在40岁以后毛发横径会随年龄增长逐渐变细。毛囊横径越细，拉伸度、抗弯刚度越低，则在受拉伸力或弯曲剪切力等外力作用下越容易折断；年龄愈大，毛发的卷曲程度也会相应增加，且不同头发的卷曲程度增加不一致，头发之间容易形成缠结，梳头时摩擦力增大，也容易脱落。此外，妇女绝经后头皮油脂分泌减少，头发护理不当、感染、经常烫染头发、长期盘发等也会造成头发纤维的折断或碎裂，最终导致毛发脱落。随着衰老的进展，因为不恰当的生活习惯、精神因素加之基因易感性的相互作用会引起人群罹患 AGA 的概率增加。对于 AGA 患者而言，毛发性状往往已经发生了改变，如毛发纤维变细、弯曲、油脂分泌过多等。

男性 AGA 引起的脱发往往从前额和颞区开始，即出现发际线退缩。常常从 M 形发际线过渡到 U 形发际线并逐渐扩展到头顶部，最终引起"地中海"样的外观甚至出现全头的秃发。女性 AGA 则往往是从头顶开始，进而整个头部头发密度降低。

外观上毛发的浓密与否取决于两个方面的因素：第一，毛发的体积，它可以简单认为是毛发横截面面积和毛发长度的乘积；第二，毛发的数量，发量则是由单位面积的毛发平均密度和头皮表面积乘积得来。我们可以改变两个因素的任意一个而影响毛发的外观表现。日常生活中常常可以看到轻中度脱发患者将头顶部头发留长，或将头顶部头发吹烫得蓬松，或将一侧头发梳向另一侧，以增加头顶部头发体积量，使得头顶部头发看起来厚实，给人头发正常的错觉。理发店有经验的理发师也会经常利用这一技巧掩盖脱发患者头顶部的缺陷。此外，额头头围较小的 AGA 患者相较于同等脱发等级的宽额头头围较大的 AGA 患者表现较轻，看起来更为年轻。当然，通过植发手术增加发量可以使 AGA 者在外观上得到很好的改善[99]。通过服用或者外用药物使得头发变粗，即使发量不变，患者也会在外观上得到改善。

Robbins 和 Dawson 等引入毛发"相对头皮覆盖率（relative scalp coverage）"来量化评估发量和发径对毛发在头部整体外观的影响。相对头皮覆盖率可由简单的公式计算得出。"相对头皮覆盖率 = 每平方厘米毛发平均横截面积 × 每平方厘米的毛发数"，Robbins 等发现，通过相对头皮覆盖率评估，毛发覆盖峰值在 35 岁左右。

（二）白发的发生

白发可分为先天性和后天性两种。先天性白发多与白化病同时伴发，有时也发生在一些遗传性病患者，如共济失调－毛细血管扩张综合征、Rothmund 综合征，呈家族遗传特点。后天性白发中除衰老性白发外，多见过早白发，它可能与遗传有关，但精神创伤、情绪激动、悲观抑郁、营养不良等，也为重要发病因素。有时为某些疾病的症状之一，如 Vogt-Kayanagi 综合征、Alezzandrini 综合征等。衰老性白发是一种生理现象，以前医学文献中常把它称为老年性白发。由于很多人白发的时候并非已经成为老年，所以把这种年龄达到一定程度就白发的现象更名为衰老性白发。

从前面的研究我们可以看出，从儿童期到青春期，着色的毛发颜色随年龄增加逐渐变深，20 岁之后，毛发颜色会逐渐变淡。头发的变白一般始于额颞部，然后延伸到头顶部，随之扩散到整个头部。因此，我们认为，随着年龄增长，黑素细胞的功能逐渐丧失，毛干中黑色素减少导致发色变浅，当黑色素降低到一定阈值，白发就会出现。部分白发会最先发生在同一种族深色发的人群之中，而在浅色发人群中较晚发生。Keogh 和 Walsh 等认为，造成这一现象的原因可能为，在深色发当中白发更为显眼。而完全白发恰恰相反，其最先出现在同种族浅色发人群中，最后出现在深色发人群中。大约 49 岁时，50% 的人会有 50% 左右的白发。不同人种之间白发发生时间也不相同。一些研究认为，白人出现白发的平均年龄在 35 岁左右，黄种人出现白发的平均年龄在 35~40 岁，而黑种人出现白发的平均年龄在 45 岁左右。

（三）头发变得杂乱

随着年龄增加，毛发纤维的卷曲度会逐渐变大。Nagase 等对 230 名 10~70 岁日本女性的毛发纤维研究发现，毛发卷曲度的平均变异（η^2）随年龄增加而增加。作者得出由于不同毛发纤维卷曲度改变不一致，所以易造成头发看起来杂乱。

老化毛囊的毛发纤维的横径变短，力学性质相应发生改变。老化的毛发拉伸度、抗弯刚度将会下降。因此，在梳头等外力作用下更可能发生不可逆的弯曲，出现微小的碎裂，在外界物理、化学因素的作用下容易折断，与周围毛发发生缠绕缠结。此时，毛发看起来参差不齐，显得粗糙和杂乱（图 12-5）。

此外，毛发的油脂含量也影响毛发是否柔顺。因为油脂对毛发具有润滑和保护作用，一方面减少了发丝之间缠结的生成，另一方面有效地减少了梳头时的摩擦力，减少了外力对毛发的折断。

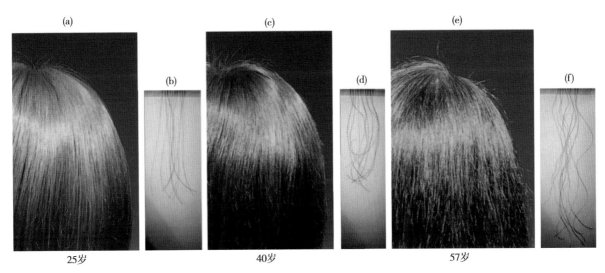

图 12-5　不同年龄毛发纤维的卷曲程度和毛发的杂乱程度、光泽度的关系

（四）头发的光泽度降低

从儿童期到青年期，头发的发色有一个变深的过程，因此头发看上去更有光泽，随着年龄的进一步增长，发色变淡，光泽度变暗。Nagase 等对白人和亚裔人群的毛发进行检测发现，毛发的光泽度与毛发卷曲度存在显著关系，即随着年龄的增长，毛发纤维平均卷曲度越大，毛发光泽度则越暗。

毛发的油脂含量也与毛发光泽度有关。Wills 等发现，在绝经后妇女当中，毛发的光泽度显著低于绝经前妇女，而后者毛发油脂含量显著高于前者。作者认为，毛发的油脂含量与毛发光泽度存在显著相关性。

（五）头发手感的变化

毛发的手感体现在毛发抚摸或梳理起来是否柔顺光滑，是否有油腻的感觉，头发的干湿度等。毛发的手感也是由多种因素决定的。雄激素性脱发患者的头皮 5α-还原酶产生的二氢睾酮含量较高且对其敏感。雄激素性脱发患者皮脂腺增生，产生大量油脂。因此，在雄激素性脱发患者当中，发质会变得油腻，摸上去特别软滑且会有大量油脂黏附。但是头皮油脂分泌过少，又会使得头发干燥，不利于梳理，易于折断。青春期皮脂腺分泌旺盛，头发充满光泽并且十分顺滑；在 40~50 岁，女性受雌激素影响，头发皮脂含量显著降低，头发变得粗糙。

此外，毛发的卷曲度和力学特性的改变也会影响毛发的手感，随着年龄增长，毛发纤维的卷曲度变大。Robbins 和 Reich 等发现，随着毛发纤维的卷曲度增大，梳头的阻力增大。当毛发横径变小，抗弯刚度和拉伸度会减小，在外力作用下容易产生不可逆的形变，这也导致了头发粗糙感的增加。

六、毛发抗衰的手段

（一）合理健康的生活习惯

脱发常常发生在城市白领等脑力劳动者当中，而且存在低龄化的趋势。这与现代城市人生活节奏快，竞争压力大分不开的。调查显示，脱发人群几乎存在经常熬夜、用脑过度、经受较大的精神压力的情况。睡眠不足会影响头皮血供和全身激素水平，头皮缺氧以及激素异常将不利于毛囊的正常代谢。精神因素是斑秃的重要原因，人们常常在持续压力下出现斑秃。

调查显示，脱发人群中抑郁评分往往高于正常人群，通过心理人格分析，脱发患者很多具有猜疑、自卑、抑郁、躁狂、孤僻、偏执等人格障碍或倾向，而脱发往往使得外观看起来衰老，容易受到他人嘲笑。长此以往，造成患者的社交障碍，而反过来进一步加重患者的心理精神障碍，导致脱发的进一步加重。

Arias 等最早发现，高脂血症和脱发具有显著联系，在随后 Mansouri 等的研究中证明了他的观点。高脂血症是心血管疾病的重要危险因素，血脂增高会造成脂质废物在血管内堆积，造成微小血管的变形狭窄，器官供养力下降。

因此，对于脱发人群，医护人员应当给予合理的健康指导。合理睡眠，劳逸结合，增加情绪中的积极因素，发现生活中的乐趣。对于已经存在心理问题的脱发患者，应当联系心理医生及时给予疏导。在饮食方面，建议低脂、低热量饮食，饮食需合理搭配，粗细搭配，注意多摄入含铁、钼等头发需要的微量元素的蔬菜、摄入富含维生素 C 的蔬菜和水果来对抗头部的氧化反应，适当运动并限制热量。这些措施在预防和治疗脱发当中是必要的。

（二）积极治疗雄激素脱发

1. 药物治疗 目前，FDA 批准正式用于 AGA 的治疗药物是外用药物米诺地尔和口服药物非那雄胺。

米诺地尔作为一种血管扩张药，被广泛地应用于治疗高血压。研究者发现了米诺地尔的一种非常有趣的不良反应——服用米诺地尔的人们会在某些部位长出毛发，比如他们的脸颊以及手背。有些人甚至会在前额长出毛发。关于米诺地尔治疗 AGA 的有效性被广泛报道。米诺地尔的推荐使用方式是 5% 的米诺地尔（男性）或者 2% 米诺地尔（女性），一天两次，于头发清洗后使用。对于女性而言，5% 的米诺地尔更容易造成面部毛细血管增多症。Villez 等发现，米诺地尔对于轻度脱发，毛发密度大于 20 根 /cm² 的患者效果最佳，使用 6 个月以后可以看到最佳效果。但是，必须在此后持续使用，才能维持这一效果，如果停药 3 个月，脱发的情况会反复发生。在女性当中，有报道显示，使用米诺地尔同时口服螺内酯可以增加药效。

非那雄胺是一种 5-α 还原酶抑制剂。人体中睾酮被 5-α 还原酶还原成活性很强的二氢睾酮（DHT），后者是雄激素脱发的元凶。非那雄胺作用于 II 型 5-α 还原酶受体，竞争性抑制 5-α 还原酶的作用。非那雄胺推荐用量为 1mg/d，这种剂量可以减少头皮中 64% 的 DHT 和血液中 68% 的 DHT。非那雄胺常见的不良反应为性欲障碍、射精障碍及抑郁，但发生率很低。有研究显示，服用持续非那雄胺12 个月后，头顶的毫毛数量会减少而终毛数量增多，毛发密度明显高于对照组。因此，口服非那雄胺是目前治疗 AGA 的首选。

2. 手术治疗 手术治疗包括头皮扩张切除术和毛发移植术。

头皮扩张切除术是先在头部头发较多部位预埋扩张器，将头皮扩张一定程度后，切除多余的秃发区域头皮，这项手术需要准备的时间长，创伤大，患者所受痛苦大，且头皮会留有瘢痕，目前较少使用。

毛发移植术又称为毛囊移植术，就是通过手术方式切取一条含有毛囊的头皮条，然后应用显微外科手术方式将头皮条分割为含有 1~2 个毛囊单位的移植物，最后按照头发自然的生长方向种植于患者秃顶、脱发的部位。毛囊存活后便会生长出健康的新发，而且所长出的新发保持原有头发的一切生物学特性，不会再次脱落或坏死。长出的新发可以正常地吹发、烫发及染发，完全恢复了脱发前的面貌。目前主流的毛囊移植手术分为毛囊单位移植术（follicle unit transplant，FUT）和毛囊单位提取移植术（follicular unit extraction，FUE）。目前两种植发手术已经应用的相当成熟，但 FUE 以其创伤小、恢复快、术后不留瘢痕、手术方式灵活等优点渐渐取代 FUT，成为目前植发手术的主流[100]。

近年来，随着科技的发展，为了解放劳动力，科研人员开发出可以自动转取毛囊的 ARTAS 机器人。

3. 利用富含血小板血浆治疗雄激素性脱发　富含血小板血浆（platelet-rich plasma，PRP）是一种能从血液中提取分离的，富含各种生长因子的血小板血浆。PRP 主要的有效成分包括血小板源性生长因子、转换生长因子、血管内皮生长因子。这些生长因子被证实在创伤修复当中起重要作用，PRP 作为一种临床治疗手段最先被用于创伤外科和烧伤外科，覆盖创面，刺激肉芽生长，促进患者创面的修复。众多研究发现，PRP 对雄激素性脱发患者的头发生长有益[101, 102]。Schiavone 等对 64 名 AGA 患者进行 PRP 的头皮注射，注射治疗分两次进行，间隔 3 个月。最后作者在第一次和第二次注射后 3 个月分别进行毛发密度和质量的评估，注射组显著优于对照组（图 12-6）。

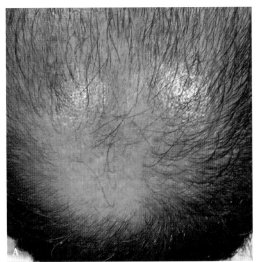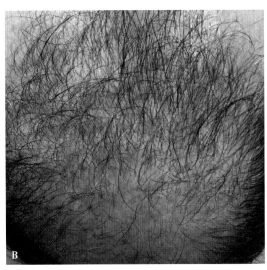

图 12-6　PRP 注射治疗雄激素脱发
A. 男性 AGA 治疗前，B.PRP 注射后 3 个月

4. 低强度激光的应用　低强度激光（low-level laser，LLL）是能量级很小的激光，功率通常以毫瓦为单位。1960 年，美国科学家 Schindl 发现并报道，低强度激光可以促进细胞增殖。从此之后，低强度激光治疗被广泛报道并运用到医学的众多领域。大量研究表明，低强度激光能够增加毛发密度，增加头发直径，甚至有黑发效果。美国硅谷公司丝若得（Theradome），在 2007 年开发出一种激光生发梳 HairMaxLaserComb® 655nm，其对 28 名男性及 7 名女性雄激素脱发患者进行治疗，经过 6 个月的治疗和随访，所有患者的额部及顶部秃发区均有明显改善，且男性改善程度更大。之后，Leavitt 等对该仪器的治疗效果进行了验证。在对 110 例男性雄激素性脱发患者的 26 周治疗随访中发现，大部分患者头发密度增高。HairMaxLaserComb® 655nm 在 2011 年被 FDA 批准用于治疗脱发并正式上市。

（三）针对白发的治疗

针对白发治疗目前没有特别的方法。最普遍的改善方法是通过化学方式进行染发。国内有整形医生报道一种"白发置换术"的手术方法，即通过 FUE 手术，先将白发打孔取出，然后取后枕部黑色健康的头发并置换到白发位置，术后患者外形自然。但是该方法只适用于年轻人群且白发较少、较局限的患者。此外，国外有研究发现，采用低强度激光能够使得部分白发转黑，但缺少大样本研究的报道。

（四）中草药治疗

有一些研究认为，维生素和中草药能够改善脱发。国内有学者认为，中药中生黄芪、当归、赤芍、地龙、何首乌等中药材有助于生发和白发转黑，然而没有大量的临床研究报道。国外有学者发现，从锯叶棕提取出的锯棕榈，是一种微弱的 5α-还原酶抑制剂，在治疗男性雄激素性脱发中具有促进毛发生长的作用。

（五）假发、纹饰、化妆

假发就是人造头发。通过配饰假发，可以有效地遮盖秃发区域，改善毛发头皮覆盖率。假发按照材料分为化纤丝和真人发。化纤假发是化纤制成的，成本低定型效果持久但逼真度差，佩戴后容易引起头皮瘙痒。真人发是选用经过处理的纯真人头发制作而成的，逼真度高，不易打结，可以焗烫染，但价格较高，定型效果不是太好。近年来，消费市场上补发（也叫织发）得到越来越多消费者的青睐。补发技术就是一种用真人发为脱发人群量身打造的假发技术。它采用一种仿真透气的材料（可以是医用硅胶、蚕丝网、仿生膜等）作为织发的基底，用器材将假发编织在基底膜上，最后再用医用胶水或者发夹等将它固定在脱发部位。补发和假发的优势在于它是非侵入性操作，不会有药物或者手术引起的不良反应，且能解决终末期雄激素性脱发患者发量不足的问题。但是这些技术也有一定的局限性，自然度肯定不如自身头发，长时间佩戴假发会对附近毛发造成牵扯和损伤，不利于自身毛发代谢，易于隐藏细菌，诱发毛囊感染，从而加速佩戴区域或周边自身毛囊的脱落。纹发是利用针具将植物或化学染料导入头皮内。纹发操作相对简单，患者所受痛苦相对较小，但是该技术最大的缺陷是纹出的头发始终是一个二维图形而不是三维结构，效果很不自然。因此，纹发目前只用于发量较小的部位如眉毛、发际线等区域进行修饰。此外，以化工染料作为纹绣的材料，含有汞等重金属，刺入皮肤后可能存在中毒、致癌的风险。最后，可以通过设计发型或烫染等化妆手段遮盖脱发区域。目前市场上还有一种"美发粉"类的产品，含有矿物原料、氧化铁和苯氧乙醇等。它利用带色素的美发粉和头发纤维之间的电荷不同，使美发粉黏附发丝，从而使得发丝变得蓬松粗大，头发看起来浓密。但该产品成分可能会对头皮产生一定的刺激性，尚没有针对该产品长期使用安全性的报道。

七、展　望

随着生命科学的发展，人们对毛囊的细胞及分子水平的研究越来越深入。由衰老导致的脱发、白发的机制将渐渐浮出水面。脱发及白发是个复杂的生物学过程，它是由基因、环境、神经生物因素共同决定的。未来，毛发抗衰也将在基因、器官、人体及社会环境生物学水平上给予综合干预。我们分别作如下讨论：

（一）脱发、白发基因尤其是雄激素性秃发易感基因的发现及干预

近年研究发现，许多基因与脱发相关。人们发现，编码雄激素受体的基因 AR 序列在许多脱发患者当中发生改变。此外，5-α 还原酶基因：SRD5A1、SRD5A2，雄激素催化酶相关基因：CYP19 也可能影响雄激素脱发的发生和进展。日本学者发现，COL17A1 是维持毛囊干细胞活性的关键基因。Migliaccio 等发现，在白发毛囊中 BCL-2 基因下调，这将导致黑素细胞发生凋亡。越来越多影响脱发和白发的基因将被发现，这将指导药物开发和针对这些基因进行基因筛查和干预。比如 AR 基因在非脱发和脱发人群的毛囊中不同，那么我们就可以通过生物学手段将正常的 AR 基因导入毛囊中，改善脱发情况并使得全身不良反应达到最小。美国学者 Li 和 Hoffman 在雄激素性秃发小鼠模型中利用脂质体转染 AR 相关基因 lacZ 进入小鼠背毛毛囊中，使得毛囊对雄激素产生抵抗力。

（二）新药物的开发与应用

度他雄胺是 5-α 还原酶 Ⅰ 型和 Ⅱ 型抑制剂，具有更为彻底地阻断雄激素性脱发的作用。2010 年美国针对 917 名 AGA 患者，进行了 6 个月的度他雄胺治疗的 Ⅲ 期临床试验（NT01231607），结果显示服用 0.5mg/d 的度他雄胺优于服用 1mg/d 的非那雄胺。药物不良反应与后者无特异性差异。度他雄胺 Ⅲ 期临床试验（NT02015584）已于 2016 年 3 月完成，度他雄胺治疗雄激素性秃发用于临床将指日可待。其他药物如前列腺类似物等药物也陆续在开发当中，这将给对非那雄胺产生耐药的雄激素性秃发的患者带来福音。

（三）手术方式的改进和植发机器人的应用

从头皮切取到毛发移植手术，手术方式的改变给患者体验和术后并发症降低带来积极作用。随着人工智能的发展，植发手术将发生翻天覆地的变化。2011 年，FDA 通过了将第一台取发机器人应用于临床。取发机器人的优势在于取发耗时短、取发精确、可控并且稳定，容易提取多根毛发纤维的毛囊，移植存活率高。取发机器人目前还不能完全取代植发医生，因为它仅仅能够参与取发过程。取发机器人在毛囊提取中仍然会有一定的毛囊横断率。有研究显示，其横断率与经验丰富的植发医生相比无显著差异。此外，取发机器人价格高，维修成本高，这也限制了该技术的推广应用。但随着科技的发展，这一人工智能技术会日趋成熟。

（四）再生医学在毛发抗衰中的应用

引起脱发、白发的原因当中，毛囊干细胞和黑素干细胞老化或功能障碍扮演着重要角色。干细胞的缺失和失活，导致毛囊损伤－修复再生的稳态遭到破坏，从而导致毛发相关疾病的易感性增加，以及脱发、白发的发生。未来，我们可以通过在实验室体外分离、培养并扩增具有功能的毛囊干细胞或黑素干细胞，再通过注射或移植的办法导入头皮，延缓或者逆转脱发、白发的进展。甚至我们可以通过体外诱导培养出具有功能的毛囊原基，移植后毛囊原基能发育成正常毛囊，从而解决终末期脱发患者无计可施的难题。近年针对干细胞治疗脱发的基础研究有许多成功的报道，但是由于目前分离和培养毛囊相关干细胞的方法还不成熟，且缺乏长时间的体内随访和大动物实验的支持，因此该技术用于临床还有很长的路需要走[103，104]。

八、结　论

拥有乌黑浓密的头发是年轻活力的象征，然而随着年龄增加，头发常常会脱落，会变白，给人衰老的外观表现。造成这一现象的机制有很多，包括毛发性状如毛发纤维横径、卷曲度、力学性质、油脂分泌等改变，人群患雄激素性脱发的概率也随年龄增加而增加。众多改变中毛囊的细胞分子学的改变是本质的改变：毛囊干细胞和黑素干细胞功能异常甚至出现凋亡。目前毛发抗衰的方式有生活习惯干预、药物、手术、PRP、低强度激光治疗、中草药及假发纹发化妆等替代治疗，但任何一种方案都有其局限性。随着生命科学和人工智能的发展，易感基因的不断发现和毛发机器人的成熟，未来，毛发抗衰也将发生巨大革新。但无论如何，毛发抗衰是一种综合治疗的手段，需要在基因、器官、人体及社会环境生物学水平上对脱发、白发的成因和发展进行综合干预。

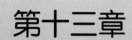

第十三章

营养饮食与抗衰老

一、平衡饮食与抗衰老

平衡饮食、合理营养是维持机体正常抗衰老功能的基本措施。

（一）什么是平衡饮食?

平衡饮食是指膳食中提供的营养素种类齐全、数量充足、比例适当，能满足机体的日常生理需求。营养素主要包括蛋白质、脂肪、糖类、维生素、矿物质和水。平衡膳食首先需提供机体的必需营养素和能量，才能保证机体维持各种正常的生理功能[105]。

我国于1989年首次发布《我国居民膳食指南》[106]，经多次修订，根据居民膳食结构变化，于2016年修订完成《中国居民膳食指南（2016）》。新版膳食指南倡导平衡饮食、优化膳食结构，包括以下6条内容：

1. **食物多样，谷类为主**　食品种类齐全，各类食物的营养成分也不完全相同。日常饮食需由多种食物组成，才能满足人体各种营养需求，达到平衡饮食、合理营养、促进健康的目的。指南建议每天摄入12种以上食物，每周25种以上食物。每天的膳食应包括谷薯类、蔬果类、禽畜鱼蛋奶类、豆及坚果类、油脂类等。谷类食物含有丰富的糖类，是人体最主要的能量来源。

2. **吃动平衡，健康体重**　吃动平衡是保持机体能量平衡、维持健康体重的主要因素。吃的过多或活动不足，多余的能量会造成超重或肥胖，显著增加2型糖尿病、冠心病、脑卒中等慢性病的发生风险。各个年龄段人群都应养成天天运动的习惯，改变久坐少动的不良生活方式。

3. **多吃蔬果、奶类、大豆**　新鲜蔬果、奶类、大豆及其制品是平衡膳食的重要组成部分。蔬菜和水果是维生素、矿物质、膳食纤维和植物化学物质的重要来源。奶类还有丰富的优质蛋白，也是良好的钙源，利于儿童、青少年的生长发育，促进骨骼健康。大豆富含优质蛋白、B族维生素和膳食纤维，且含有大豆异黄酮等植物化学物质。常吃大豆和豆制品可降低乳腺癌和骨质疏松症的发病风险。指南建议中国居民每天摄入蔬菜300~500g；新鲜水果200~350g；每天饮液体奶300g或相当量奶制品。

4. **适量吃鱼、禽、蛋、瘦肉**　鱼、禽、蛋、瘦肉均属于动物性食物，不仅蛋白质含量高，其氨基酸组成也更适合人体需要。鱼禽类脂肪含量相对较低，可作为首选；畜肉类一般饱和脂肪和胆固醇含量较多，摄入过多会增加肥胖等慢性病发病风险，应当少吃。建议成人每天摄入量：水产类40~75g，畜禽肉类40~75g，蛋类40~50g，平均每天摄入总量120~200g[107]。

5. **少盐少油，控糖限酒**　食盐和食用油摄入量过多时我国居民存在的共同问题，食盐摄入量过高与高血压的患病率密切相关，过多地摄入脂肪也是引起血脂异常、动脉粥样硬化等慢性病的危险因素之一。建议培养清淡饮食习惯，每人每天食盐摄入量（包括酱油、酱菜中的食盐量）不超过 6g；烹调用油量不超过 25~30g。

6. 杜绝浪费，兴新时尚 选择新鲜卫生的食物，注意饮食卫生；购买预包装食品时需查看食品标签。以便合理选择食品，避免食物中过敏原等。

（二）平衡饮食与抗衰老的关系

膳食营养是维持机体生命活动的基础，营养是否均衡与健康密切相关。随着年龄的不断增长，身体功能存在不同程度的衰退，努力做到合理膳食、均衡营养，可以减少疾病的发生发展，延缓机体衰老的进程。平衡膳食、合理营养可以增加机体的抗氧化防御功能，如新鲜蔬果中的维生素 C、β-胡萝卜素、叶黄素等都有一定的抗氧化作用，与它们防癌、保护心血管等功能密切相关。因此，每天摄入定量的新鲜蔬菜水果不仅能保证营养素的需要，同时具有防病延缓衰老的意义[108]。

抗衰老的饮食原则为：吃动平衡，保持健康体重；膳食中饱和脂肪的比例不宜过高；多选优质蛋白食物；新鲜蔬果需每天补充，适当增加维生素 C、β-胡萝卜素摄入量[109]。

二、不同颜色食物与抗衰老

颜色作为形形色色食物中最直观的一个表象，不仅给人们带来丰富的视觉享受，也可以作为新鲜食物的营养素和植物化学物质丰富的表现之一。不同颜色食物有其特殊的营养成分和对健康的独特作用，以下就对我们身边红、绿、紫、橙、黑、白 6 种颜色的常见食物进行分析，讲述这些食物对身体健康的贡献和与抗衰老的关系。

（一）红色食物

代表食物：西红柿、红辣椒、葡萄柚、猪肉、肝脏等。

提到"红色食物"，很多人的第一反应就是番茄。番茄的亮红色主要源于番茄红素、胡萝卜素等，而且番茄成熟度越高，其番茄红素含量亦越高。熟番茄中番茄红素的含量几乎是生番茄的两倍。番茄红素是目前自然界中发现的最强的抗氧化剂之一，它的抗氧化能力是 β-胡萝卜的 2 倍，其消灭单线态氧的速率是 β-胡萝卜的 100 倍。有研究表明，摄入番茄（番茄红素）对前列腺癌具有保护作用，同时高番茄红素摄入可降低胃癌、结肠癌、直肠癌的发生风险[110]。人体不能自行合成番茄红素，必须从蔬菜、水果种获得。食用时加少许烹调油或加热都可以促进番茄红素释放，提高肠道吸收率。除了番茄，西瓜、番石榴、葡萄柚等食物中也有丰富的番茄红素。

红色食物同时也富含铁质，如一些红色食物是缺铁性贫血患者食补的优质来源，首选猪肉、牛肉、羊肉等红色肉类及其制品，即所谓的红肉。动物内脏、血液等也是补铁的有效食物来源。遵循平衡饮食的原则，红肉类食物不宜多吃，过多摄入会增加 2 型糖尿病、结直肠癌发生的风险；同时在烧烤、熏制的过程中会产生环芳烃类等物质，已证明有致癌作用。

（二）绿色食物

代表食物：菠菜、芹菜、豌豆、蚕豆、大葱、韭菜等。

大部分绿色食物如绿色蔬菜都含有丰富的膳食纤维，叶菜类可达 1.0%~2.2%，鲜豆类通常在1.5%~4.0%；虽然膳食纤维不能被人体消化吸收，但它能促进胆固醇降解为胆酸，从而降低心血管病的发病率[111]。多食膳食纤维还能增加肠蠕动，预防便秘的同时还可以降低结肠癌的发病率。

很多绿叶蔬菜如菠菜、莴笋、油菜等均含富含叶黄素，叶黄素具有高效消灭单线态氧和清除自由基的作用，在防止自由基对生物膜的损害和捕获氧自由基方面具有独特效果。此外，叶黄素作为抗氧化剂对视网膜也有保护性。

新鲜蔬菜还含有人体所需的各种维生素（如维生素 C、维生素 B_1、叶酸等）、矿物质和各种植物化合物，能促进食欲、帮助消化、促进人体健康。及新版膳食指南推荐每天摄入蔬菜 300~500g，其中深色蔬菜最好能占 1/2。

绿色蔬菜，尤其是深绿色蔬菜也是钙的重要膳食来源，一般约有 100mg/100g，但菠菜、空心菜等草酸含量较高，会对钙和铁等元素的吸收产生不利的影响。如选择草酸较多的蔬菜时，可以先在开水中烫一下，除去部分草酸的同时，更有利于钙、铁的吸收。

（三）紫色食物

代表食物：紫葡萄、蓝莓、芸豆、红苋菜、紫甘蓝、紫茄子等。

这类食物中含有丰富的原花青素，后者堪称植物营养素中的优质抗氧化剂，抗氧化性比高出维生素 E 的 50 倍，维生素 C 的 20 倍。广泛地存在于植物的皮、壳、籽中。原花青素的主要作用包括抗氧化、抗过敏、延缓皮肤衰老，抑制血小板聚集，保护血管内皮细胞，抑制动脉粥样硬化形成等。

紫色食物中的杰出代表是葡萄。葡萄是原花青素最丰富、最重要的食物来源，尤其在葡萄籽中尤为丰富，高达 2872mg/100g。红葡萄酒对心脏健康和血液循环系统也都有好处，葡萄酒富含的白藜芦醇、花青素和微量元素能有效地预防动脉粥样硬化、冠心病等。新版膳食指南建议成年男性一天饮酒的酒精量不超过 25g，女性不超过 15g，约等于葡萄酒 280g 和 170g。

紫色茄子中还含有丰富的芦丁和皂苷，能保护微血管，提高微血管对疾病的抵抗力，对动脉硬化、高血压、冠心病都有一定的预防作用[112]。

（四）橙色食物

代表食物：胡萝卜、甘薯、南瓜、柿子等。

橙色食物中的类胡萝卜素含量丰富，其中的 β–胡萝卜素经消化吸收后，可以转化成维生素 A，具有维持视觉和皮肤健康、促进免疫功能等功效。β–胡萝卜素有多个共轭双键，能有效地阻止自由基对细胞遗传物质（DNA、RNA）和细胞膜（蛋白质、脂蛋白和水化合物）的损伤。动物实验研究揭示，类胡萝卜素具有抑制肿瘤的作用[113]

胡萝卜中的胡萝卜素可在体内转化为维生素 A，起到保护呼吸道黏膜的作用，常食可增加机体抵御感冒的能力。除了胡萝卜外，甘薯、南瓜、柿子等也有此类功效。

柑橘类水果也大多是橙色的，它们含有大量的维生素 C，能清除身体自由基，抑制肿瘤细胞生成。橙子中的有机酸和维生素能调节身体新陈代谢，对老年人常患的一些心血管疾病有很好的预防和治疗效果。

（五）黑色食物

代表食物：黑枣、黑木耳、香菇、黑米、黑芝麻、黑豆等。

黑色食物往往富含矿物质和维生素。黑木耳、黑米、黑豆、香菇等是日常生活中经常会食用的黑色食物。黑木耳含有丰富的膳食纤维和植物胶质，具有清涤肠胃，减少脂肪吸收的作用。香菇中天门冬氨酸和谷氨酸的含量较高，所以味道特别鲜美，同时其富含的香菇多糖还有抗病毒、抗肿瘤、调节免疫功能的功效。

黑豆膳食纤维丰富，有良好的润肠、通便功效；每天吃点黑豆，增加膳食纤维摄入量，可以有效地预防便秘。黑豆同时含有大量花青素，能消除自由基，调节免疫力，抗衰老等。黑米的麸皮有高含量的维生素 E，后者也能增强免疫系统功能，保护细胞免受自由基损伤。

（六）白色食物

代表食物：大米、白萝卜、冬瓜、藕、豆腐、梨、银耳等。

白色食物如牛奶、豆制品等含有丰富的优质蛋白，能补充身体能量、消除疲劳。牛奶和豆腐同时是膳食钙的最好来源，鲜牛奶中钙的含量为 100~120mg/100ml，豆腐钙含量为 110~140mg/100g。豆制品更是类黄酮的丰富来源，大豆异黄酮是一种天然的植物雌激素，模拟雌激素的生理生化作用，但容易分解，不易在体内堆积，所以是防治骨质疏松症的优良食物，适用于绝经期的妇女。近年来大量的流行病学研究，动物实验和体外实验显示，大豆异黄酮对乳腺癌、前列腺癌、结肠癌有一定预防作用。大豆异黄酮还有很强的抗氧化作用，可预防许多慢性心血管疾病的发生，它能有效地清除附着于血管壁上的脂质，恢复和保持血管弹性，对心血管疾病有很好的缓解作用。另外，大豆异黄酮缓解大脑老化，预防老年性痴呆的发生。

研究认为大蒜及其化学成分具有抗菌消炎、提高机体免疫功能和治疗心血管系统疾病、防肿瘤等药理功效[114]。

白色食物往往比红色食物营养价值更高，如鱼、虾、禽这类"白肉"饱和脂肪酸较低、不饱和脂肪酸较高，特别适合高血压、高血脂等患者食用。深海鱼类还富含"脑黄金"——EPA 和 DHA，对预防心脑血管疾病和血脂异常有一定的作用。

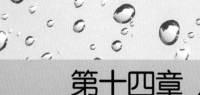

第十四章

中医与抗衰老

一、中医对衰老和抗衰老的认识

中医学对于衰老及抗衰老的研究源远流长，相关最早文字记载，可从甲骨文中找到。最早有关延缓衰老的理论著作，则是两千多年前的《黄帝内经》一书。该书对衰老有较多的论述，系统阐明了人体生、老、病、死的规律，而且基本构建了系统抗衰老的理论和方法，后世历代医家均是在此理论框架下加以完善和补充。

（一）衰老的定义

衰老是指机体在经历生长、发育、成熟等不同阶段之后呈现的全身性脏腑功能的普遍下降，这种情况一旦发生，就随着时序年龄的增加而不断进行，组织退变、功能丧失不断加重，最终到达生命的终点——死亡。

1. **衰老是人类生命活动的客观阶段和必然趋势**　衰老是人类生命活动过程中不可避免的环节，是不可逾越的客观阶段。《黄帝内经·素问》上古天真论篇载有："女子七岁肾气盛，齿更发长……五七，阳明脉衰，面始焦，发始堕……七七任脉虚，太冲脉衰少，天癸竭，地道不通，故形坏而无子也。丈夫八岁肾气实，发长齿更……五八，肾气衰，发堕齿槁……八八天癸竭，精少，肾脏衰，形体皆极，则齿发去。"通过对肾气盛衰变化的描述，阐明了人类生、长、壮、老、已自然生理状态，指出女子35岁、男子40岁即进入衰老阶段，出现相应的衰老态势和特征。

2. **衰老的整体性、时限性及持续退行性**　整体性是指衰老所引起的各种变化是全身性的，是脏腑功能活动的普遍下降。《内经》认为衰老引起的各种变化是全身性的，是五脏六腑、四肢百骸等结构和功能的普遍下降，而不是某一脏某一腑的功能减退。不仅有五脏系统主要功能活动的生理病理改变，而且还有五脏系统各自在志、液、体、等诸多方面衰老不足的表现。

时限性是指衰老引起的各种生理、病理变化，一般都发生在生命过程的特定阶段。《素问·上古天真论》认为，女子35岁、男子40岁开始出现衰老。衰老及其相应变化并不是从生命一开始就发生，而是生命个体生长发育到一定阶段后才开始出现的。

持续退行性是指衰老的单向性或不可逆性。衰老一旦发生，就会随着年龄的增加而不断进行，组织退变、功能丧失不断加重，最终导致生命结束。如《灵枢·天年》认为"六十岁，心气始衰，苦忧悲，血气懈惰，故好卧"到"百岁，五脏皆虚，神气皆去，形骸独居而终矣。"上述说明了衰老引起的各种变化呈进行性地、累加性地向着组织退变、功能减弱方向展，直至生命终点。

（二）衰老的表现

衰老的表现可见于《素问·上古天真论》《素问·阴阳应象大论》《灵枢·天年》等篇中。

面色——面始焦：面部皮肤色素沉着，肤色暗沉、发黄。

毛发——发始堕、发始白、发鬓斑白：头发的黑色素脱失，颜色开始变白，毛囊开始萎缩，毛发变细、变脆，易脱落。

牙齿——发堕齿槁、齿发去：牙齿出现松动、脆裂，进一步出现牙齿脱落，甚至满口牙齿落光。

感官——年五十，体重，耳目不聪明；视力逐步下降，听力逐步减退。

体态——筋不能动：脊柱弯曲驼背，身高下降，运动功能逐步减退。

其他功能——天癸竭，精少，肾脏衰：生殖功能减退，女性绝经、男性的性功能下降。

（三）衰老的影响因素

衰老的影响因素可以分为先天因素和后天因素。

1. **先天因素**　先天因素是指先天禀赋强弱，与父母的遗传基因相关。王充《论衡·气寿篇》曰："强寿弱夭，谓禀气渥薄也。夫禀气渥则体强，体强则寿命长，气薄则其体弱，体弱则多病，寿短。"

2. **后天因素**　除去先天因素，人的衰老和寿命长短很大一部分取决于后天保养是否得当。《素问·上古天真论》曰："上古之人，春秋皆度百岁，而动作不衰。今时之人，年半百而动作皆衰，时世异耶？人将失之耶？……今时之人不然也，以酒为浆，以妄为常，醉以入房，以欲竭其精，以耗散其真，不时御神……故半百而衰也。"可见影响衰老的因素是多方面的。大致与饮食不节、起居无常、情志失调、劳逸过度、自然环境、社会环境等有关。

（四）衰老发生的机制

历代医家对衰老的机制提出过很多论述，主要包括阴阳失调学说、脏腑虚损学说及气血失和学说、蓄积学说。

1. **阴阳学说**　《内经》认为阴与阳为人生之根本，两者互根互用，相辅相成，构成了生生化化、气象万千的生命现象。《素问·生气通天论》曰："夫自古通天者生之本，本于阴阳。……此寿命之本也。"指出阴阳是寿命的根本。

人体的阴阳处于平衡协调状态，那么人的生命活动就正常。《素问·生气通天论》指出"阴平阳秘，精神乃治""因而和之，是谓圣度"。阴阳不调则易发生疾病，而使人早衰。严用和在《济生方》中言"一阴一阳之谓道，偏阴偏阳之谓疾。夫人之一身，不外乎气血阴阳，相与流通焉耳如阴阳得其平，则疾不生阴阳偏盛，则为瘤冷积热之患矣。"

2. **脏腑虚损学说**

（1）先天肾学说：肾为先天之本，主藏精，肾精衰退是衰老的根本原因。《内经》在开篇《素问·上古天真论》就对人的生、长、壮、老、已做了论述，强调人体生长壮老已的自然规律以及寿命的长短，很大程度上取决于肾中精气的盛衰。

肾是生命之源，五脏中以肾最重要。肾精充足则化气有源，推动机体脏腑、经络、气血的形成及其功能活动，维持生命正常活动。张景岳曰："命门为元气之根，为水火之宅，五脏之阴气非此不能滋，五脏之阳气非此不能发""五脏之真，唯肾为根"。宋·严用和在《济生方》中亦指出："肾气若壮，丹田火经上蒸脾土，脾土温和，中焦自治"。

肾中精气不足则化气无源，无力温煦、激发、推动脏气；精不化血或阴血不充，导致脏腑失其濡养，最后造成多脏腑功能损害，气血阴阳亏损导致衰老。《灵枢·海论》："人至中年，肾气自衰"，人在自然生理状态下，中年以后肾精渐亏。而"肾气绝，则不尽其天命而死也"。在病理状态下，肾精不足则可以导致人不能"尽终天年"而提前死亡。

（2）后天脾胃学说：脾胃为后天之本，气血生化之源，人体的各种生命功能无不是以气血为基础。而气血主要由水谷化生，"得谷则昌，失谷者亡"，气血依赖于脾胃的运化功能，故脾胃的旺与衰决定着五脏气血的多与少。明代李中梓《医宗必读·脾为后天之本论》提出"后天之本在脾，脾为中宫之土，土为万物之母"，认为"一有此身，必资谷气，谷入于胃，洒陈于六腑而气至，和调于五脏而血生，而人资之以为生者也"。脾胃位居中焦，为上下左右之枢，脾气主升，胃气主降，实为一身气机升降之枢轴。

《素问·上古天真论》曰："女子，五七，阳明脉衰，面始焦，发始堕"，提出女子衰老最早出现的变化是阳明脉衰。阳明脉泛指脾胃，为多气多血之经，阳明脉衰就是指脾胃虚衰，若脾胃虚衰，气血生化不足，则机体脏腑组织失养，代谢失常，致使机体衰老。金元时期的李杲在《脾胃论》中明确提出了"内伤脾胃，百病由生"的论点。明末医家孙文胤在《丹台玉案·脾胃门》中指出，"脾胃一伤，则五脏皆无生气"。其意是指脾胃受损，则气血生化之源亏乏，导致五脏失养，气机失调，变生各种疾病。

故明代医家张介宾在《景岳全书·杂证谟》中指出，"胃气为养生之主……是以养生家必当以脾胃为先"。全身营养精微全靠脾胃的运化转输，脾胃运化水谷精微功能旺盛，则机体的消化吸收功能才健全，才能为化生气、血、精、津液提供足够原料，使脏腑、经络、四肢百骸及筋肉、皮、毛等组织得到充分的营养。若脾胃功能受损，则运化水谷精微功能减退，体内水分不能正常代谢，停聚而生湿、生痰，影响气血的运行而变生各种疾病。

（3）其他脏腑学说：肝气不足则气血运行不畅，致肝气郁结，疏泄功能失常，则全身气机紊乱，脏腑功能失调而致衰。肝气条达则气血畅行，脏腑协调而无病。清代周学海在《读医随笔》曰："凡脏腑十二经之气化，皆必藉肝胆之气以鼓舞之，始能调畅而不病。"

《素问·灵兰秘典论》曰："心者，君主之官……主明则下安，以此养生则寿，……主不明则十二官危。"强调心在长寿中的重要性。若心气不足，则影响其他脏腑生理功能，导致衰老。

3. **气血学说**　气血调和是长寿的基础。《素问·生气通天论》曰："气血以流，腠理以密……长有天命"，气血流畅是机体保持健康的必要条件，气血失调则脏腑得不到濡养，因此易致衰。《丹溪心法》云："气血和，一疾不生。"《素问·调经论篇》则说"气血不和，百病乃变化而生。"

《灵枢·天年》中载："人生十岁，五脏始定，血气已通，其气在下，故好走；二十岁，血气始盛肌肉方长，故好趋；……九十岁，肾气焦，四脏经脉空虚；百岁，五脏皆虚，神气皆去，形骸独居而终矣。"生动地描述了人体血气由盛至衰，随着年龄的增加，血气不足而引起五脏虚衰的全过程。

4. **蓄积学说**　邪实也可以导致衰老。脏腑功能衰退，气血津液代谢失常，导致瘀血、痰浊、胃肠瘀滞等病理产物的蓄积，这些病理产物是衰老的病理基础。

（1）瘀血：清代医家王清任提出了气虚血瘀可以致衰的观点。《医林改错》曰："元气既虚，必不能达于血管，血管无气，必停留而为瘀"，认为肾气不充，元气不足，阴阳虚损，由虚致实而形成血瘀，血瘀导致衰老。"血府，血之根本，瘀则陨命"，指出瘀血既是衰老的病理产物，又是衰老的病理因素。

（2）痰浊：朱丹溪对痰浊与衰老的关系有较多阐述，且其很多专著专门列了"痰门"来论述痰浊与衰老的相关性。"痰之为物，在人身随气升降，无处不到，无所不到"，他认为痰能导致很多衰老性疾病，如神志疾病、脑病、痛证、结核、中风及积块等。

二、中医中药与抗衰老

抗衰老在中医学上又称为"治未病"，在祖国传统古籍中被称为"不老""增年""延年""养生"等，其核心思想就是未病先防，从而预防衰老和延缓衰老。广义上讲，治未病包含了三方面的意思，一是指在没有疾病的状态下防止衰老，保持健康，即"未病先防"；二是指已经患病的状态下，防止疾病进一步发展，即"既病防变"，三是指疾病痊愈后防止复发，也即"瘥后防复"。

现代医学正在从"疾病医学"向"健康医学"发展，从重治疗向重预防发展。而早在两千年前的《黄帝内经》就提出："上工不治已病治未病""是故圣人不治已病治未病，不治已乱治未乱"的超前的思维，开创了预防医学的新纪元。治未病"提倡"未病先防，既病防变，瘥后防复"是中医药奉献给人类健康医学模式，对研究延缓衰老具有深远的意义。

（一）中医抗衰老基本原则

《内经》开篇《素问·上古天真论》即提出了中医抗衰老的基本原则："上古之人，其知道者，法于阴阳，和於术数，食饮有节，起居有常，不妄作劳，故能形与神俱，而尽终其天年，度百岁乃去。"大致包括：顺四时、慎起居、节饮食、戒色欲、调情志。

1. **顺应四时**　顺应四时包含了两方面的内容：一是强调遵循自然界正常的变化规律；二是突出人的主观能动性，慎防异常自然变化的影响。

中医认为，人生于天地之间，一切生命活动与大自然息息相关，这就是"天人相应"的思想。自然界四时气候变化可以直接影响人体，《内经》中所谓春生、夏长、秋收、冬藏同样适用于人体，春夏生长、秋冬收藏，故有"春夏养阳""秋冬养阴"之说。而四时气候有异也可以导致季节性多发病，如春季多温病，秋季多疟疾。

2. **和五味、节饮食**　和五味，即食不可偏，合理配膳，全面营养。《素问·脏气法时论》中指出，"五谷为养，五果为助，五畜为益，五菜为充，气味合而服之，以补精益气"，人们须根据需要，兼而取之。节饮食，即进食要定量、定时。民间有谚语"吃饭八分饱，长生不老难"的说法，强调饮食既不可过饱，亦不可过饥，食量应适中。

3. **起居有常**　起居有常主要是指起卧作息和日常生活要有一定的规律。孙思邈《备急千金要方》曰："善摄生者卧起有四时之早晚，兴居有至和之常制"，即根据季节变化和个体的具体情况制定出合理的作息制度，并养成按时作息的习惯，以达到人体的生理功能保持稳定平衡的良好状态中。中医强调"天人相应"，人类的起卧休息只有与自然界阴阳消长的变化规律相适应，才能有益于健康。

4. **房事有节**　纵欲和禁欲都是有损健康的。如《千金要方》中说："男不可无女，女不可无男，无女则意动，意动则神劳，神劳则损寿，若念真正无可患者，则大佳长生也，然而万无一有，强抑闭之，难持易失，使人漏精尿浊以致鬼交之病，损一而当百也。"《三元延寿参赞书》指出，"书云：欲多则损精。可保者命，可惜者身，可重者精。肝精不固，目眩无光；肺精不交，肌肉消瘦；肾精不固，神气减少；脾精不坚，齿发浮落。若耗散真精不已，疾病随生，死亡随至。"

5. **调摄情志**　《素问·举通论》指出，"怒则气上，喜则气缓，悲则气消，恐则气下……惊则气乱……思则气结"。七情可致气机失调，使人生病。《淮南子》说："神清志平，百节皆宁，养性之本也。"提倡人应该清静养神、立志养德、开朗乐观、调畅情志以养生保健。

（二）中医抗衰老的方法

人生存在天地间，在中医养生的过程中，衰老的机制与自然界的变化、身体状况、个体差异、情志、社会环境等诸多因素有关。所以说养生包括内养和外养两方面。

内养即养正气，所谓"正气存内，邪不可干""邪之所凑，其气必虚"。养正气当先以调畅情志为主，情志调畅则气血调达，百脉畅通。朱丹溪曰："气血冲和，百病不生，一有怫郁，百病生焉。"古人云：人心不老，人不老。心指情绪，好的情绪如同春风，温养人体，可使青春常驻。只有"志闲而少欲，心安而不惧，形劳而不倦，气从以顺，各从其欲"才能达到抗衰老的目的。

外养以服药和运动为主，有虚及时补，无虚不滥补，需适可而止。一年四季中有规律的用药来抗衰老。《素问·四气调神大论》曰："春夏进补重在补阳，秋冬进补重在养阴"。同时还要根据不同体质、性别、年龄阶段及劳动性质进行补益。在抗衰老的调养中，运动不可少，但要适度，在身体状况允许时可适当的锻炼，反之身体欠佳时，不能适应锻炼时，切忌活动。因为身体状况不佳，随之由于身体状况带来的锻炼就达不到强身的目的了。在身体状态都不佳时，高强度的运动锻炼是致衰老的第一因素。有很多人锻炼出现了问题都是心情和身体没有很好地达到平衡，因此锻炼就成为促使发病和衰老的催化剂。

1. 内服（内调）

（1）单味中药：以《神农本草经》为代表，"上药一百二十种，为君，主养命以应天，无毒。多服、久服不伤人。欲轻身益气，不老延年者，本上经。"入其中上篇记载："干地黄……久服，轻身、不老""女萎（即葳蕤）……久服，去面黑，好颜色、润泽，轻身、不老。生山谷。"《神农本草经·上篇》记载"久服不老"的动植物类中草药共计有：地黄、葳蕤、麦门冬、远志、石斛、奄闾子、析子（大芥）、薯实、赤芝、青芝、白芝、紫芝、黄芝、络石、漏芦、兰草、青襄、牡桂、菌桂、松脂、槐实、柏实、女贞实、石蜜、蜂子、葡萄、蓬（覆盆子）、胡麻、麻蕡等，共29味。其中大多数经过现代药理研究也都证实具有抗氧化、抗衰老的效用。其他更有"久服延年"记载的中药十多味，不再一一列举。

后世中医如陈士铎在《本草新编》中认为，人参、茯苓等单味药材按时服用也具有延年益寿、增颜抗衰的功效。

现代研究更发现如大黄、珍珠层粉、漏芦、绞股蓝、红景天等也均有一定的抗衰老作用。另外发现一些药物如人参、黄芪、何首乌、党参、银耳、玉竹、黄精、菟丝子、肉苁蓉、补骨脂、珍珠、乌骨鸡、蚂蚁、牛乳、蜂蜜、蜂王浆、人胞、罗布麻、茶叶、麦饭石等很多抗衰老的药物对细胞的DNA合成有促进作用，对以增殖能力下降为表征之一的衰老现象有一定的延缓衰老作用。延长人体细胞自然衰老的过程，从而延缓机体的衰老。

黄精、漏芦、当归、玉竹、人参、薤白、山茱萸、棉花子等，有降低过氧化脂的效能，对机体相关酶类有积极影响。冬虫夏草、参三七、人参、麦冬等，有改进核酸代谢的作用。蜂王浆、蜂花粉、阿胶、鹿茸、人胞等，能促进细胞再生。灵芝、参三七、仙茅、枸杞子等，能提高血浆和心肌环磷酸腺苷含量，降低环磷酸鸟苷含量。生地黄、龟甲、香附能降低血中环磷酸腺苷的含量。人参芦、杜仲可使CAMP和CGMP含量均升高。这些药物各从一个侧面对腺苷环化酶系统，起到调整作用。研究证明，有些药物对机体氧代谢有良好的影响。例如，灵芝、天麻、冬虫夏草、生地等，具有提高耐缺氧能力的效果。黄苗、参三七、当归、鹿茸、五味子、白术、桃仁、茶叶、牛黄、大黄等，具有改善因组织低氧与代谢障碍所引起的疲劳的效能。人参、蜂制剂（蜂蜜、蜂乳、蜂花粉）、女贞子等，具有提高耐缺氧、抗疲劳能力的双重作用，使老年人易疲劳的症状显著改善。

（2）成方验方：单味中药抗衰老在实践应用上有药专力宏、针对性强、服用方便的优点，但也有适应范围相对较窄的缺点。复方中药的药力平和，所用药物之间相互协调、相互促进、补偏救弊，充分体现其整体效果。其适应范围更广泛，更合适长期服用。配伍时往往是有补有泻、有塞有通、动静结合、相辅相成的。

如四君子汤中用茯苓，四物汤之用川芎，就属于动静结合的配伍。动静结合，亦补亦理，亦养亦行，相得益彰，达到补而不滞，补而无弊，补得其所。又如六味地黄丸中以熟地黄、山药、山茱萸三味补益之药，配合茯苓、牡丹皮、泽泻三味开泄之剂，三补三泻共奏补益肝肾、延年益寿之功。

历代方书所载之延年益寿方剂，以补肾者居多，其法有补阴、补阳、阴阳双补等。盖肾为先天之本，元阴元阳所居，肾气旺盛，则延缓衰老而增寿。代表方剂有：①龟龄集，出自《集验良方》，本方由鹿茸、穿山甲、石燕子、小雀脑、海马、紫梢花、旱莲草、当归、槐角子、枸杞子、杜仲、肉苁蓉、锁阳、牛膝、补骨脂、茯苓、熟地黄、生地黄、菊花等三十三种。具有温肾助阳，补益气血的作用。②何首乌丸，出自《太平圣惠方》主要成分为何首乌、熟地黄、地骨皮、牛膝、桂心、菟丝子、肉苁蓉、制附子、桑椹子、柏子仁、鹿茸、芸薹子、五味子、白蜜。具有滋补肝肾的作用。原书云："补益下元，黑髭发，驻颜容"。③金匮肾气丸出自《金匮要略》，主要成分为熟地黄、山茱萸、山药、茯苓、泽泻、牡丹皮、肉桂、附子。具有补肾助阳的作用。用于肾阳不足症。

其次是健脾益气类方剂，以培补后天脾胃为主，使气血充盛，则可延缓衰老，代表方剂：①四君子汤，出自《太平惠民和剂局方》，主要组成为人参、白术、茯苓、甘草。②八珍糕出自《外科正宗》，其主要成分为茯苓、莲子、芡实、扁豆、薏米、藕粉、党参、白术、白糖，具有健脾养胃，益气和中的功效。主治年迈体衰，脏腑虚损。

其他还有诸如活血化瘀、补正驱邪类的抗衰老方剂，不再一一列举。

2. 外调（外养） 外调外养的抗衰老方法多以针灸类、锻炼类的方法为主，但是也有外用药物的延年益寿的方法。

针灸类的方法包括但不限于：毫针、梅花针、艾灸、刮痧、拔罐等。如孙惠卿《刺激神经疗法》中就认为，梅花针具有"锻炼增强人体生理功能、解除疾病、保持健康"的功能，通过对脊柱两侧华佗夹脊经所在部位的长期刺激，就可以起到保健养生、延年益寿的功效。也因此梅花针又被称为保健针。钟梅泉的《中国梅花针》一书中更是设专篇论述梅花针对老年人的保健养生方法。

又如艾灸疗法，《外台秘要》中提到"三里养先后天之气，灸三里可使元气不衰，故称长寿之灸"；《类经图翼》说："神阙行隔盐灸，艾灸至三五百壮，不惟疾愈，亦且延年"；《扁鹊心书》中认为"保命之法，灼艾第一，丹药第二，附子第三……"现代研究认为，艾灸能起到清除自由基、调整内分泌、提高免疫力、调整神经递质等功效。艾灸保健防衰老选穴有相对的特异性。在涉及艾灸防衰老的古代文献中，以任脉的神阙、关元、气海，督脉的命门、大椎，膀胱经的膏肓、肾俞、志室，胃经的足三里等为常用。特别是气海、关元、膏肓、足三里四穴，俗称人身四大强壮穴。关元、气海、神阙位于下腹部，是人身原气所居之处。原气者，五脏六腑之根，十二经脉之本也。故灸以上 3 穴能补原气、益下焦、壮肾阳、填精髓。

锻炼类的方法以中国传统功法为主，如五禽戏、八段锦等，都有很好的养生保健功效，长期坚持不但能延年益寿更能达到老而不衰的目的。这些传统功法通过形体肢体的活动锻炼，并更进一步对人身心意识以致呼吸的调整，使"精气不泄""抱元守一"，从而导引行气，调畅气血。通过对外在肢体躯干的屈伸俯仰和内部气机的升降开合，使全身筋脉得以牵拉舒展，经络得以畅通，从而实现"骨正筋柔，气血以流"的功效。动静结合是锻炼类方法的重要特征，形神兼养、内外合一、阴阳结合为动静相兼的理论基础，静以养神，动以养形，是锻炼类养生的基本运动形式。

传统的外用药物以膏药类为代表，如吴师机的大补延龄膏，以 60 多味中药制成，其主要功效就是调和五脏、补益气血，以求益寿延年的目的。除膏药以外，还有药浴、温泉等方法。

3. 特色技法 除了上述的内服外调的方法以外。中医还有一些极具特色的技法，能够起到美容驻颜，使外形不老的效果。特别是近些年来，随着科研的深入，各种技术飞速发展，在原有技法的基础上更是衍生出了无数操作简便、效果极佳的技法。在这里选择性的介绍一二。

中药的外用技术，传统的外用药物以膏药类为代表。而随着技术的进步，先在外用药的方法选择多种多样。现在的外用药剂型有药液、粉剂、膜剂、膏药等，方法有浸浴、足浴、湿敷、浸膏外用、紫外负离子喷雾、超声波透入、直流电离子导入等。每一种方法都有其适应证以及相应的仪器设备。如中药紫外负离子喷雾是一种集中药功效、蒸汽喷雾、紫外线、负离子、按摩为一体的物理疗法。具有加快皮肤新陈代谢、有利于中药有效成分吸收、清除皮肤表面的污垢、杀菌、滋润皮肤、减少皱纹、延缓衰老等功效。因此，中药紫外负离子喷雾可起到美容和治疗的作用，而被广泛应用于皮肤科临床。

针灸类的操作，比较具有特色的有皮内针、穴位埋线、电针、水针、杵针、穴位磁疗术、耳针、刮痧等。其中又以穴位埋线最具特色。

穴位埋线技术操作选在经络穴位局部的皮下组织或肌层中。穴位埋线疗法需借助器具操作，除穴位埋线疗法所用一般操作用品用具，如消毒用品、手术剪、手术钳、手术缝合线、消毒棉、消毒纱布外，需借助埋线针、腰椎穿刺针管、9 号注射针针头、2 寸长的毫针等，是穴位埋线疗法最为必备的操作器具。与临床针灸治疗相比，能形成持久性的穴位刺激，从而拓展治疗强度，减少患者治疗时的痛苦。穴位埋线疗法是通过留在穴位局部的手术缝合线形成对穴位的持续性刺激，也称为"长效针灸疗法"，是在传统针具和针法基础上建立和发展起来，它是结合传统针灸疗法及现代医学工具，逐渐衍生出的一种中西结合的新方法，将可被人体吸收医用的手术缝合线等，通过专用操作器具将其埋入身体的穴位中。埋入的线体在人体内逐渐软化、分解、液化及吸收，全过程可长达15天至3个月或更长的时间，伴随线体在机体穴位局部的不断变化，可每天24小时持续地作用于人体腧穴，由此对腧穴、经络产生持久性、柔和性的生理、物理及生化刺激。通过对经络、腧穴的作用，协调脏腑、调和气血，从而达到平衡阴阳、祛病强身、延缓衰老、养颜美容的目的。

参考文献

1. Kennedy BK，Berger SL，Brunet A，et al. Geroscience：linking aging to chronic disease［J］. Cell，2014，159（4）：709-713.

2. 赵启明，洪志坚，王学军，等 . 医学抗衰老行业技术规范化指南［J］. 中国美容整形外科杂志，2016，27（8-10）：253-255.

3. Baar MP，Brandt RMC，Prtavet DA，et al. Targeted apoptosis of senescent cells restores tissue homeostasis in response to chemotoxicity and aging［J］. Cell，2017，169（1）：132-147.

4. Martinez-Jimenez CP，Neling N，Chen HC，et al.Aging increases cell-to-cell transcriptional variability upon immune stimulation［J］. Science，2017，355（6332）：1433-1436.

5. Castellano JM，Mosher KI，Abbey RJ，et al. Human umbilical cord plasma proteins revitalize hippocampal function in aged mice［J］. Nature，2017，544：488-492.

6. 赵启明，丁寅佳，包祺 . 抗衰老应用技术及进展［J］. 中国美容医学，2017，26（1）：1-6.

7. 尤瓦尔·赫拉利 . 未来简史：从智人到智神［M］. 林俊宏，译 . 北京：中信出版社，2017：21-23.

8. Kaeberlein M，Martin GM.Handbook of the Biology of Aging，8th Edition，London［M］.Elsevier，2016：328-330.

9. Nakanishi K，Nishida M，Harada M，et al. Klotho-related molecules upregulated by smoking habit in apparently healthy men：a cross-sectional study［J］. Sci Rep，2015，5：14230.

10. Koyama D，Sato Y，Aizawa M，et al. Soluble α Klotho as a candidate for the biomarker of aging［J］. BBRC，2015，467：1019-1025.

11. Coder B，Su DM.Thymic involution beyond T-cell insufficiency［J］. Oncotarget，2015，6：21777-21778.

12. Reitinger S，Schimke M，Klepsch S，et al. Systemic impact molds mesenchymal stromal/stem cell aging［J］. Transfus Apher Sci，2015，52：285-289.

13. Gardner A，Ruffell B. Denritic cells and cancer immunity［J］. Trends Immunol，2016，37：855-865.

14. Vandenberk L，Belmans J，Van Woensel M，et al. Exploiting the immunogenic potential of cancer cells for improved dendritic cell vaccines［J］. Front Immunol，2016，14：663.

15. Kim JS，KimYG，Park EJ，et al. Cell-based immunotherapy for colorectal cancer with cytokine-induced killer cells［J］. Autophagy，2016，16：99-108.

16. Zhu SF，Hu HB，Xu HY，et al. Human umbilical cord mesenchymal stem cell transplantation restores damaged ovaries［J］. J Cell Mol Med，2015，19：2108-2117.

17. Kornicka K，Marycz K，Tomaszewski KA，et al. The effect of age on osteogenic and adipogenic differentiation potential of human adipose derived stromal stem cells（hASCs）and the impact of stress factors in the course of the differentiation process［J］. Oxid Med Cell Longev，2015，2015：309169.

18. Yoon N, Park MS, Peltier GC, et al. Pre-activated human mesenchymal stromal cells in combination with doxorubicin synergistically enhance tumor-suppressive activity in mice［J］.Cytotherapy, 2015, 17: 1332－1341.

19. Choukroun J, Adda F, Schoeffler C, et al.An opportunity in perio-implantology: the PRF［J］.Implantodontie, 2001, 42: 55-62.

20. Sclafani AP. Platelet-rich fibrin matrix for improvement of deep nasolabial folds［J］.J Cosmet Dermatol, 2010, 9（1）: 66-71.

21. Bielecki T, Dohan-Ehrenfest DM.Platelet-rich plasma（PRP）and Platelet-Rich Fibrin（PRF）: surgical adjuvants, preparations for in situ regenerative medicine and tools for tissue engineering［J］.Curr Pharm Biotechnol, 2012, 13（7）: 1121-1130.

22. Kim JM, Sohn DS, Bae MS, et al.Flapless transcrestal sinus augmentation using hydrodynamic piezoelectric internal sinus elevation with autologous concentrated growth factors alone［J］.Implant Dent, 2014, 23（2）: 168-174.

23. Kumar RV, Shubhashini N. Platelet rich fibrin: a new paradigm in periodontal regeneration［J］. Cell Tissue Bank, 2013, 14（3）: 453-463.

24. Cervelli V, Scioli MG, Gentile P, et al. Platelet-rich plasma greatly potentiates insulin-induced adipogenic differentiation of human adipose-derived stem cells through a serine/threonine kinase Akt-dependent mechanism and promotes clinical fat graft maintenance［J］. Stem Cells Transl Med, 2012, 1（3）: 206-220.

25. Lu J, Liu L, Zhu Y, et al. PPAR-gamma inhibits IL-13-induced collagen production in mouse airway fibroblasts［J］. Eur J Pharmacol, 2014, 737: 133-139.

26. Choi HN, Han YS, Kim SR, et al. The effect of platelet-rich plasma on survival of the composite graft and the proper time of injection in a rabbit ear composite graft model［J］. Arch Plast Surg, 2014, 41（6）: 647-653.

27. Gentile P, De Angelis B, Pasin M, et al. Adipose-derived stromal vascular fraction cells and platelet-rich plasma: basic and clinical evaluation for cell-based therapies in patients with scars on the face［J］. J Craniofac Surg, 2014, 25（1）: 267-272.

28. Keyhan SO, Hemmat S, Badri AA, et al. Use of platelet-rich fibrin and platelet-rich plasma in combination with fat graft: which is more effective during facial lipostructure?［J］.J Oral Maxillofac Surg, 2013, 71（3）: 610-621.

29. 杨金水.基因组学［M］.北京: 高等教育出版社, 2013.

30. Nuttl X, Giannuzzi G, Duyzend MH, et al. Emergence of a Homo sapiens-specific gene family and chromosome 16p11.2 CNV susceptibility［J］. Nature, 2016: 536.

31. McCormick MA, Delaney JR, Tsuchiya M, et al. A Comprehensive Analysis of Replicative Lifespan in 4, 698 Single-Gene Deletion Strains Uncovers Conserved Mechanisms of Aging［J］. Cell Metab, 2015, 22（5）: 895-906.

32. Veerappan S, Pertile KK, Islam AFM, et al. Role of the hepatocyte growth factor gene in refractive error［J］. Ophthalmology, 2010, 117（2）: p239-45, e1-2.

33. Li H, Du Z, Zhang L, et al. The relationship between angiotensinogen gene polymorphisms and essential hypertension in a Northern Han Chinese population［J］. Angiology, 2014, 65（7）: 614-619.

34. Werner C, Furster T, Widmann T, et al. Physical exercise prevents cellular senescence in circulating leukocytes and in the vessel wall［J］. Circulation, 2009, 120（24）: 2438-2347.

35. Corona G, Mannucci E, Ricca V, et al. The age-related decline of testosterone is associated with different specific symptoms and signs in patients with sexual dysfunction［J］. Int J Androl, 2009, 32: 720-728.

36. Wu FC, Tajar A, Beynon JM, et al. Identification of late-onset hypogonadism in middle-aged and elderly men［J］. N Engl J Med, 2010, 363（2）: 123-135.

37. Corona G, Rastrelli G, Ricca V, et al. Risk factors associated with primary and secondary reduced libido in male patients with

sexual dysfunction［J］. J Sex Med, 2013, 10: 1074-1089.

38. Buvat J, Maggi M, Guay A, et al. Testosterone deficiency in men: systematic review and standard operating procedures for diagnosis and treatment［J］. J Sex Med, 2013, 10: 245-284.

39. Bolona ER, Uraga MV, Haddad RM, et al. Testosterone use in men with sexual dysfunction: a systematic review and meta-analysis of randomized placebo-controlled trials［J］. Mayo Clin Proc, 2007, 82: 20-28.

40. Isidori AM, Giannetta E, Gianfrilli D, et al. Effects of testosterone on sexual function in men: results of a meta-analysis ［J］. Clin Endocrinol (Oxf), 2005, 63: 381-394.

41. Corona G, Monami M, Rastrelli G, et al. Testosterone and metabolic syndrome: a meta-analysis study［J］. J Sex Med, 2011, 8: 272-283.

42. Corona G, Monami M, Rastrelli G, et al. Type 2 diabetes mellitus and testosterone: a meta-analysis study［J］. Int J Androl, 2011, 34: 528-540.

43. Basaria S, Coviello AD, Travison TG, et al. Adverse events associated with testosterone administration［J］. N Engl J Med, 2010, 363: 109-122.

44. Fernandez-Balsells MM, Murad MH, Lane M, et al. Clinical review 1: Adverse effects of testosterone therapy in adult men: a systematic review and meta-analysis［J］. J Clin Endocrinol Metab, 2010, 95: 2560-2575.

45. de Villiers TJ, Pines A, Panay N, et al. Updated 2013 International Menopause Society recommendations on menopausal hormone therapy and preventive strategies for midlife health［J］. Climacteric, 2013, 16: 316-337.

46. Gass ML, Cochrane BB, Larson JC, et al. Patterns and predictors of sexual activity among women in the Hormone Therapy trials of the Women's Health Initiative［J］. Menopause, 2011, 18: 1160-1171.

47. Lewis RW, Fugl-Meyer KS, Corona G, et al. Definitions/epidemiology/risk factors for sexual dysfunction［J］. J Sex Med, 2010, 7: 1598-1607.

48. Rowland D, McMahon CG, Abdo C, et al. Disorders of orgasm and ejaculation in men［J］. J Sex Med, 2010, 7: 1668-1686.

49. Novik V. Erectile dysfunction among diabetic patients［J］. Rev Med Chil, 2014, 142: 809.

50. Mendelson BC, Freeman ME, Wu W, et al. Surgical anatomy of the lower face: the premasseter space, the jowl, and the labiomandibular fold［J］. Aesthetic Plast Surg, 2008, 32 (2): 185-195.

51. Glasgold MJ, Lam SM, Glasgold RA. Autologous fat grafting for cosmetic enhancement of the perioral region［J］. Facial Plast Surg Clin North Am, 2007, 15: 461-470.

52. Reece EM, Rohrich RJ. The aesthetic jawline: management of the aging jowl［J］. Aesthet Surg J, 2008, 28 (6): 668-674.

53. Lam SM, Glasgold MJ, Glasgold RA. Complementary Fat Grafting［M］. Philadelphia: Lippincott, Williams & Wilkins, 2007.

54. 范巨峰. 注射美容外科学［M］. 北京: 人民卫生出版社, 2013: 32-58.

55. 范巨峰, 杨蓉娅, 李勤. 埋线美容外科学［M］. 北京: 人民卫生出版社, 2017: 65-72.

56. Sulamanidze M, Sulamanidze G. APTOS SPRING-a new concept of lifting［J］. J Japan Society Aesthetic Surg, 2005, 42 (5): 183.

57. Sulamanidze M, Sulamanidze G. APTOS suture lifting methods: 10 years of experience［J］. Clin Plast Surg, 2009, 36 (2): 281-306.

58. Wu WTL. Barbed sutures in facial rejuvenation［J］. Aesthetic Plast Surg, 2004, 24 (6): 582-587.

59. Kim BW, Lee MH, Chang SE, et al. Clinical efficacy of the dual-pulsed Q-switched neodymium: yttrium-aluminum-garnet laser: Comparison with conservative mode［J］. J Cosmet Laser Ther, 2013, 15 (6): 340-341.

60. Sardana K, Manjhi M, Garg VK, et al.Which type of atrophic acne scar（ice-pick, boxcar, or rolling）responds to nonablative fractional laser therapy［J］.Dermatol Surg, 2014, 40（3）: 288-300.

61. Park KY, Ko EJ, Seo SJ, et al.Comparison of fractional, nonab-lative, 1 550nm laser and 595nm pulsed dye laser for the treatment of facial erythema resulting from acne: a split-face, evaluator-blinded, randomized pilot study［J］.J Cosmet Laser Ther, 2014, 16（3）: 120-123.

62. Tretti Clementoni M, Lavagno R. A novel 1565 nm non-ab-lative fractional device for stretch marks: A preliminary re-port［J］.J Cosmet Laser Ther, 2015, 17（3）: 148-155.

63. Fan X, Wang S. A Novel Treatment of Herpes Zoster Pain With Pulsed Laser Irradiation［J］.Dermatol Surg, 2015, 41（10）: 1189-1190.

64. Baumann L, Zelickson B. Evaluation of Micro-Focused Ultrasound for Lifting and Tightening Neck Laxity［J］. J Drugs Dermatol, 2016, 15（5）: 607-614.

65. Gutowski KA. Microfocused Ultrasound for Skin Tightening［J］. J Clin Plast Surg, 2016, 43（3）: 577-582.

66. Wulkan AJ, Fabi SG, Green JB.Microfocused Ultrasound for Facial Photorejuvenation: A Review［J］. J Facial Plast Surg, 2016, 32（3）: 269-275.

67. Fabi SG. Noninvasive skin tightening: focus on new ultrasound techniques［J］. J Clin Cosmet Investig Dermatol, 2015, 8: 47-52.

68. 李勤, 吴溯帆.激光整形美容外科学［M］.杭州: 浙江科学技术出版社, 2012.

69. 吴妍静.中国古代中医美容的起源与形成发展综述［J］.浙江中医药大学学报, 2015, 39（3）: 238-242.

70. Alani JI, Davis MD, Yiannias JA. Allergy to cosmetics: A Literature Review［J］.Dermatitis, 2013, 24: 283-290.

71. 高天文, 刘玮.美容皮肤科学.北京: 人民卫生出版社, 2012.

72. Han X, Liang WL, Zhang Y, et al. Effect of atmospheric fine particles on epidermal growth factor receptor mRNA expression in mouse skin tissue［J］. Genet Mol Res, 2016, 15（1）: 1-5.

73. Gaur M, Dobke M, Lunyak VV. Mesenchymal Stem Cells from Adipose Tissue in Clinical Applications for Dermatological Indications and Skin Aging［J］. Int J Mol Sci, 2017, 18（1）: 208-236.

74. 齐蓓, 甄雅贤, 顾恒.东亚人皮肤老化的特点［J］.中华皮肤科杂志, 2009, 42（7）: 511-513.

75. Roure R, Nollent V, Dayan L, et al. 12-Week Study to Evaluate the Antiaging Efficacy of a Cream Containing the NFkappaB Inhibitor 4-Hexyl-1, 3-Phenylenediol and Ascorbic Acid-2 Glucoside in Adult Females［J］. J Drugs Dermatol, 2016, 15（6）: 750-758.

76. Ashkani Esfahani S, Khoshneviszadeh M, Namazi MR, et al. Topical Nicotinamide Improves Tissue Regeneration in Excisional Full-Thickness Skin Wounds: A Stereological and Pathological Study［J］. Trauma Mon, 2015, 20（4）: e18193.

77. Adjepong M, Agbenorku P, Brown P, et al. The role of antioxidant micronutrients in the rate of recovery of burn patients: a systematic review［J］. Burns Trauma, 2016, 4: 18-25.

78. Aldag C, Nogueira Teixeira D, Leventhal PS. Skin rejuvenation using cosmetic products containing growth factors, cytokines, and matrikines: a review of the literature［J］. Clin Cosmet Investig Dermatol, 2016, 9: 411-419.

79. Lipsky MS, King M. Biological theories of aging［J］. Dis Mon, 2015, 61（11）: 460-466.

80. Ha MS, Kim DY, Baek YH. Effects of Hatha yoga exercise on plasma malondialdehyde concentration and superoxide dismutase activity in female patients with shoulder pain［J］. J Phys Ther Sci, 2015, 27（7）: 2109-2112.

81. Azizbeigi K, Azarbayjani MA, Atashak S, et al. Effect of moderate and high resistance training intensity on indices of inflammatory and oxidative stress［J］. Res Sports Med, 2015, 23（1）: 73-87.

82. Indo HP, Yen HC, Nakanishi I, et al. A mitochondrial superoxide theory for oxidative stress diseases and aging［J］. J Clin